实用结肠镜学
Practical Colonoscopy
第 3 版

主　编　邹百仓　程　妍　龚　均
副主编　王　燕
编　者（按姓氏笔画排序）

万晓龙	马师洋	王　婷	王　燕	王　璐
王进海	王深皓	王楚莹	厉英超	田俊斌
史海涛	乔　璐	全晓静	刘　欣	安　苗
李　永	李　红	李　路	杨龙宝	邹百仓
沙素梅	宋亚华	陈芬荣	赵　平	赵　刚
赵　静	赵菊辉	钟庆玲	姜　炅	秦　斌
贾　皑	徐　敏	郭晓燕	龚　均	董　蕾
程　妍	戴　菲			

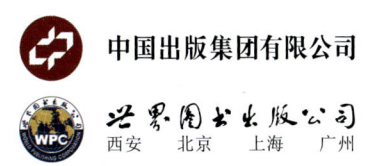

中国出版集团有限公司

世界图书出版公司
西安　北京　上海　广州

图书在版编目（CIP）数据

实用结肠镜学 / 邹百仓, 程妍, 龚均主编. -- 3 版. -- 西安 : 世界图书出版西安有限公司, 2025.7. -- ISBN 978-7-5232-2302-4

Ⅰ. R574.620.4

中国国家版本馆 CIP 数据核字第 202562BN43 号

书　　　名	实用结肠镜学（第 3 版） SHIYONG JIECHANGJINGXUE（DI-SAN BAN）
主　　　编	邹百仓　程妍　龚均
责任编辑	马元怡
装帧设计	新纪元文化传播
出版发行	世界图书出版西安有限公司
地　　　址	西安市雁塔区曲江新区汇新路 355 号
邮　　　编	710061
电　　　话	029-87214941　029-87233647（市场营销部） 029-87234767（总编室）
网　　　址	http://www.wpcxa.com
邮　　　箱	xast@wpcxa.com
经　　　销	新华书店
印　　　刷	陕西金和印务有限公司
开　　　本	889mm×1194mm　1/16
印　　　张	14.5
字　　　数	430 千字
版次印次	2025 年 7 月第 3 版　2025 年 7 月第 1 次印刷
国际书号	ISBN 978-7-5232-2302-4
定　　　价	126.00 元

医学投稿　xastyx@163.com　‖　029-87279745　029-87285296

☆如有印装错误，请寄回本公司更换☆

第3版前言
Preface

近年来，内镜设备及技术的迅速发展推动着消化内科临床技术的不断提升。《实用结肠镜学》第1版和第2版受到临床医生的肯定和欢迎，对他们的工作有一定指导作用。第2版出版发行距今已经过去了7年，内镜设备和技术又有了新的发展，人工智能技术在内镜检查诊断中得到运用，内镜技术在基层医院也得到了广泛推广，胃肠道疾病得到了更加精准的诊断和治疗。随着内镜检查技术的进步及检查受众的数量增加，一些少见病也容易被发现并准确诊断。编者认为有必要对本书第2版进行补充更新。

高清内镜和放大技术的发展让医生可以看清病变的微结构，对诊断疾病有非常好的指导作用。本书对图片进行了全面补充更新。注水肠镜技术已经广泛应用于肠镜检查，这一技术减轻了患者的痛苦，提高了检查效率。本书将介绍规范的注水肠镜检查法。

微创治疗是医学发展的趋势，结肠镜治疗技术也在快速发展，传统的息肉治疗技术也得到发展，冷圈套切除术、注水切除法等新技术取得较好的治疗效果。结肠黏膜下肿瘤内镜隧道技术（STER）、全层切除术、阑尾内镜切除术等新技术也在探索运用；内痔的内镜下治疗技术已经成熟并作为标准治疗方法应用于临床。本书将全面介绍近年来结肠镜的诊疗技术、操作规范及适应证。

大肠疾病种类繁多，一些肠道外脏器疾病、全身系统性疾病也可导致大肠疾病。几乎所有大肠疾病的诊断依赖于结肠镜检查，一些少见疾病随着结肠镜检查的增加也可发现，这给临床内镜医生尤其是年轻医生带来诊断困难。本书增加了大肠常见疾病和少见甚至罕见疾病内镜诊断内容，希望能对提高年轻医生的诊断技术有一定的帮助。

人工智能在消化道疾病诊断中的应用提高了疾病的识别率。这一技术虽尚在初步探索应用中，但是有很大的发展潜力，本书对这一技术在国内外的应用状况也进行了介绍，以供读者参考。

本书编写过程中，日本神户大学附属病院、广州医科大学附属第三医院、陕西省核工业二一五医院、西安市人民医院、西安市第三医院、西安市儿童医院为我们提供了有关图片，在此对他们表示感谢。

本书仍沿用图文并茂的方式，部分治疗方法配有相应视频，以方便读者理解及掌握。尽管编者尽力对本书进行更新完善，力求准确，但错误和不足之处在所难免，请同道和广大读者批评指正。

邹百仓　程妍　龚均　王燕
2025年5月

第 2 版前言
Preface

自 2010 年第 1 版《实用结肠镜学》问世以来，又经过了 8 个春秋。这期间医学又有了新的发展，电子结肠镜在我国基层医院得到普及，一些新设备例如超声内镜也在结肠疾病诊断中得到广泛应用。编者认为有必要对第 1 版的部分内容进行更新。

随着新型结肠镜清晰度的提高，本书对大部分图片予以更新，以使图像更清晰。在结肠镜检查方法上，由于以往注气肠镜检查过程中会引起患者腹痛、腹胀等不适，影响检查操作，甚至是患者拒绝检查的一个主要原因。除了在全身麻醉状态下进行结肠镜检查外，近年来有学者提出"注水结肠镜检查法"，认为该技术可以减轻患者痛苦。该技术被国内外部分医生用于临床，本书对此也做了介绍，但该技术尚需广大内镜医生摸索经验。新型结肠镜大多带有电子染色功能，对提高微小病灶的诊断率有很大帮助。本书对内镜窄带成像术、激光染色等做了介绍，增加了超声结肠镜检查的内容，简明扼要地介绍了超声内镜在常见结肠疾病的表现和特点，供读者参考。

微创治疗已被医患双方广泛接受，多种结肠疾病也开展了微创治疗，例如内镜黏膜切除术（EMR）、内镜黏膜下剥离术（ESD）等，近年来开展的内镜下逆行阑尾炎治疗术是一种微创治疗急性阑尾炎的治疗方法，本书对该方法做了介绍。很多基层单位都开展了结肠镜下治疗。本书对常见病（如息肉的治疗）更是做了详细介绍，包括息肉的冷、热切除法，EMR、ESD 切除法等。尽管微创治疗操作简便、创伤小，但仍有一定的风险性，希望各级医生能严格按照分级管理的要求进行实施。

本书为便于读者对各种治疗有更直观的认识，对常用治疗方法包括大肠息肉摘除术、大肠出血的止血方法、结肠黏膜切除术、结肠黏膜剥离术、大肠狭窄的扩张治疗和支架置入术、结肠镜下逆行阑尾炎治疗术等内容都制作了视频资料。

尽管编者尽力对本书内容进行更新，但错误和不足仍在所难免，敬请同道和广大读者多提宝贵意见。

龚 均 董 蕾 王进海
2018 年 5 月

第1版前言

Preface

2007年，我们编写了一本《实用胃镜学》，深得读者喜爱，读者反映比较实用，并希望我们再编一本《实用结肠镜学》。大肠（包括直肠、结肠）疾病很常见，如肠息肉、肠癌及炎症性肠病等，也属常见病、多发病，结肠镜检查在这些疾病的诊断中起着重要作用。结肠镜检查在国内基层医院已在逐渐普及，我科常有基层医院医生进修学习结肠镜检查技术，我们在带教过程中深感缺乏一本实用教材。一些大肠疾病（如息肉、早癌）也可以结肠镜下进行治疗，患者可省去"开刀"之苦。在本书的编写过程中，我们结合临床工作实际，参考国内外资料，不但涉及各种常见大肠病的镜下诊断特征，也介绍了常用结肠镜下治疗方法，如息肉切除、黏膜切除术、黏膜下剥离术等。

本书编写采用简明扼要的文字配以图片，使读者对疾病的结肠镜下诊断和治疗步骤一目了然。随着科学技术的进步，一些新的检查技术也陆续登场。本书中对放大结肠镜、窄带结肠镜检查等也做了简要介绍，供读者参考。

需要强调的是结肠镜检查技术较胃镜检查稍为复杂，大肠全长150~180cm，必须遵循"循腔进镜"原则，即看到肠腔在直视下进镜，以免造成肠穿孔等严重并发症。另外，熟练操作是减少患者痛苦和避免并发症的唯一方法。

本书由西安交通大学医学院西北医院（第二附属医院）和西安市中心医院消化科的医生们共同编写。在编写过程中得到日本神户大学附属医院森田圭纪和藤原昌子医生的大力支持，他们提供了很多宝贵和清晰的图片，使本书增色不少，在此表示衷心感谢。

本书适合结肠镜进修生使用，也可作为消化科医生和全科医生的参考书。由于编者水平所限，书中不足之处在所难免，敬请专家、同道和广大读者批评指正，以便今后改进。

龚 均 董 蕾
2010年5月

目 录

Contents

第1章 绪论	1
第1节 结肠镜检查的适应证及禁忌证	1
第2节 术前准备	2
第2章 检查方法和技巧	6
第1节 操作要点	6
第2节 正常大肠形态及观察方法	15
第3节 结肠镜检查技术	18
一、普通白光内镜检查	18
二、化学染色内镜检查	22
三、电子染色内镜检查	23
四、放大内镜检查	27
五、微结构及毛细血管分型	30
六、共聚焦激光显微内镜及细胞内镜检查	39
七、超声内镜检查	41
八、人工智能技术在大肠疾病诊断和治疗中的应用	50
第3章 结肠镜下治疗技术	60
第1节 大肠息肉治疗术	60
第2节 大肠出血止血术	69
第3节 内镜黏膜切除术	74
第4节 内镜黏膜下剥离术	79
第5节 内镜下隧道技术	83
第6节 内镜全层切除术	86
第7节 内镜逆行阑尾炎治疗术	90
第8节 内镜下狭窄扩张及切开术	93
第9节 大肠狭窄支架植入术	96

第 10 节　痔的硬化和套扎治疗 98

第 4 章　大肠疾病的内镜诊断及治疗 104

第 1 节　大肠息肉 104

第 2 节　遗传性大肠息肉病 109

第 3 节　大肠黏膜下肿瘤 112

第 4 节　大肠神经内分泌肿瘤 120

第 5 节　结直肠癌 124

第 6 节　大肠淋巴瘤 127

第 7 节　肛管直肠恶性黑色素瘤 130

第 8 节　感染性大肠炎 132

第 9 节　炎症性肠病 141

第 10 节　肠结核 146

第 11 节　肠白塞病 148

第 12 节　结肠缺血 150

第 13 节　放射性肠炎 152

第 14 节　化学性结肠炎 155

第 15 节　免疫治疗相关性肠炎 156

第 16 节　肠道急性移植物抗宿主病 158

第 17 节　门脉高压性结肠病 160

第 18 节　结肠 Dieulafoy 病变 163

第 19 节　大肠血管瘤及其他畸形 166

第 20 节　肠道气囊肿病 170

第 21 节　结肠淋巴管囊肿 173

第 22 节　结肠憩室 175

第 23 节　结肠黑变病 176

第 24 节　阑尾开口异常及急性阑尾炎 178

第 25 节　大肠淀粉样变性 181

第 26 节　蓝色橡皮疱痣综合征 184

第 27 节　直肠黏膜脱垂综合征 185

第 28 节　其他大肠疾病 187

第 29 节　痔 191

第5章　结肠镜检查的常见并发症及处理 ……………………………………………… 195
第6章　常用结肠镜治疗设备及仪器 …………………………………………………… 200
第7章　结肠镜的清洗消毒及质量控制 ………………………………………………… 205
第8章　结肠镜检查和治疗的麻醉 ……………………………………………………… 214
附　录 ……………………………………………………………………………………… 217
　　附录一　肠镜检查知情同意书 ……………………………………………………… 217
　　附录二　肠镜治疗知情同意书 ……………………………………………………… 219
　　附录三　麻醉知情同意书 …………………………………………………………… 220

第 1 章

绪 论

大肠疾病在消化道疾病中占据重要地位，仅凭病史及体征难以做出全面、准确的判断。常规影像学检查在大肠疾病中应用有限，无法观察肠道黏膜病变或是小的息肉。纤维结肠镜检查于20世纪70年代初传入我国，1975年后国内很多医院相继开展此项检查。20世纪80年代美国Welch-Allyn公司率先研制出了电子内镜，使内镜技术跨入了电子时代，现已广泛应用于临床。

第 1 节 结肠镜检查的适应证及禁忌证

（一）适应证

1. 原因未明的便血或持续粪潜血阳性者。
2. 有下消化道症状，如慢性腹泻、长期进行性便秘、大便习惯改变，腹痛、腹胀、腹部肿块等诊断不明确者。
3. X线钡剂灌肠检查疑有回肠末端及结肠病变者，或者病变不能确定性质者。
4. X线钡剂灌肠检查阴性，但有明显肠道症状或疑有恶性变者。
5. 低位肠梗阻及腹部肿块，不能排除结肠疾病者。
6. 不明原因的消瘦、贫血。
7. 需行结肠镜治疗者，如结肠息肉切除术、止血、乙状结肠扭转或肠套叠复位等。
8. 结肠切除术后，需要检查吻合口情况者。
9. 结肠癌手术后，息肉切除术后及炎症性肠病药物治疗后需定期结肠镜随访者。
10. 肠道疾病手术中需结肠镜协助探查和治疗者。
11. 进行大肠疾病普查时。
12. 其他系统疾病或症状需要跟进检查者。

（二）禁忌证

1. 严重心肺功能不全、休克、腹主动脉瘤、急性腹膜炎、肠穿孔等均属绝对禁忌证。
2. 下列各项为相对禁忌证。

（1）妊娠、腹腔内广泛粘连及各种原因导致肠腔狭窄者、慢性盆腔炎、肝硬化腹水、肠系膜炎症、肠管高度异常屈曲及肿瘤晚期伴有腹腔内广泛转移者等。如果必须检查时，由有经验的术者小心进行。

（2）重症溃疡性结肠炎与多发性结肠憩室患者应看清肠腔再进镜，勿用滑进方式推进结肠镜。

（3）曾做腹腔尤其盆腔手术、曾患腹膜炎以及有腹部放疗史者进镜时宜缓慢、轻柔，发生剧痛则应终止检查，以防肠壁撕裂、穿孔。

（4）体弱、高龄病例，以及有严重的心脑血管疾病、对检查不能耐受者，检查时必须慎重。

（5）肛门、直肠有严重化脓性炎症或疼痛性病灶（如肛周脓肿、肛裂等），对检查不能耐受者，检查时必须慎重。

（6）小儿及精神病或不能合作者不宜施行检查，必要时可在全麻下施行。

（7）妇女月经期一般不宜做检查。

第2节 术前准备

术前准备是进行结肠镜检查的前提条件，术前准备是否充分、良好，直接关系结肠镜检查的效果。如果肠腔中残留的粪水和粪块过多，一些细小和表浅的黏膜病变极易被粪水遮盖，不仅影响对结肠黏膜的观察，容易漏诊病灶，还会造成插镜困难，增加并发症的发生率。可以说术前准备实际上就是结肠镜检查的一部分，必须得到足够的重视。

（一）病情准备

术前应充分了解患者病情，包括详细的现病史、既往疾病史和家族史、体格检查、生化检查和下消化道造影或腹部CT、MRI等其他影像学资料，了解患者有无基础心肺疾病史，有无凝血障碍及是否应用抗凝药物，了解患者有无药物过敏及急、慢性传染病等，如怀疑此类疾病则需要先进行相关实验室检查以判断有无结肠镜检查的适应证和禁忌证。如果怀疑有结肠畸形、狭窄等，通常先做下消化道造影检查，以了解肠腔情况。

（二）知情同意

由于结肠镜检查和治疗存在一系列并发症，因此必须在检查治疗前征询患者的同意并签署知情同意书。应向患者说明患者目前的病情、检查目的、可能采取的操作方式、预期结果以及可能出现的风险、发生风险时的处理方式或替代方式，还要告知其注意事项及配合检查时的体位。充分向患者做好解释工作，消除患者思想顾虑和紧张情绪，以便取得其配合，保证检查成功。

（三）器械准备

检查光源主机工作状态是否良好；结肠镜各方向角度能否达到标准；送气送水功能是否正常；各种检查和治疗附件是否准备妥当；吸引、吸氧和监护设备是否正常；各种急救药品是否齐备等。

（四）饮食准备

检查前1天进清流质、低渣/低纤维饮食，清流质饮食一般指澄清或半澄清的流质饮食，但不能进食橙汁或牛奶等带有颜色的流质液体以免影响肠道观察。低渣/低纤维饮食是指尽量进食易消化食物（如精制的白米、面包、土豆泥、低纤维肉类鸡肉或鱼肉、精制的奶制品酸奶或奶酪等）；避免高纤维或粗纤维食物（如全麦面包、豆类、燕麦、坚果），带籽的水果（如火龙果、西瓜、苹果或橙子等），以及生蔬菜或高纤维蔬菜（如西蓝花、芹菜、韭菜、海带等）。严重便秘的患者应在检查前3天给予缓泻剂或促动力药以排出结肠内潴留的大便。检查当日禁食早餐，糖尿病患者、老年人或不耐饥饿者可适当饮用含不带颜色的糖水及饮料。

（五）肠道准备

良好的肠道准备是结肠镜检查成功的先决条件。高质量充分的肠道准备可以降低结肠腺瘤的漏诊率，实现高质量的结肠镜诊疗操作。一般推荐使用肠道清洁剂进行肠道准备，如果未使用清肠剂而行清洁灌肠，即使高位灌肠3~4次，右侧结肠尤其是升结肠也常积有粪便，影响进镜与观察病变。肠道准备好是指最终排出淡黄色或无色的无渣粪水。

目前肠道清洁剂种类众多，常用的药物有以下几种。

（1）聚乙二醇电解质散

聚乙二醇电解质散（polyethylene glycol，PEG）是容积型泻药，其具有很高的分子质量，人体不吸收、不代谢，不影响肠道的分泌功能，通过口服大量液体来清洁肠道，不易引起患者电解质紊乱，是目前应用最为广泛的一种肠道清洁剂。PEG口味欠佳，可以适当搭配运动型饮料提升口感。对于可能存在肠道准备不充分的风险人群可以采用分次服用PEG方案，其中3L方案为肠道检查前10~12h服用1L，在检查前4~6h服用2L；4LPEG方案为肠道检查前10~12h服用2L，检查前4~6h服用2L。对于无肠道准备不充分风险的患者，可以尝试采用单次PEG方案，即检查前4~6h开始服用，2h内服完。

（2）硫酸盐

复方口服硫酸盐溶液是我国新上市的肠道清洁剂，也称硫酸镁钠钾口服用浓溶液，是一种渗透性泻药；其主要作用是通过硫酸根离子提供渗透压，同时补充钠钾离子以防止水电解质紊乱。复方硫酸盐溶液可能会引起一过性尿酸升高，在高尿酸血症和痛风患者中使用应注意。常用的方案为，将1瓶176mL浓溶液稀释至500mL，在30~60min内喝完，之后在接下来的1h内再补充1000mL清澈液体，10~12h后再重复一次，总体约3L液体量。其中清澈液体一般指水、不含牛奶或奶油的茶、咖啡、果汁或饮料等，不能饮用含酒精的液体和红色或紫色的饮料。

硫酸镁溶液主要通过升高肠腔渗透压，刺激肠液分泌，阻止肠腔内水分吸收，以促进肠道蠕动进而清洁肠道。硫酸镁少量吸收后对心血管以及眼内压有影响，甚至可致心脏骤停、体温不升等并发症，而且镁离子聚集可能会引起肠黏膜炎症、溃疡，因此炎症性肠病患者及肾功能异常的患者应避免使用。使用方法是检查前2~3h，50g硫酸镁加水100mL进行稀释，接着于30min内饮糖盐水1000~2000mL，直至排出大量清水便即可。

（3）磷酸钠盐

磷酸钠盐为高渗性溶液，在使用前需要仔细询问患者病史及一般情况。若患有肠梗阻、心力衰竭、心律失常、电解质紊乱者，服用血管紧张素转换酶抑制剂（ACEI）或血管紧张素受体阻滞剂（ARB）等药物者应避免使用，老年者慎用。其优点在于一般所需口服液体含量较少，口感较好。使用方法为检查前10~12h，使用至少800mL温凉水溶解磷酸钠盐散剂服用一次，在检查前3~5h再重复一次。

（4）甘露醇

甘露醇同样为高渗性溶液，不被肠道吸收，可提高肠液的渗透压，导致渗透性腹泻，减少肠腔内水分吸收同时促进液体进入肠道以达到清洁目的。但是甘露醇在大肠内可被细菌分解产生可燃性的氢气，如果行高频电凝术有引起爆炸的危险，不适于高频电治疗的肠道准备。如果行高频电、激光及微波治疗时，术前应反复用CO_2等惰性气体在肠道内置换，对电凝肠段反复抽气、注气10余次以置换出氢气，则可以保证安全。如肠内积水较多，注气时易产生气泡影响观察，注气时镜头离开液面或在甘露醇液中加入祛泡剂常可避免。使用方法为检查前2~3h将20%甘露醇250mL于15min内喝完，接着30min内饮糖水或糖盐水1000mL，随后在1h内再饮1000mL糖盐水。

（5）其他泻剂

我国常用的中草药泻剂有番泻叶、蓖麻油等。术前1天取番泻叶20~30g置于杯内用开水冲泡后分次饮入，直至排出大便如清水为止。但此方法易引起腹痛、肠黏膜充血发红等，影响肠镜观察，故而已逐渐被其他方法所代替。

开塞露灌肠法主要用于直肠、乙状结肠检查的肠道准备。临检查前用开塞露（甘油加少量山梨醇，每支10mL或20mL）2~4支直接注入直肠内，尽量忍耐片刻后排便，90%病例可满意观察直肠及全乙状结肠，甚至降结肠。如果仍有积粪可再用1~2支注肠，常可完成检查。

对于肠道准备不充分的高风险患者，可以考虑联合用药以提高肠道准备质量，常用的药物有促动力药物、乳果糖、利那洛肽、芦比前列酮等。

（六）术前用药

结肠镜检查的术前用药对保障顺利插镜、仔细观察及寻找病变、准确活检和精细的内镜下治疗均十分重要。对一些精神紧张的患者，术前用药还有助于减少患者痛苦，从而更好地配合检查。

1. 解痉药

解痉药可抑制肠蠕动，解除痉挛，有利于插镜及寻找病变、活检及内镜下治疗。于检查前10~15min肌注山莨菪碱20mg或丁溴东莨菪碱10mg，作用时间20~30min。如果术中需要稳定肠管可随时肌注或静注。对青光眼、前列腺肥大或近期发生尿潴留者忌用，可改用维生素K_3 8~16mg肌注或硝苯地平10mg舌下含服代替。

近年来国内一些学者插镜时常不给解痉药，以防肠管松弛不利于抽气缩短肠襻；如果肠襻松弛冗长、纡曲，会增加插镜的困难，尤其对于老年患者。但对肠易激综合征或患有容易引起结肠痉挛疾病的患者，仍以应用为好。

2. 镇静镇痛药

随着插镜技术的提高，插镜痛苦已明显减少，国内已很少应用镇痛药。仅对少数精神紧张、耐受性差或病情需要者，术前肌肉注射地西泮10mg或静脉推注5~10mg。个别患者可酌情肌内注射地西泮5~10mg加哌替啶25~50mg。用镇痛药时术者应时刻警惕因疼痛阈升高，患者对穿孔前的剧痛感觉迟钝，术者如继续进镜，就有导致穿孔或浆膜撕裂的危险，尤其是有肠管粘连或有溃疡的病例。因此，对乙状结肠、横结肠粘连或该肠段有较深溃疡的病例尽量不用哌替啶类强镇痛药；如用强镇痛药时最好由经验丰富的医生操作。

3. 麻醉药

（1）全身麻醉

近年来无痛肠镜检查的应用越来越广泛。无痛肠镜检查是患者在全身麻醉状态下进行结肠镜检查。通过静脉注射有镇静作用或麻醉作用的药物，使患者舒适、安静，呈浅麻醉状态，对镜检过程遗忘，达到无痛苦检查的目的。这种方法增加了患者的依从性，并方便检查医生的操作和诊断，提高了检查成功率。一般常用药物为丙泊酚加咪达唑仑（或）芬太尼。但全麻下的结肠镜检查是在患者毫无反应状态下插镜，若在肠管过度伸展状态下仍强行插入极易发生穿孔、浆膜撕裂及大出血，因此应严格掌握适应证，插镜动作要轻柔。

对5~6岁以下的小儿也主张应用全麻。常用氯胺酮3~4mg/kg肌内注射，患儿可迅速进入麻醉状态。本药具有使用方便、苏醒早、不良反应小、安全可靠等优点。对可能合作的年长儿童可在亲人安抚下联合肌内注射山莨菪碱、地西泮及哌替啶（按小儿体重换算剂量），常可满意完成检查及息肉切除。

（2）局部麻醉

临插镜前用1%~2%丁卡因或4%或8%利多卡因棉球塞入肛管内2~3min，以麻醉敏感的肛管，此举可减轻镜身对肛管刺激产生的不适及疼痛，特别是对肛管部位有炎症等病变且需行结肠镜检查者尤为重要。

（七）肛门指检

肛门指检可以了解肛门直肠情况、松弛和润滑肛门、减轻插镜时肛门疼痛，尤其是对于有痔疮以及因手术或其他原因所致肛门附近结构变异的患者十分重要。肛门指检还可以防止盲目插镜导致肛门损伤、出血。

（王　婷　戴　菲）

第 2 章

检查方法和技巧

第 1 节 操作要点

（一）患者体位

插镜前患者换上清洁开裆裤，先取左侧屈膝卧位或左侧身体前倾卧位（图 2-1-1），结肠镜通过乙状结肠后根据需要可改为仰卧位，仰卧位时被检者应抬起右脚，搭在左膝盖上，以免妨碍操作。必要时术中可采取右侧屈膝卧位以利于顺利插镜。

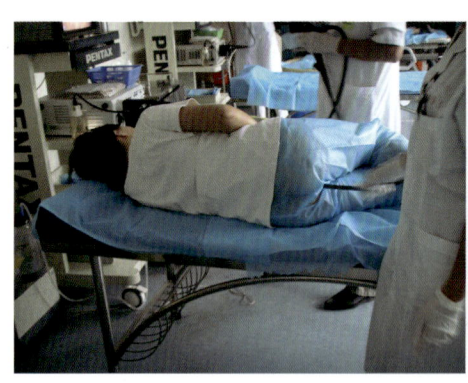

图 2-1-1 患者体位
A．左侧屈膝卧位。B.左侧身体前倾卧位

（二）医生注意点

1. 确认监控画面，内镜送气、送水及负压吸引无故障。
2. 用硅油涂抹镜身（勿涂在镜头前，以免影响视线）。
3. 左手持内镜操作部，用拇指调节上下、左右旋钮，检查是否灵活。
4. 右手或助手持镜身。手持部位距肛门约 20cm（图 2-1-2）。

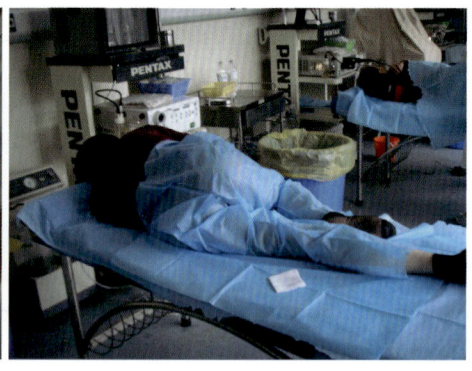

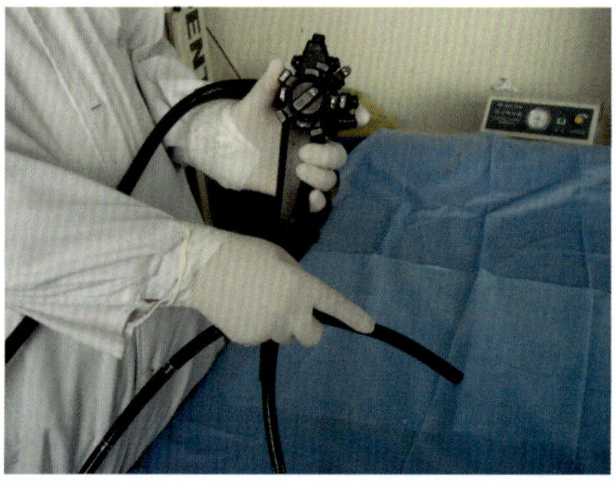

图 2-1-2 医生持镜方法

（三）内镜插入法

1.插镜基本原则

大肠由直肠、结肠、盲肠组成，全长 150~180cm，其中乙状结肠和横结肠由于有宽阔的系膜游离于腹腔内，有很大的伸缩性，因此镜检时长度不恒定，缩短时仅 70cm，伸展时可达 180cm，目前使用的肠镜有效长度在130cm左右,只要医生遵循以下原则,一般都可顺利到达回盲部。

(1) 循腔进镜结合滑进

直视下循腔进镜最为安全,但因肠管痉挛、弯曲导致肠腔不能完全呈现在视野时,术者必须掌握"找腔"的要领,即通过退镜、调钮、旋转镜身等方法寻找管腔。但由于弯曲部常只见部分肠腔或斜行的肠壁,此时应将头端调向肠腔走行方向,沿斜坡腔壁滑向深处(滑进),视野中可见肠黏膜后移,手感阻力不大可继续进镜,常滑进数厘米后重见肠腔。因滑进带有盲目性,有一定危险,应短程滑进,对重度溃疡性结肠炎、憩室、腹腔内粘连等病例应慎用,以免引起穿孔。特别是初学者宜循腔进镜,少用滑进方式。

(2) 少注气

注气过多不仅导致腹胀、腹痛,更重要的是肠管增粗、伸长、变硬,导致肠管折叠,原钝角弯曲变为锐角。这时不仅进镜困难,而且易致肠壁裂伤、穿孔。因此,进镜中随时抽出过多的气体至肠腔微胀的程度,使肠管柔软、缩短、伸直,弯曲变钝,这是提高插镜成功率的关键。

(3) 钩拉肠袢

进镜中多采用钩拉肠袢,抽气退镜,取直肠袢的方法,可使肠袢取直、弯角变钝。此外,进镜过程中经常变换体位,可减少进镜的阻力,有助于进镜。当镜身在乙状结肠、横结肠弯曲成袢致进镜困难时,则需要防袢。防袢常用方法:由助手手法按压弯曲部,去弯取直(图2-1-3)。

(4) 急弯变慢弯,锐角变钝角

这是插镜的最基本的原则。

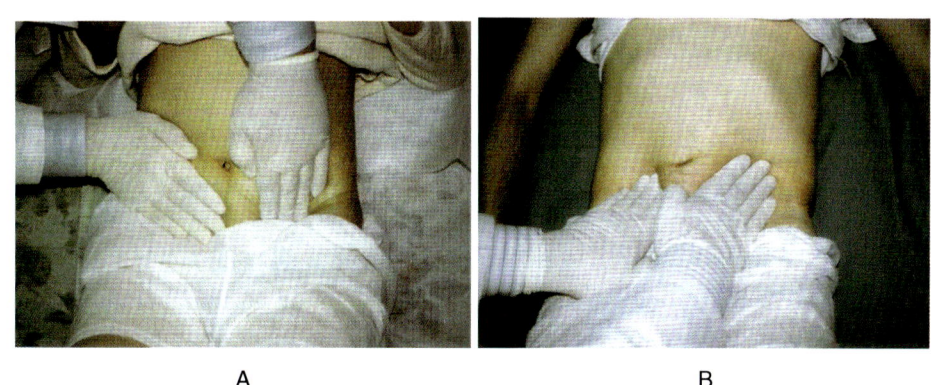

图 2-1-3　防袢方法

A. 乙状结肠防袢压迫部位。B. 横结肠防袢压迫部位[引自出月康夫,等.消化管内视镜のABC.日本医师会雑誌.臨時増刊,1996,116(2):241.]

2. 退镜观察原则

结肠镜检查不追求退镜速度,退镜时应仔细观察每个结肠袋内的黏膜,特别是在弯曲肠段,极易漏诊弯曲部位后结肠袋或结肠皱褶内的病灶。即使是非常有经验的内镜医生也可能漏诊病变。退镜速度过快是漏诊病变的主要因素,有研究显示退镜时间少于8min,漏诊病变的机会便明显增加。常易形成盲区的部位如图2-1-4所示。

按如下要领操作可减少漏诊。

(1) 反复进退

内镜到达回肠末端或盲肠后,详细观察后缓慢退镜,边退镜边观察各段的结肠黏膜,防止因退镜时肠管快速滑落而遗漏病变。如果肠管快速滑脱应再次进镜观察滑脱的肠管,防止漏诊。

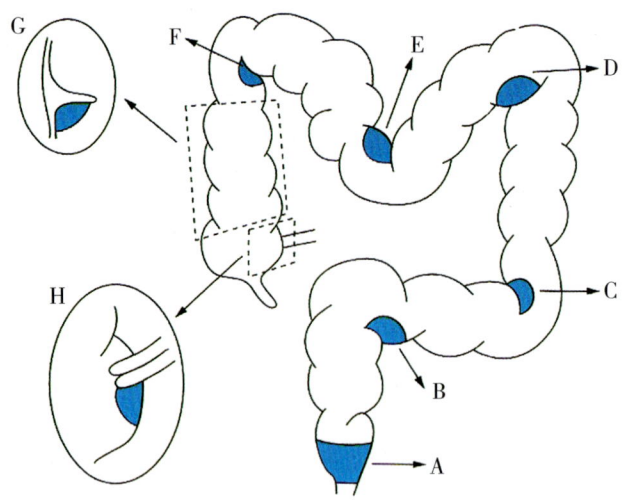

图 2-1-4 常易成盲区的部位

A. 直肠中段右侧。B. 乙状结肠。C. 乙状结肠和降结肠交界部的弯曲处降结肠侧。D. 脾曲横结肠侧。E. 横结肠中央。F. 肝曲升结肠侧。G. 升结肠半月皱襞内侧。H. 回盲瓣下唇的盲肠侧（引自工藤進英.大腸内視鏡Q&A. Colonoscopy Questions & Answers. 東京：医薬ジャーナル社，2000．）

（2）回旋钩拉

结肠结构特点是由结肠袋相连而成，袋口的直径小于结肠袋最大直径，因此即使在充气状态，由于有袋口皱襞的遮挡，结肠镜也不能完全看清袋内的黏膜。为了全面观察结肠黏膜，应将内镜前端调整为弯曲状态，绕过结肠袋口并左右回旋检查每1个结肠袋。在弯曲肠段可利用内镜前端钩拉袋口皱襞，使弯曲角度变钝，便于内镜的回旋观察。

（3）U形反转

U形反转常用于观察直肠下端及直肠肛管交界处，由于存在增加穿孔的危险，因此其他部位较少应用此技术。在反转前先要在直肠注气，使直肠充分扩张以留下足够的空间供内镜反转，注气不充分容易在进行反转操作时导致直肠穿孔。

（4）分段吸气

结肠的长度较长，吸气时内镜前端肠段会塌陷并关闭，在弯曲部位更明显，因此内镜退至直肠时再吸气无论如何不可能吸净全结肠的气体。正确的方法是检查完一段肠段在退至弯曲部位前吸净前段结肠内的气体，再进行下一肠段的检查，这样分段检查，分段吸气就能够吸净结肠内所注的大部分气体，以减轻术后腹胀。

（5）检查记录

检查中应分段摄取各部位的典型图片，如有病变，所摄取的图片必须反映病变部位的特征和大体病理特征。摄影时应保持内镜视野清晰及目标部位清洁，必要时用清水反复冲洗以获取高质量的清晰图像。病变部位的摄像应在活检前进行。

3. 双人操作法

常规结肠镜检查由术者、助手组成。术者操作肠镜，指挥助手进退及操作（图2-1-5A）。

患者于检查台上取左侧卧位，先做直肠指诊了解有无痔、肿物及肠腔狭窄。如有脱出痔核，最好用手指按压复位（图2-1-5B）。插镜时，助手右手握持弯角部距镜头20cm处，将镜头放在肛门左侧或前侧，用食指按压镜头滑入肛门。

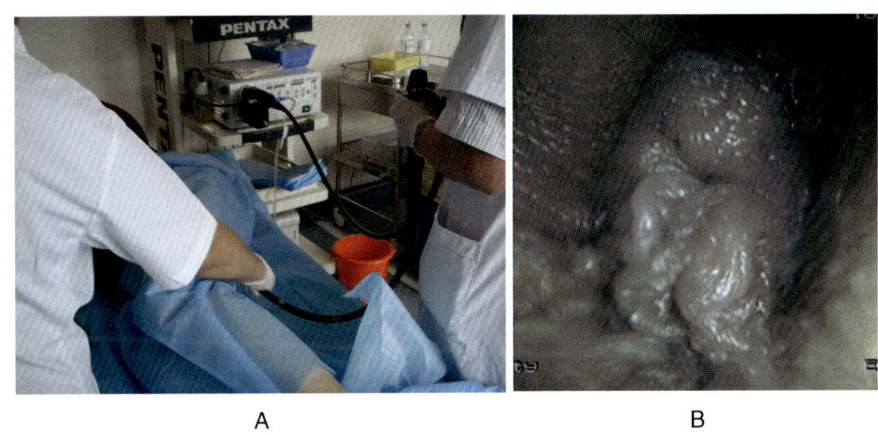

图 2-1-5 双手操作法示意
A. 双人操作法。B. 脱出的痔核

（1）通过直肠及直肠、乙状结肠移行部

结肠镜向肛门插入进入直肠后立即少量注气并稍退镜身，看清肠腔后进镜，可见距肛门约 5cm、8cm、10cm 各有一直肠横皱襞相互交错（图 2-1-6）。循腔进镜越过直肠横襞，插镜约 15cm 可见到屈曲处半月形皱褶，即直肠、乙状结肠移行部（图 2-1-7），然后循腔进镜通过直乙移行部，旋转镜身便可找到肠腔进入乙状结肠。

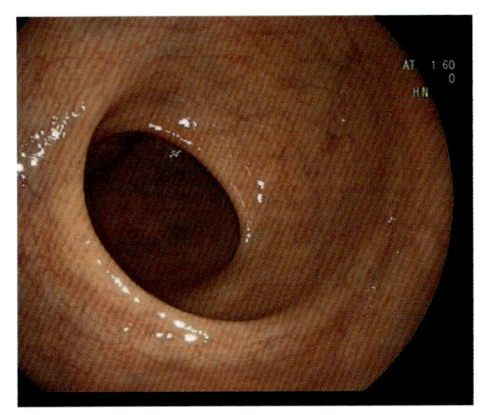

图 2-1-6 直肠内的横皱襞

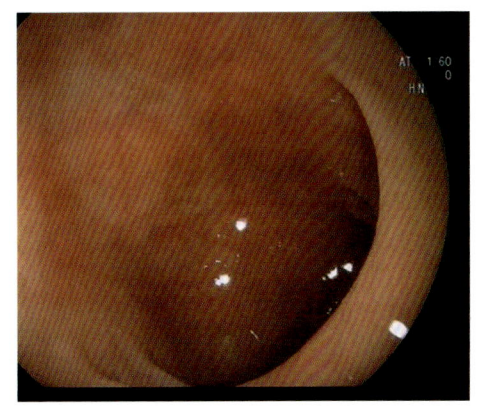

图 2-1-7 直乙状结肠移行部

（2）通过乙状结肠及乙状结肠、降结肠移行部

此段结肠系膜长，如肠管冗长迂曲，一般较难通过。当镜头达直肠、乙状结肠移行部时，大多数肠管呈顺钟向走行弯向左腹侧，少数呈逆钟向走行弯向右侧腹，直肠、乙状结肠及降结肠在荧光屏上显示的走行图像，多数似英文字母"N"，称 N 形走行；少数呈希腊字母"α"，称 α 形走行或"P"形走行。

1）循腔进镜法　镜头越过直乙移行部，适当注气扩张肠管能看清肠腔后就可插镜。但要根据肠腔走行不断调整角度钮，尽量使肠腔保持在视野内。如遇半月形闭合纹的闭合腔，注气后仍不能张开，多为肠袢折曲重叠，可反复抽气使肠管变软缩短，常可消除折曲见到肠腔。若肠管仍闭合不开亦可认准走行方向，将镜头越过半月形皱襞挤入折曲的肠腔内，然后充气并稍微进退结肠镜，调节镜头方向，往往可见到部分肠腔，再循腔进镜，如此反复就能通过。如视野中只见斜坡状腔壁时，可调角度钮至最大限度，必要时并旋转镜身，使镜头对准肠腔走向再向前推进，视野中可见黏膜不断后退直至重新见到肠腔，此种不见肠腔，只见斜坡肠壁的进镜方法称为"滑进"（图 2-1-8），乙状结肠肠腔呈椭圆形（图 2-1-9）。

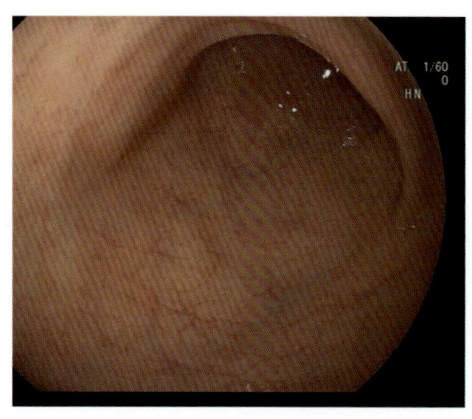
图 2-1-8　斜坡肠壁的形态

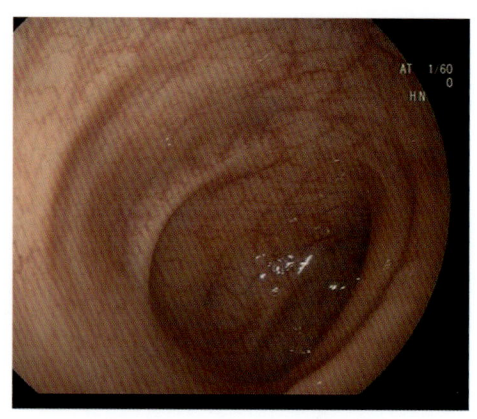
图 2-1-9　乙状结肠肠腔

2）拉镜法　若要结肠镜能顺利插入，并尽可能减轻患者的痛苦，唯一的方法是进镜中取直肠管，防止结袢。为此，拉镜法现已成为通过乙状结肠、降结肠移行部的主要方法。经反复退镜进镜，辅以抽气来缩短肠袢，使乙状结肠与降结肠呈近似直线走行，肠镜便容易通过而达脾曲，此法对 N 形走行者通过效果好。在乙状结肠和降结肠交界处，多数患者肠腔呈半月状闭合状态，此时可利用滑镜通过闭合处，见到肠腔后右旋（少数左旋）拉直镜身并利用旋转进镜进入降结肠。

（3）降结肠

降结肠位于腹膜后，比较固定，肠腔多为隧道样。乙状结肠拉直后降结肠进镜则非常顺利，降结肠肠腔呈圆筒形或直立三角形（图 2-1-10）。

（4）脾曲

此时可让患者仰卧位同时嘱患者腹部放松，双手压脐部及偏左下部（图 2-1-3），通过旋转镜身（一般右旋）找到肠腔，可顺利通过脾曲进入横结肠。脾曲通过的难易，取决于镜身在乙状结肠是否形成肠袢。靠近脾曲时可见局部肠黏膜呈淡蓝色，肠管常向左急弯（图 2-1-11）。

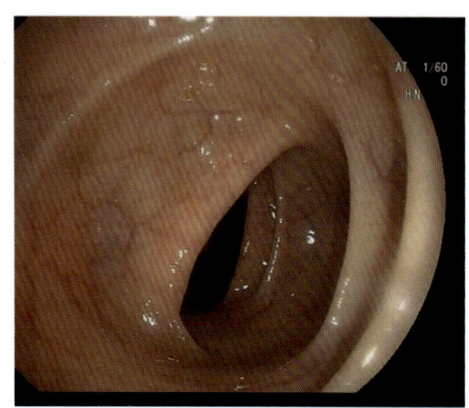
图 2-1-10　降结肠形态

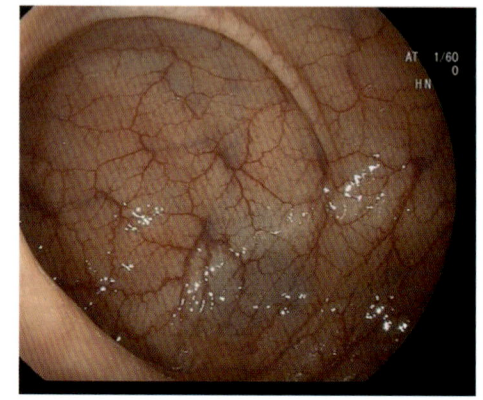
图 2-1-11　结肠脾曲

（5）横结肠

当循腔进镜通过脾曲进入横结肠时，可见横结肠肠腔呈倒三角形，形态有时略有变异（图 2-1-12），但横结肠活动性大，有时下垂至下腹部，此时滑进通过下垂角后，常能见到肠腔，但不能继续前进。这是由于横结肠系膜长，进镜中下垂角可达到下腹部形成锐角，导致通过困难。此时助手应从脐部向上推压横结肠（图 2-1-3A），术者应采用吸气、旋转拉直法通过。特别是当镜头达下垂角时，需左旋（或右旋）镜身使下垂角在视野上方，此时用镜头钩住下垂角处并后退镜身，可看到镜头反而前行，同时不断抽气缩短肠管，则镜头快速达肝曲处。

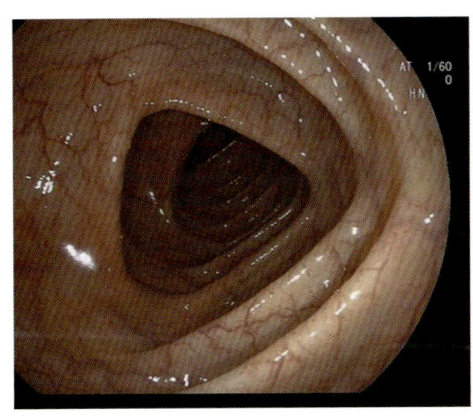 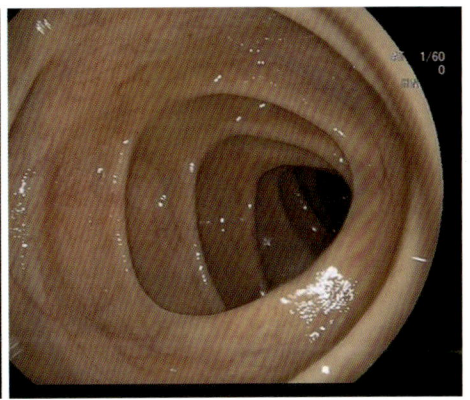

图 2-1-12　横结肠形态

（6）肝曲

对大多数患者而言，在采用旋转拉直法通过横结肠后可见肝曲开口在视野右侧，此时医生不断右旋镜身并前行便可顺利通过肝曲，进入升结肠。在过肝曲时同样动作要小而快，因为动作大或慢常常造成肠管滑脱。肝曲黏膜呈青蓝色，向右或向下急弯进入升结肠（图 2-1-13）。

（7）升结肠与回盲部

在镜身拉直情况下，肠镜一般均可顺利通过升结肠达回盲部。如肠镜不能达回盲部，则可反复抽气并抽拉镜身，使肠管缩短便可达回盲部。进入升结肠后可见肠腔呈直立三角形，结肠袋较深（图 2-1-14），升结肠常可见到棕色稀薄粪质，一般不影响视野。沿升结肠进镜即可到达盲肠，可见回盲瓣和阑尾开口（图 2-1-15、图 2-1-16）。

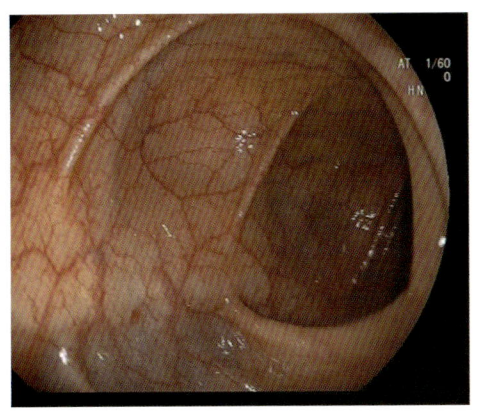 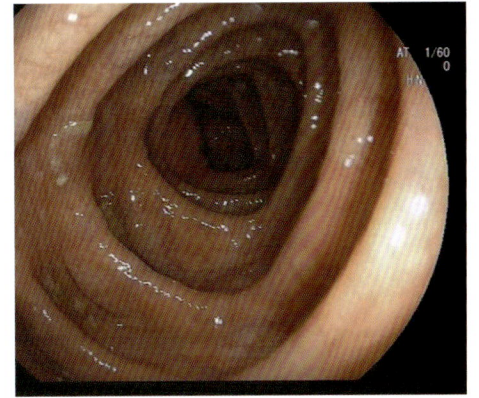

图 2-1-13　结肠肝曲　　　　　　　　图 2-1-14　升结肠形态图

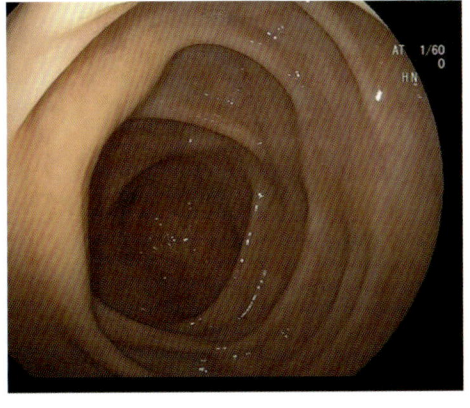 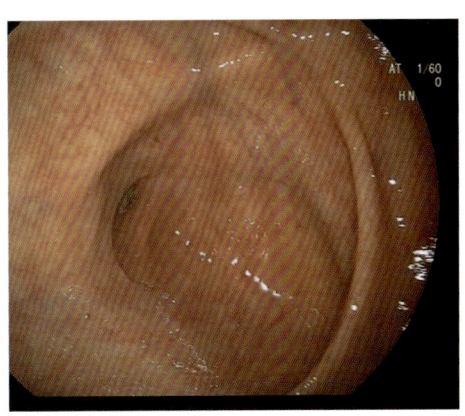

图 2-1-15　回盲瓣　　　　　　　　　图 2-1-16　阑尾开口

4. 单人操作法

单人操作法是由美国学者Wagy、Shinya于20世纪70年代后期先后创立的方法，是指在结肠镜检查过程中完全由一个人进行操作。术者左手握住内镜控制部以控制角度、送气送水和吸引，右手握住镜身进行插入和旋转。由于是一个人控制内镜的调节和插入，因此单人操作法操控更为精细，更加自如。

相对于双人操作法的主要优势有：有助于操作放大内镜对微小病变进行近距离的精细观察；有利于内镜下的各种精细治疗，如内镜黏膜切除术（EMR）、内镜黏膜下剥离术（ESD）等；操作手感明确，可以避免粗暴动作，患者痛苦小，安全程度高。因此已成为当前国际上结肠镜插入法的主流趋势。

（1）结肠镜单人操作的基本技术

主要是通过肠镜的操作和肠内气体的调节，使结肠缩短变直，结肠镜便可顺利地通过直肠、乙状结肠移行部、乙状结肠、脾曲、肝曲送达盲肠及回肠末段，并可全面地观察到肠壁及皱褶里面的情况。

1）操作的基本姿势　患者基本上采取左侧卧位，原则上检查医生站在其身后（图2-1-17）。将内镜监视器摆放在便于操作医生观看的位置，通常放在患者的头部上方。对检查台高度的选择因人而异，台子过高会影响检查，过低又会导致姿势的歪斜。检查医生左手放在与胸平行的高度握住肠镜的操作部，通过旋转操作部及摆动肠镜镜身负责主要的旋转功能，食指控制吸气按钮，中指控制注气、注水按钮，拇指与无名指协同控制上下旋钮，必要时可微调左右旋钮。右手握住距离肛门20~30cm处的肠镜镜身，负责进退镜身及辅助旋转肠镜方向。

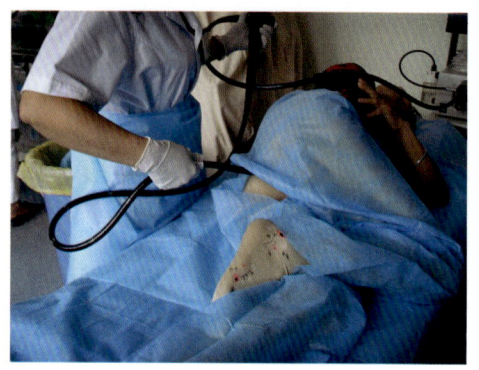

图2-1-17　结肠镜单人操作法

2）轴保持短缩法　该方法为工藤首先提出，是指在肠镜插入过程中，缩短乙状结肠及横结肠的游离肠管，保持内镜的轴呈直线状态，以最短距离插入的方法。短缩法采用钩住皱襞，通过吸引和退镜的操作使肠管短缩套叠，就好像将拉开的手风琴风箱合上那样插入。

3）肠镜的自由感　肠镜操作的自由感是指医生在肠镜操作过程中，右手的动作准确地传递到肠镜前端时的一种肠镜操作的感觉，通过肠镜的自由感可以确认镜身是否保持了直线状态，镜身取直是保持肠镜自由感的基础与保证。如果形成袢曲，则自由感就会消失；即使没有袢，如果有扭曲的现象，也会导致自由感下降。如果肠镜能完全取直，则即使到达回盲部后，肠镜仍能轻松进行360°的大幅度旋转。

4）Jiggling技术　医生通过轻微地前后移动来确认肠镜的自由感，同时还可以调整一些轻度弯曲和扭曲。运用Jiggling技术（快速往返进退肠镜）可以使冗长的肠管缩短和直线化。其操作要领是：将肠镜退回数厘米，消除肠管的过度伸展，在这种状态下，前后迅速移动肠镜，通过反复操作使肠管得以收缩套叠在取直的镜身上。

5）旋转镜身与角度的协调操作　肠镜向左右方向的旋转，主要由操作者右手转动肠镜镜身软管来完成。调角度钮使肠镜前端向上或向下，如果再加上旋转镜身，前端便可以左右转动。当插入到乙状结肠，肠管处于弯曲状态，看不见前方肠腔时，应向上打角度并向右旋转镜身，再稍向后拉便可看见肠腔。从脾曲部向横结肠插入时，因肠腔位于左侧，其基本方式与此相反，即向上调角度并向左旋转镜身，再稍稍后拉。

6）吸引　插入肠镜时通过吸引来减少肠腔的气体量。由于吸气而使内腔彼此靠拢，肠管向肛侧收缩，使肠管短缩并相对变直，从而取得了与推进肠镜相同的效果。抽出肠内气体，使肠管变为柔软、自然缩短，肠管弯曲的角度变缓，不仅使肠镜的相对插入成为可能，而且能使过锐的弯曲变为钝角，可以较容易地推进肠镜。在操作过程中应尽可能避免过多充气，过多的空气将会使肠管伸展，并且出现锐角弯曲，造成进镜困难。同时，如果肠道中残留一些清洁液或便汁时，必须将之吸出，才能辨认肠腔。

7）变换体位与手法推压　多数情况下，患者始终以左侧卧位姿势即可将肠镜插到盲肠。但是，如果乙降移行部、脾曲、肝曲等部位的弯曲程度很锐时，更换患者的卧姿常会十分奏效。它可以利用重力作用改变肠管的走行方向，使肠镜的插入操作顺利进行。肠镜到达各部位时患者应采取的体位一般是：到达脾曲之前保持左侧卧位；脾曲至横结肠中央部改为右侧卧位；自横结肠中央部至升结肠末段取左侧卧位；从升结肠末段到盲肠之间选择左侧卧位或仰卧位姿势是最合理的体位。在体位变换过程中，要注意避免镜身打弯或脱出，尽量使管腔保持在画面中心。如果不注意的话，体位变换不仅不能获得好的效果，还有可能造成危险。另外，有时向深处推进肠镜时，其前端却反而出现后退的矛盾动作，这说明肠轴偏离，肠镜弯曲。此时助手按压患者腹部会十分奏效。如在通过脾曲时，想减轻乙状结肠的弯曲，就要向盆腔方向按压右下腹部。如果患者的横结肠向下方伸展，就应该从脐下部向上方推压。通过肝曲时，常采取按压脐部的方式防止横结肠的下垂，有时也可从外侧按压右季肋部。

（2）直肠、结肠不同部位的通过方法

1）直肠通过方法　较固定，肠腔较大，稍注气，轻轻旋转上下旋钮，循腔进镜通过三个直肠横皱襞，即可到达直肠－乙状结肠移行部，不宜注气过多。

2）直肠、乙状结肠移行部的通过方法　于直肠、乙状结肠移行部调角度向上，再向左旋转镜身多可越过皱褶，随即于右侧发现第二个皱褶，此时向右旋转进镜便可进入乙状结肠。于直肠、乙状结肠移行部推进结肠镜将其前端送入乙状结肠后，会使乙状结肠伸长，导致插入困难。通常是在肠镜进入乙状结肠前的直乙移行部位就开始进行缩短肠管，充分抽出空气，退拉结肠镜，并进行镜身取直缩短的操作。

3）乙状结肠、乙状结肠降结肠移行部的通过方法

a. 回转穿行技术　采用角度操作、旋镜和抽吸空气法通过弯曲明显的部位后，下一皱褶通常位于相反方向。因此，在越过一个弯曲部位后立即采取调角度和旋镜操作，并有节奏地对准其相反方向，就能高效率地越过皱褶部分。这种方法是在管腔中接近直线的曲线推进，走最短距离，将皱褶一一推开前进，也称之为回转穿行技术。同时注意肠道气体量的调节，并保持内镜与黏膜间的最佳距离，即内镜前端不要碰到弯曲部正面的肠壁，且能越过，要抽出肠内气体，使弯曲的肠管缩短变直，退镜时内镜又呈直线状态。然后在下一段管腔出现之前开始调角度、转动镜身，反复回转穿行技术操作，便可通过乙状结肠。角度操作及旋镜操作都应小心轻柔，勿用力过大过猛。

b. 右旋短缩技术　该技术是单人操作法的插入技术中最重要的方法之一。该方法是一边有意识地退拉内镜一边右旋内镜，在使乙状结肠短缩直线化的过程中插入结肠镜。在不断地右旋内镜的同时不断退镜，可以在乙状结肠几乎不伸展的状况下到达乙降交界弯曲部，顺利地插入降结肠。这种方法在多数情况下采用右旋方式实现结肠短缩和直线化，但有时也依形成袢曲的形态采取左旋方式将肠管变直，有时还可根据具体情况采用右旋和左旋相配合的方式进镜。

使用右旋短缩法，在短缩过程结束时，内镜处于右旋状态。此时应立即将内镜向相反方向，即向左旋回，使内镜回复至中间状态。这样不仅可以防止内镜从体内脱出，还可消除一些不自然的旋转。

4）脾曲通过方法　内镜达脾曲时的直线长度为40cm。可从内镜镜身的自由感，实行肠管缩短操作时内镜插入的长度确认是否已深入到脾曲。当内镜前端到达脾曲时，如果在乙状结肠已形成袢曲，这时无论怎样推进内镜，其前端也不能前进。此时应先在脾曲部向后退镜，使内镜呈直线状态，解除袢曲。抵达脾曲后，尽量抽吸肠管内的空气吸住右侧的内腔，并立即向左旋转内镜。

5）横结肠通过方法　横结肠的内腔呈三角形。大多数情况下只要推进内镜前端便可不断前进，或采用相对插入法，即抽吸肠内气体内镜便可自动前进。如果横结肠过长，常因横结肠下垂在中央部形成锐角的弯曲。通过这种弯曲部时，就需要像通过乙状结肠一样采取肠管缩短法，一般采取左旋内镜同时向后退镜。一般横结肠部分不会出现急峻的弯曲现象，因此只要遵循镜身取直缩短肠袢法的基本操作要求，缩短肠管，就能在较短的时间内到达肝曲。

6）肝曲通过方法　内镜到达肝曲时镜身长 60~70cm，一般可以通过肝脏透过肠管壁显现出来的"蓝斑"来确认。到达肝曲后，最重要的就是抽气和充分地退镜。通过抽气使肠管充分缩短并退镜，在肠管发生缩短后，调整角度和旋转。多数情况下，调角度向上并右旋镜身，就可以插入升结肠。如因乙状结肠或横结肠弯曲结袢，致内镜的前端无法前进时，可请助手按压患者腹壁，通常从脐部向剑突、肋弓方向推顶，以抵御结肠的下垂，减轻下垂角和肝曲的锐角。但要注意，到达肝曲的距离是 55~60cm，如果超过，应考虑横结肠和（或）乙状结肠弯曲结袢。

7）升结肠至盲肠　通过肝曲进入升结肠后，不要急于向前插入，以防止横结肠再次结袢，应把镜头调到管腔中央，继续抽气，可顺利抵达回盲部。

8）盲肠通过方法　肠镜到达盲肠时镜身长度约 70cm，寻找回盲瓣及阑尾开口。

进入回盲瓣　换回仰卧位，如果在回盲瓣的镜身长度不超过 80cm，镜身充分自由，循腔旋转镜身，容易进入回盲瓣。如果镜头有阻力或镜身固定，提示内镜仍未取直而成袢，应抽气、退镜、旋转拉镜以取直镜身，恢复镜身自由感再进入回盲瓣。

回肠末段　适当注气，循腔进镜 20~40cm 观察。

5. 注水结肠镜检查法

结肠镜检查作为一项侵入性操作，由于对肠道的牵拉等刺激作用，会导致检查过程中患者出现腹痛、腹胀等不适感，影响检查操作，也成为患者拒绝检查的一个主要原因。如何减轻结肠镜检查中患者的不适一直是消化内镜医生的研究方向。近年来，注水结肠镜在国外受到了广泛关注并逐渐应用于临床。

常规的结肠镜检查采用空气注入充盈肠腔，注入空气过多可导致肠管拉伸延长，加剧成袢，增加插镜难度，患者也会产生腹胀、腹痛等不适，甚至因无法耐受而中止诊疗。而注水结肠镜则是区别于传统注气法，采用无气水充盈肠腔进行检查。研究表明注水结肠镜在降低腹痛评分、镇静/镇痛药物使用率及提高结直肠腺瘤检出率等方面有显著优势。图 2-1-18 为注水结肠镜下的正常黏膜，图 2-1-19 为注水结肠镜下发现的结肠息肉。

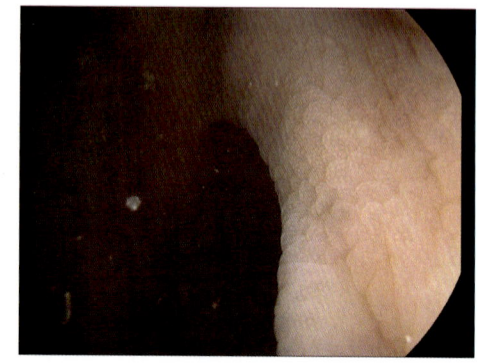

图 2-1-18　注水结肠镜下正常肠黏膜

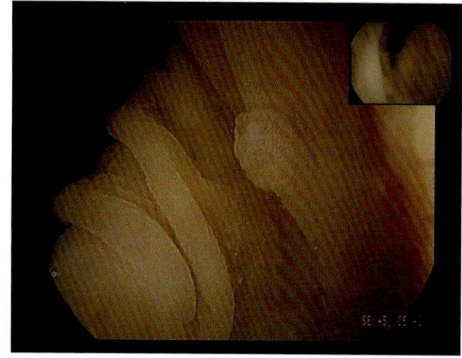 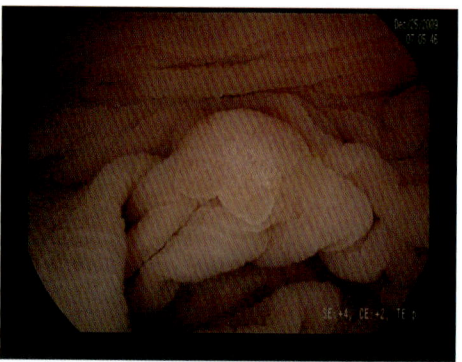

图 2-1-19　注水结肠镜下结肠息肉

注水结肠镜的操作需要有一个注水装置，所用内镜带有附送水通道。通常患者采用左侧卧位，必要时调整为平卧位。进镜前关闭气泵，将水泵的管道连接在内镜附送水通道接口，进镜后持续给水（37℃温水），循腔进镜，如果肠腔内的粪水较多，则先行吸引后再注入清水，注水量不限，进镜过程中随时吸出肠内存留的空气，以减少弯曲成角度便于进镜。退出时，边吸除肠腔内的液体边观察。

（史海涛　刘欣）

第2节　正常大肠形态及观察方法

正常大肠黏膜呈橘红色，光滑湿润，有明显光泽。因黏膜层较薄，黏膜下层的血管清晰可见，呈鲜红色树枝状，主干较粗，分枝逐渐变细，终末细如丝状与另一支血管终末分支相吻合，相互交错形成网状，边缘光滑，粗细匀称（图2-2-1）。当肠管痉挛收缩或充气少时黏膜变厚，血管网常隐没消失；有时因清洁灌肠或服泻剂的刺激，造成黏膜充血、水肿、血管增粗、边缘发毛，应与病理性炎症区别。

大肠各段肠腔由于解剖特点不同，内镜下所见各有其特征，一般插到盲肠后开始退镜观察各段肠管，退镜宜缓慢进行，不宜过快，以免漏诊。

盲肠　呈短而粗的圆形盲袋。可见不规则走向稍微隆起的黏膜皱褶，多呈"V、Y"形排列，在收缩状态时，V、Y皱褶增粗，隆起明显，致皱褶间形成假憩室样结构（图2-2-2）。盲袋顶部稍左或左下方可见阑尾口，多位于V、Y形皱褶的夹角附近。与阑尾口同一平面相距2~4cm的盲肠、升结肠移行部可见隆起的回盲瓣。

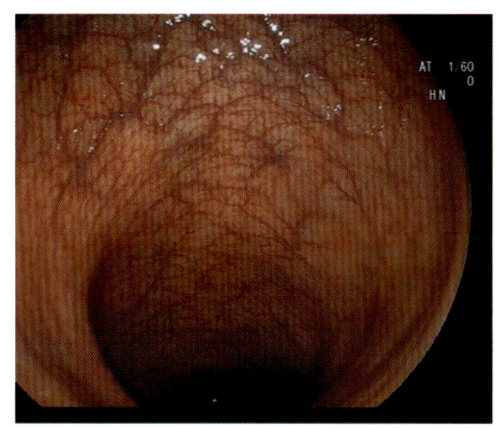
图2-2-1　正常大肠黏膜

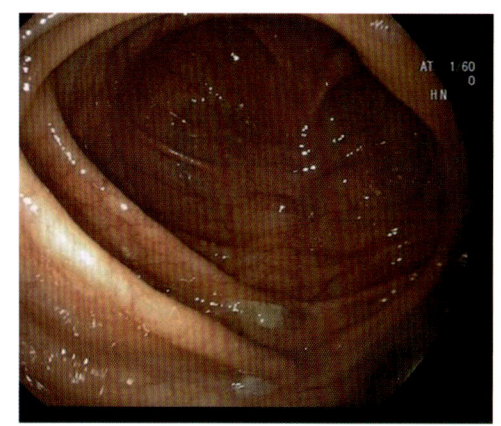
图2-2-2　盲肠

阑尾口　阑尾在盲肠的开口，因3条结肠带汇聚于阑尾根部，故阑尾口常位于V、Y形皱襞的夹角附近，距回盲瓣2~4cm左右。阑尾口多呈半月形或圆形（图2-2-3），稍凹陷，口部黏膜粗糙如虫咬样，有许多颗粒。开口下方有一弧形黏膜皱褶，环绕开口周围，称阑尾瓣。临床上经常遇到阑尾手术后因根部处理方式不同而形成不同的阑尾口部形态变异：①单纯结扎，口部形态与正常相似，有时可见放射集中的黏膜皱褶；②单纯结扎荷包缝合，口部常呈半球形隆突，类似无蒂或亚蒂息肉，但表面光滑，色泽正常。

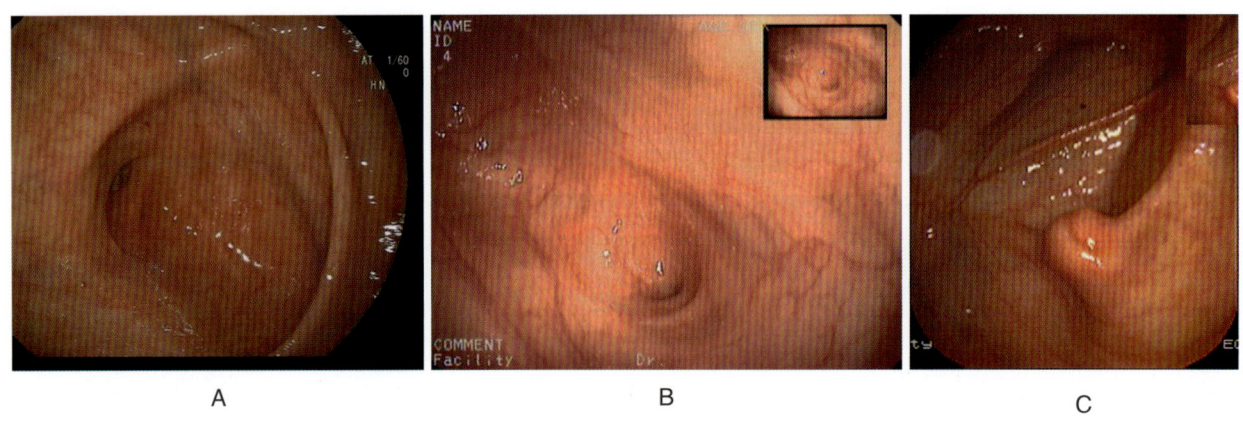

图 2-2-3 阑尾口
A.半月形口。B.圆形口。C.息肉样口

回盲瓣 位于升结肠、盲肠移行部的内侧缘。由两条唇样黏膜皱襞组成，两唇之间围成圆形开口，称回盲瓣口，两唇相连的前后两端向外延伸形成微隆的环形黏膜皱襞，称回盲瓣系带，即升结肠与盲肠的分界线。回盲瓣形态不同，有三种类型。①乳头型：两唇隆起明显形成半球形乳头状，中央呈圆形凹陷，近陷口部黏膜呈放射状集中（图2-2-4A）。②唇样型：两唇呈微隆的扁平状，中央可见两瓣的闭合纹（图2-2-4B）。③中间型：两唇隆起但不形成乳头状（图2-2-4C）。上述三型可相互转变，由回盲瓣的功能状态决定。乳头型是回肠末端括约肌呈痉挛性收缩状态，防止食糜进入大肠；唇样型是括约肌松弛，回盲瓣口张开，小肠内容流入大肠；中间型则是乳头型向唇样型转化的中间状态。

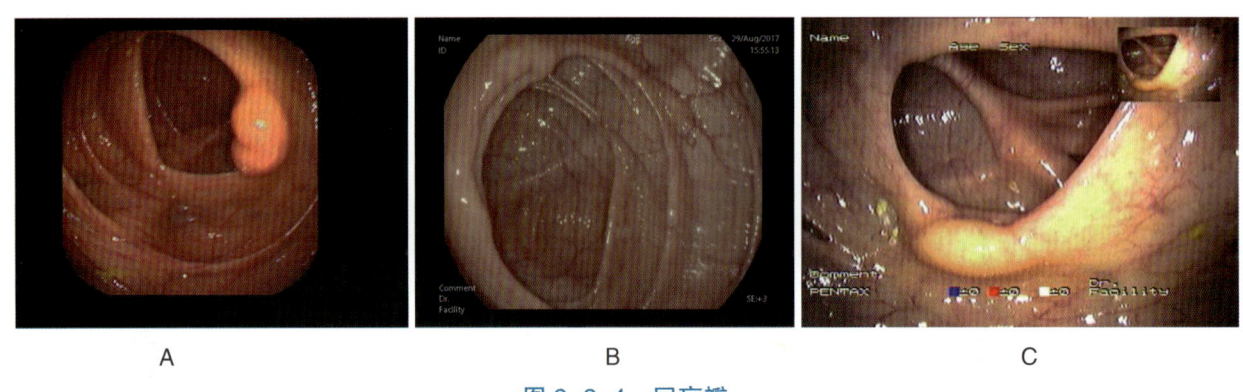

图 2-2-4 回盲瓣
A.乳头型。B.唇样型。C.中间型

视病情需要，有的还需通过回盲瓣进入回肠末端，观察回肠末端是否受累。末段回肠肠腔较结肠细，呈圆形，无半月襞、黏膜皱襞和结肠袋样结构。黏膜面呈地毯样绒毛状，可见大小不匀的颗粒状隆起，即淋巴滤泡。它的数目和分布的疏密随年龄的增长逐渐变得稀疏、减少（图2-2-5）。

升结肠 升结肠与横结肠移行部，常呈鱼口样，位于视野的左侧或左下方，边缘钝厚。一旦通过肝曲进入升结肠，肠管又呈短直，周径较粗，可见顶角向上的等边三角形的半月襞，向腔内明显突入，使肠腔呈三角形，结肠袋深陷，即

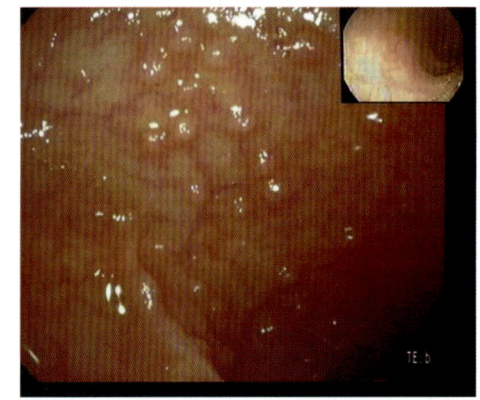

图 2-2-5 末端回肠

使大量注入气体，半月襞仍很明显。此外，升结肠内易残存糊状粪便（图 2-2-6）。

横结肠及肝曲 横结肠为较冗长的肠管，常呈不同程度下垂，故在横结肠中段可见向右上腹弯曲的肠管走向。因环形肌发达故半月襞较厚，隆起较高，结肠袋深凹，口侧结肠袋往往被肛侧半月襞遮盖。半月襞呈等边三角形。因游离带位于横结肠下缘正中，而网膜带位于前上缘，系膜带位于后上缘，故三角形顶角往往向下（图 2-2-7），当镜头抵达横结肠始段，即肝曲时常不见肠腔，不易看清走向。此处常为向左或向下的急弯，右上方可见穹窿状结肠袋，贴近肝脏、胆囊部分呈青蓝色（图 2-2-8）。

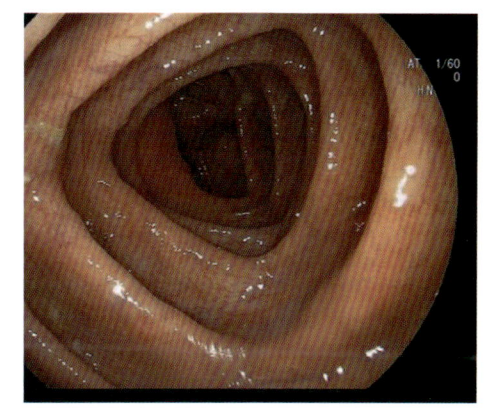

图 2-2-6　升结肠

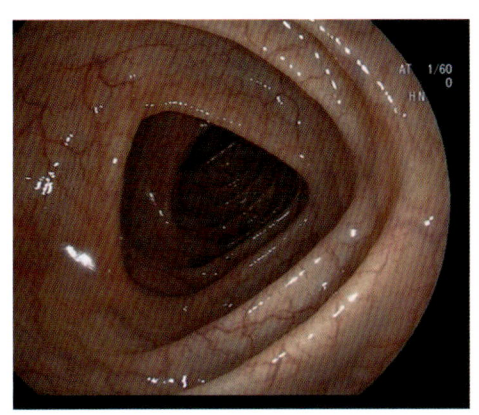

图 2-2-7　横结肠图

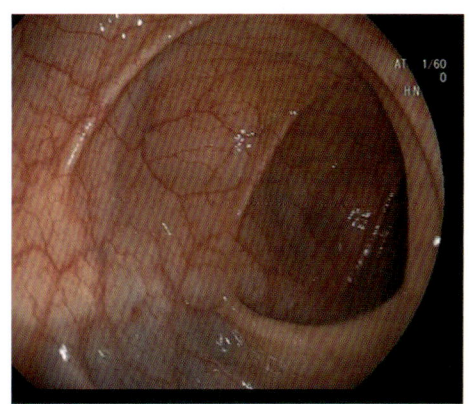

2-2-8　结肠肝曲

降结肠及脾曲 降结肠肠腔形态较恒定，呈短直隧道样。三条结肠带在该段以等距纵向走行，将肠管周径分成三等分，但半月襞隆起较低，结肠袋也较浅，因此肠腔似类圆筒形或等边三角形。因游离带位于肠壁前方，网膜带、系膜带分别位于后外侧与后内侧，因此三角形的顶角在视野上方，肠管周径略粗于乙状结肠，较横结肠、升结肠细（图 2-2-9）。至结肠脾曲，肠管走向常呈向左走行的急弯（少数向右或向前），左侧可见隆起较高的半月襞，在该襞下方可见不完整的肠腔，右侧见深凹的结肠袋，黏膜呈淡青蓝色（图 2-2-10），有时可见与心跳一致的传导性搏动。

乙状结肠 肠腔管径最细。因环行肌较不发达，致半月襞隆起较低，如充气过多可能看不清，结肠袋相对较浅。网膜带和游离带在乙状结肠远端逐渐向前壁集中，系膜带在后壁通过，致使三条

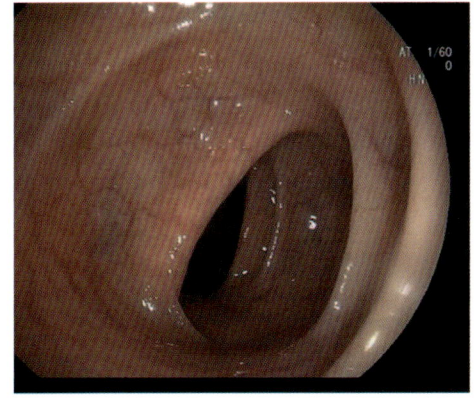

图 2-2-9　降结肠

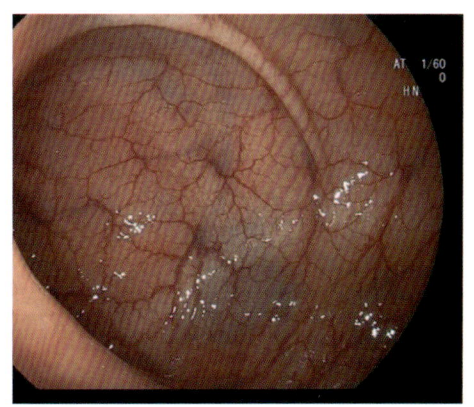

2-2-10　结肠脾曲

结肠带的间距不等,故肠腔内半月襞也被分成三段不等长的皱褶,常呈新月形或椭圆形(图2-2-11);充气伸展时半月襞及结肠袋消失,肠腔呈圆筒形。结肠镜在乙状结肠内前进中,常因肠管冗长或腹部手术后粘连而出现纡曲、折叠,致肠腔消失或因急弯折叠出现带闭合纹的特征,常误认为抵达乙降移行部。当镜头至乙降移行部时,肠腔往往向左侧呈急弯走向;视野左侧可见明显隆起的半月襞,占据肠腔的1/3~1/2,视野右侧无半月襞呈囊袋状,在囊袋中央常可见与半月襞垂直、微隆的黏膜皱褶;它的形成并非结肠本身解剖形态,是由镜头顶住囊袋状肠壁所引起。

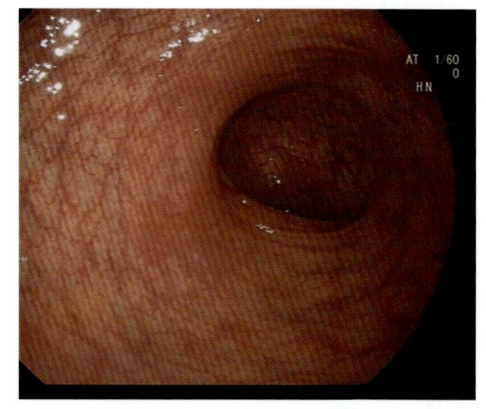

图 2-2-11 乙状结肠

直肠 全长12~15cm。两端细,中间膨大形成直肠壶腹(图2-2-12)。全直肠可见三条半月形的隆起皱襞即直肠横襞,呈新月形,围绕壶腹约1/2周径。下横襞距齿状线约5cm,位于左侧壁,中横襞约8cm,位于右侧壁,上横襞约10cm位于左侧壁。为观察直肠下端及直肠肛管交界处,可采用U形反转技术(图2-2-13),在反转前先要在直肠注气,使直肠充分扩张以留下足够的空间供内镜反转,注气不充分容易在进行反转操作时导致直肠穿孔。

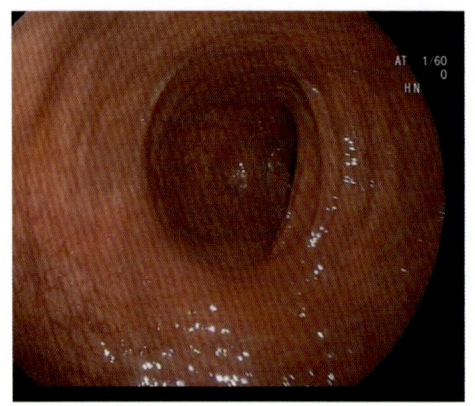

图 2-2-12 直肠壶腹图

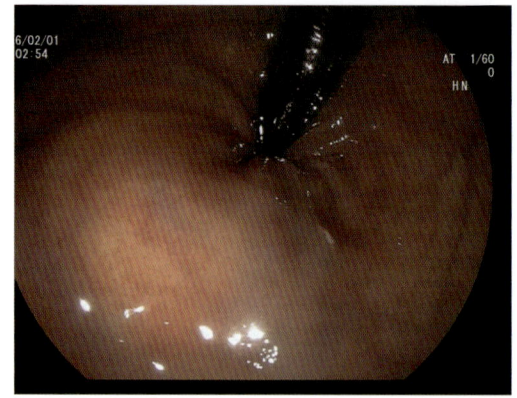

2-2-13 在直肠U形反转观察

(史海涛 刘欣)

第3节 结肠镜检查技术

一、普通白光内镜检查

普通白光内镜检查是结肠镜检查的基本和主要检查技术,绝大多数病变均可在白光内镜下被发现检出。掌握白光内镜下结肠黏膜、肠腔结构特点是结肠镜检查的基本要求。正常大肠黏膜呈粉红色,表面光滑,因黏膜层较薄,黏膜下层的血管清晰可见,通常呈树枝状,主干较粗,分支逐渐变细,终末细小分支交错呈网状(图2-3-1),在充气状态下更加明显。

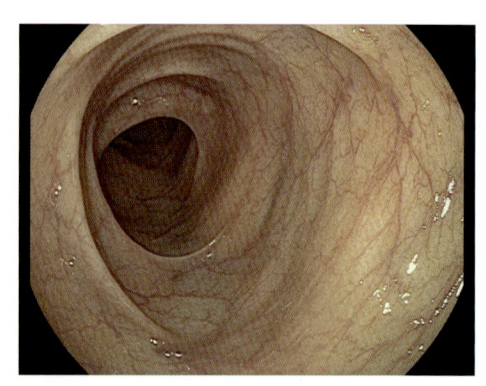

图 2-3-1 正常大肠黏膜

大肠各段肠腔由于解剖结构不同,结肠镜下各有特点,一般插镜到盲肠后开始退镜观察各段肠腔,退镜宜缓慢进行,不易过快,时间要求≥6min,以免漏诊,如退镜时间延长至9min,可显著提高腺瘤检出率。

盲肠 呈短而粗的圆形盲袋。可见不规则走向稍隆起的黏膜皱襞,多呈"V"形、"Y"形排列,在收缩状态时,V、Y形皱襞增粗,隆起明显,致皱襞间形成假憩室样结构(图2-3-2)。于盲袋顶部稍左或左下方可见阑尾内口,呈半月形或圆形,稍凹陷(图2-3-3)。与阑尾内口同一平面间隔2~4cm的盲肠-升结肠移行部可见隆起的回盲瓣。回盲瓣是由上、下两条唇样黏膜皱襞组成,两唇相连的前后两端向外延伸形成稍隆起的黏膜皱襞称回盲瓣系带,即为升结肠与盲肠的分界线。回盲瓣形态有3种类型。①乳头型:上、下两唇隆起形成半球形乳头状,中央呈圆形凹陷(图2-3-4 A),一般是回肠末端括约肌处于痉挛性收缩状态,防止食糜进入大肠。

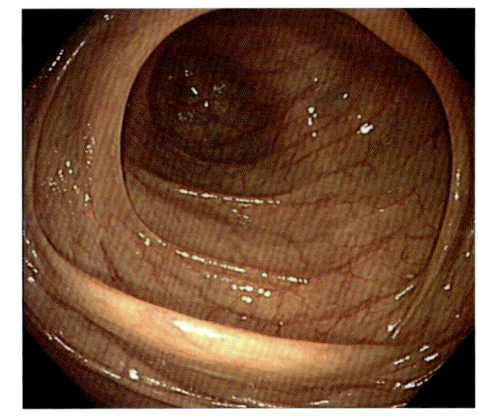

图2-3-2 盲肠

②唇型:上、下两唇呈微隆起的扁平状,中央可见裂隙状闭合纹(图2-3-4 B),一般是回肠末端括约肌处于松弛状态,小肠内容物流入大肠。③中间型:上、下两唇隆起程度介于上述两型之间(图2-3-4 C)。上述3型可相互转变,由回盲瓣的功能状态决定。

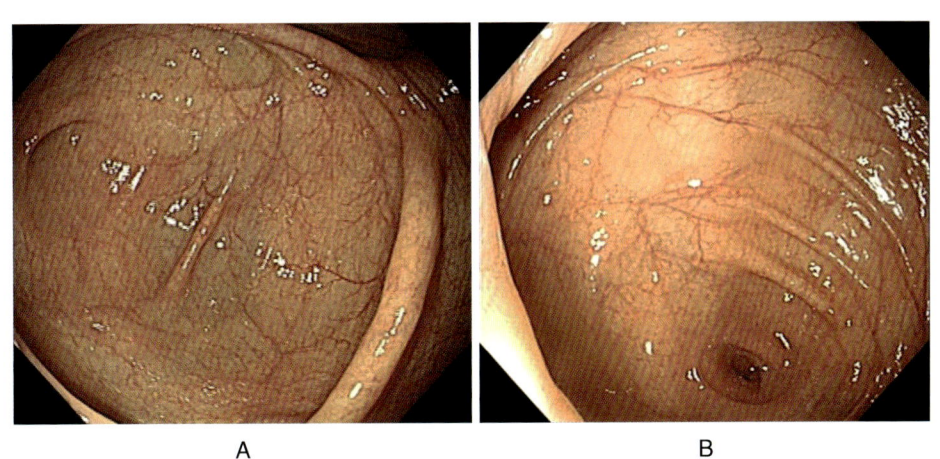

A   B

图2-3-3 阑尾内口
A.半月形。B.圆形

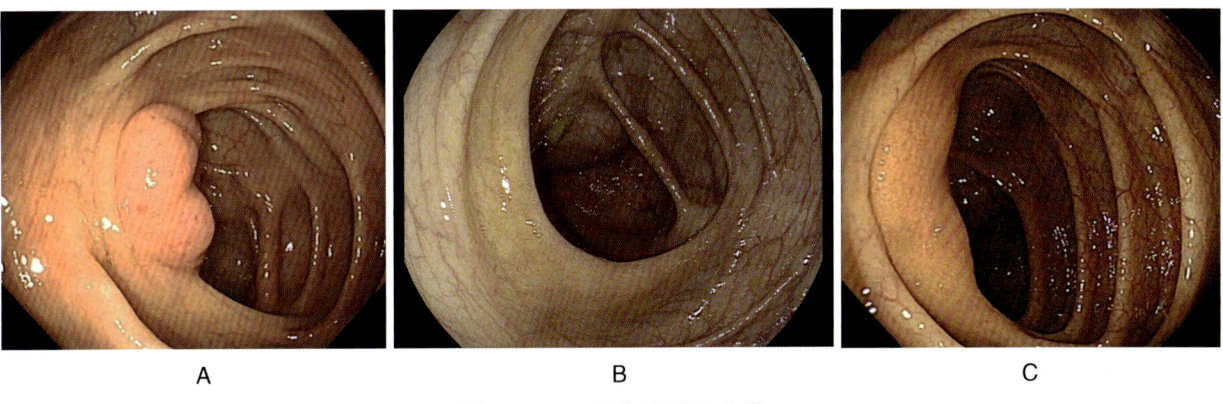

A   B   C

图2-3-4 回盲瓣形态分类
A.乳头型。B.唇形。C.中间型

回肠末端 根据患者病情需要，有时还需要通过回盲瓣进入回肠末端，观察回肠末端黏膜情况。末端回肠较结肠管径细，为1.5~2.5cm，呈圆形，无黏膜皱襞及结肠袋样结构。黏膜面呈绒毛状，可见大小不等的颗粒样增生，通常为淋巴滤泡，随着年龄的增长分布变得稀疏（图2-3-5）。

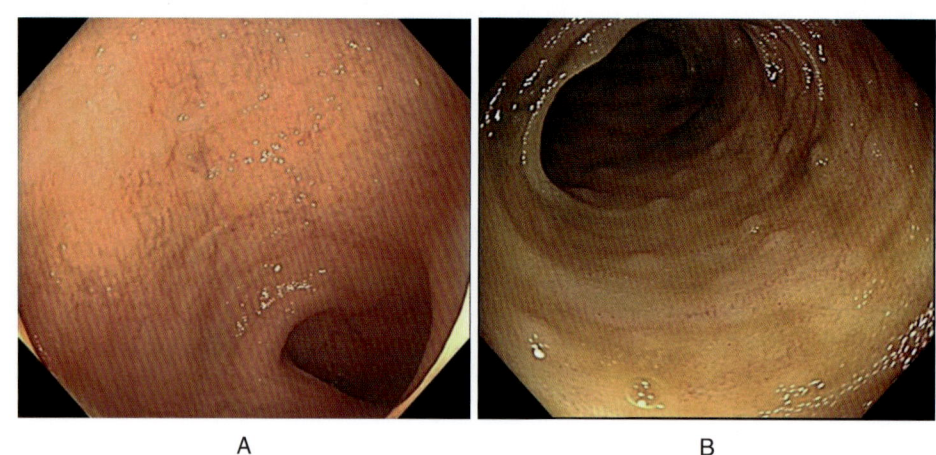

图2-3-5 回肠末端
A.回肠末端。B.回肠末端淋巴滤泡增生

升结肠 肠管短直，管径较粗，可见顶角向上的等边三角形的半月壁向腔内明显突出，使肠腔呈三角形，结肠带深陷易残存糊状粪便（图2-3-6）。

横结肠及肝曲 横结肠环形肌发达故半月襞较厚，隆起较高，结肠带深陷，呈等边三角形，因游离带位于横结肠下缘正中，而网膜带位于上缘、系膜带位于后上缘，故三角形肠腔顶角往往朝下（图2-3-7）。肝曲为横结肠的起始部，此处常为向左或向下的急弯，因贴近肝脏、胆囊部分呈青蓝色（图2-3-8）。

降结肠及脾曲 降结肠肠腔形态呈短而直的隧道样，半月襞隆起较低，结肠带也较浅，肠腔呈类圆桶状或等边三角形。因游离带位于肠壁前方，网膜带及系膜带位于后外侧与后内侧，因此三角形的顶角在视野的上方，肠管管径略粗于乙状结肠，较横结肠及升结肠细（图2-3-9）。至结肠脾曲，肠管走向常呈向左走形的急弯，右侧可见黏膜呈青蓝色（图2-3-10），有时可见与心跳一致的传导性搏动。

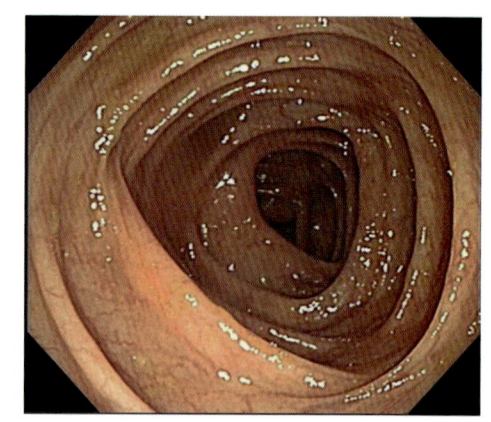

图2-3-6 升结肠

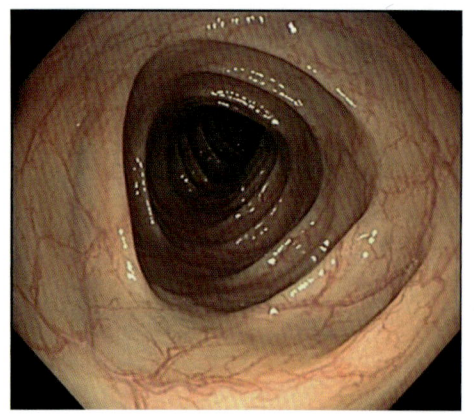

图2-3-7 横结肠

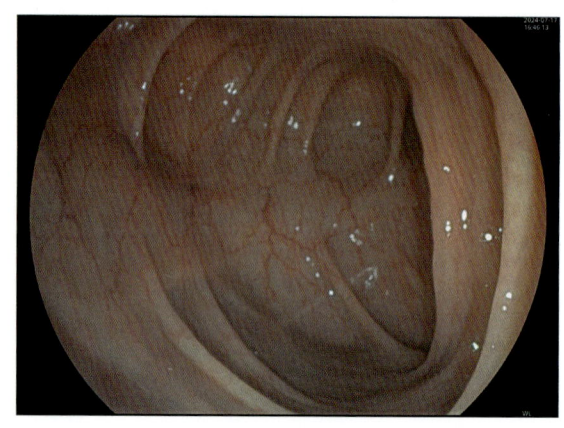

图2-3-8 肝曲

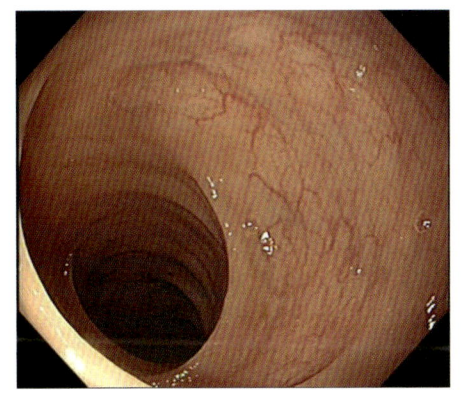
图 2-3-9　降结肠

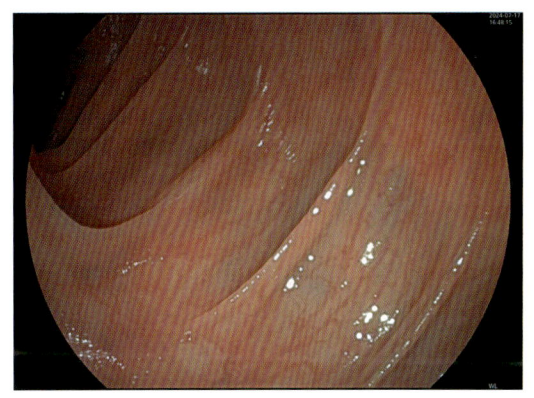
图 2-3-10　脾曲

乙状结肠　肠腔管径最细，因环形肌较不发达，半月襞隆起不明显，适当充气状态下呈左右交替出现的皱襞，肠腔常呈新月形或椭圆形（图 2-3-11），当过度充气伸展时半月襞及结肠袋消失，肠腔呈圆筒状。

直肠及肛管　直肠全长 12~15cm，两端细，中间膨大形成直肠壶腹。全直肠可见上、中、下 3 条半月形隆起的皱襞（Houston 瓣），最常见的位置组合类型为"左-右-左"（图 2-3-12）。其中的 Houston 瓣位于腹膜折返处，以上肠管均位于腹腔内，注意在结肠镜检查及治疗时如发生穿孔所产生的并发症往往较为严重。肛管位于消化道最末端的位置，上接直肠，下连肛门，与直肠黏膜以肛直线为界，与肛门皮肤以齿状线为界。直肠反转观察时，从直肠向肛侧看到的第 1 条清晰的分界线即为肛直线（图 2-3-13）。肛直线近端为粉红色的直肠黏膜，远侧为蓝白色过渡上皮（ATZ）。齿状线位于肛柱的下端，是肛瓣的边缘和肛柱的下缘连接所围成的锯齿状环形线，是区分内外痔的分界线（图 2-3-14）。准确识别肛管的解剖结构有助于辨别适合于内镜下治疗的内痔患者，有助于发现肛管-直肠早期肿瘤性病变。

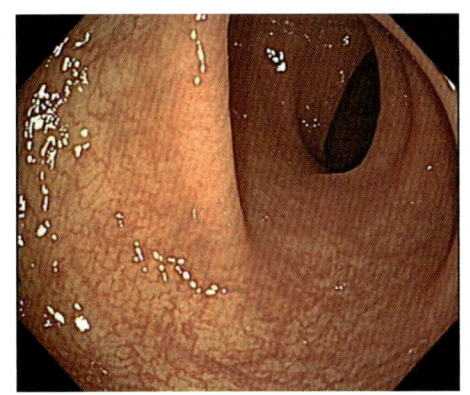
图 2-3-11　乙状结肠

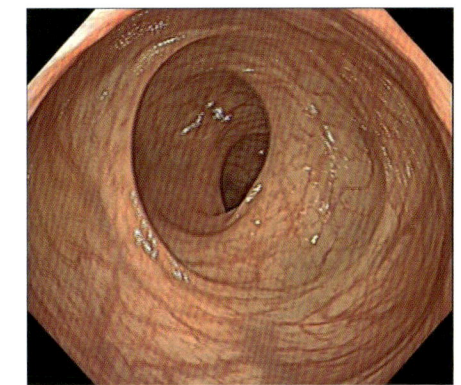
图 2-3-12　直肠瓣膜

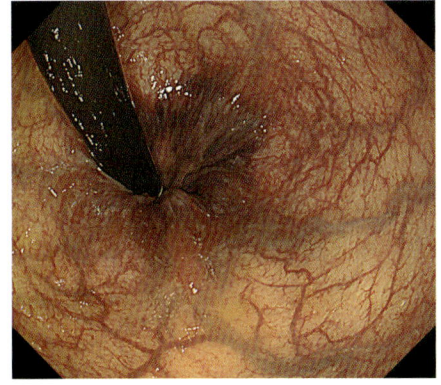
图 2-3-13　肛直线

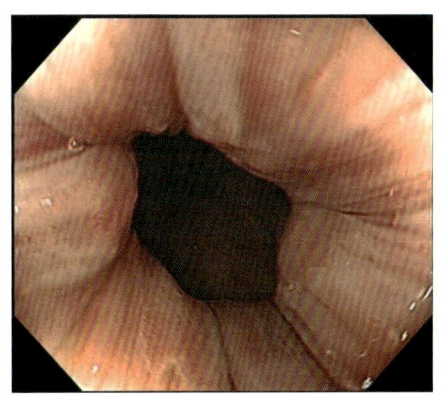
图 2-3-14　齿状线

大部分隆起型的非肿瘤性病变或低度异型性肿瘤性病变通过普通白光内镜就可以诊断，但当病变表面结构复杂、异常发红或存在二级结构时需借助化学、电子染色及放大内镜进行精细观察，以提高病变诊断率。在进行普通白光内镜检查时需特别注意形态表现为 0-Ⅱb 或 0-Ⅱc 型平坦或浅凹陷型病变，有时白光内镜下仅表现为血管网模糊、中断或消失，黏膜质脆、自发性出血等，因此不易发现，必要时需结合其他内镜检查技术协助诊断以降低漏诊率。

二、化学染色内镜检查

化学染色内镜即色素内镜，与电子染色内镜同属于图像增强内镜（image enhancing endoscopy，IEE），是在普通白光内镜检查基础上将色素染色剂喷洒至需要观察的结肠黏膜表面，染色剂覆盖后产生对光线的不同反射，使得病灶表面结构与正常黏膜对比更加明显，从而凸显出病变区域与周围正常组织间的界限。目前常用的色素染色剂主要有以下几种。

1. 靛胭脂

靛胭脂是对比性的表面黏膜染色剂，本身不与黏膜组织发生反应，利用重力沉积于上皮表面的低凹及沟壑处，勾勒出结肠黏膜的无名沟和腺凹开口（pit）形态。通过靛胭脂染色可以使病变轮廓、范围、凹陷程度显示得更加清楚，有助于临床发现早期结直肠肿瘤性病变，尤其是普通白光内镜下不易发现的 0-Ⅱc 型病变、无蒂锯齿状病变（SSL）（图 2-3-15 E、F）、非颗粒型侧向发育型肿瘤（LST-NG）（图 2-3-15 A~D）等。靛胭脂的推荐浓度范围是 0.2%~0.4%，建议使用喷洒管，通常在喷洒后 2~3min 观察效果最佳，沉积部位即为 pit 所在，对复杂 pit 诊断有困难时，需联合其他

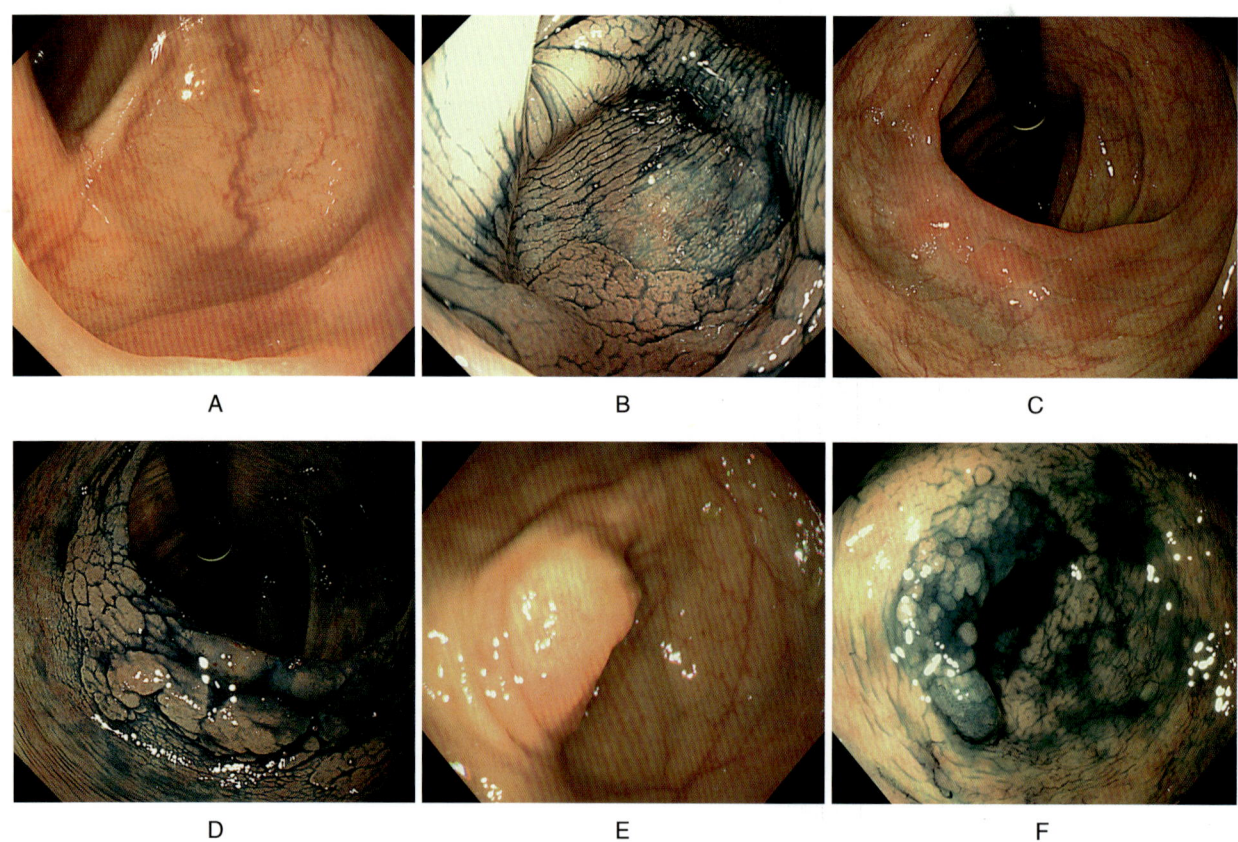

图 2-3-15　靛胭脂染色清晰显示平坦型病变边界及范围

A. 白光内镜下横结肠 LST-NG。B. 靛胭脂染色显示病变清晰边界。C. 白光内镜下升结肠瓣膜后 LST-NG。D. 靛胭脂染色显示病变范围。E. 白光内镜下阑尾内口周围 SSL。F. 靛胭脂染色显示病变边界清晰，并可见Ⅱ-O 型腺凹开口

染色剂（如结晶紫染色）综合判断，注意在喷洒前要充分冲洗病灶区域，避免残留粪液及黏液影响染色效果。

2. 亚甲蓝

亚甲蓝又称美兰，是一种吸收性的染色剂，可被小肠、结肠吸收上皮主动吸收，进入细胞内使细胞核着色，而鳞状上皮、胃黏膜、食管柱状上皮化生等非吸收上皮不着色，低浓度对人体无害。在胃镜检查中常用于判断病灶有无肠化。结肠黏膜上皮细胞由正常细胞到不典型增生再向癌细胞转化过程中，DNA含量会逐渐增高，遇到亚甲蓝后显现出蓝色，DNA含量越高，蓝色越深。亚甲蓝的推荐浓度是0.1%~0.5%，染色时可使用喷洒管喷洒3~5mL，1~2min待染色充分沉积，冲洗掉染色剂后摄片观察（图2-3-16）。

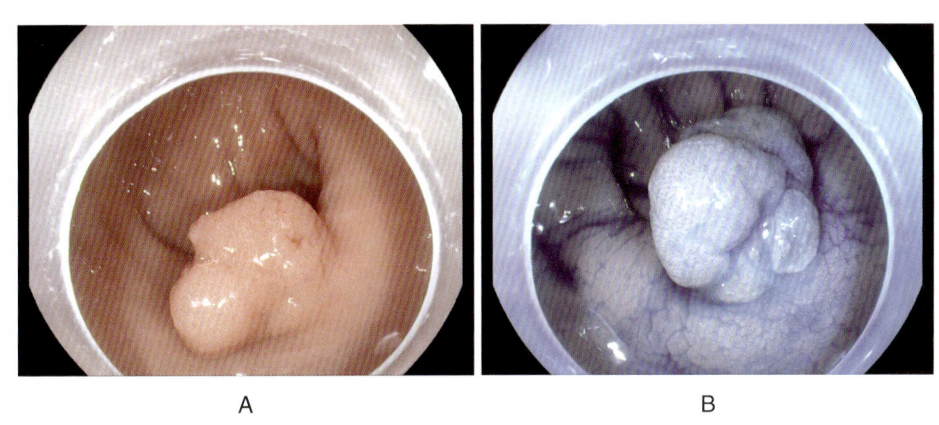

图2-3-16 亚甲蓝染色显示病变细节
A.白光内镜下直肠0-Is型息肉。B.亚甲蓝染色显示病变表面微结构

3. 结晶紫

结晶紫也是一种吸收性的染色剂，可被正常上皮细胞的细胞质吸收，pit不着色，因此呈现出白色，当非癌向癌转变时，肿瘤表面上皮细胞及腺体结构破坏，固有层和黏膜下层的间质外露，因此肿瘤部分的结晶紫整体着色减弱或不着色。此外在放大内镜下结晶紫染色能更全面的显示病变表面微结构，加之结晶紫不易褪色，将染色后的病变浸泡在水中可提高图片质量并去除反光对观察区域的影响，常用来作为分析结肠肿瘤复杂型pit的重要手段。结晶紫具有致癌性，一般推荐用于胃、肠ESD术后离体标本表面微结构的观察（图2-3-17C、D）及肠道ESD术前病变表面微结构的观察及腺凹开口的分型（图2-3-17A、B）。染色推荐浓度为0.03%~0.05%，可用1%的甲紫溶液稀释获得，建议使用喷洒管在病变表面进行滴染，切忌直接喷洒，以免影响周边正常黏膜；当着色不佳时，可分次滴染至获得满意着色效果。染色后可用链霉蛋白酶冲洗病灶周边的多余染色剂以避免正常细胞过度吸收染色剂。

4. 醋酸

醋酸可通过细胞膜进入细胞质，使上皮细胞内特异性蛋白可逆性地发生结构变化，窝间部的照射光的透过性降低显现出白色，腺窝显现出黑色，可使腺体结构立体化。推荐浓度为1.5%（图2-3-18）。

三、电子染色内镜检查

电子染色内镜是通过改变光源或用计算机将图像进行处理，达到增强不同黏膜结构的颜色对比，

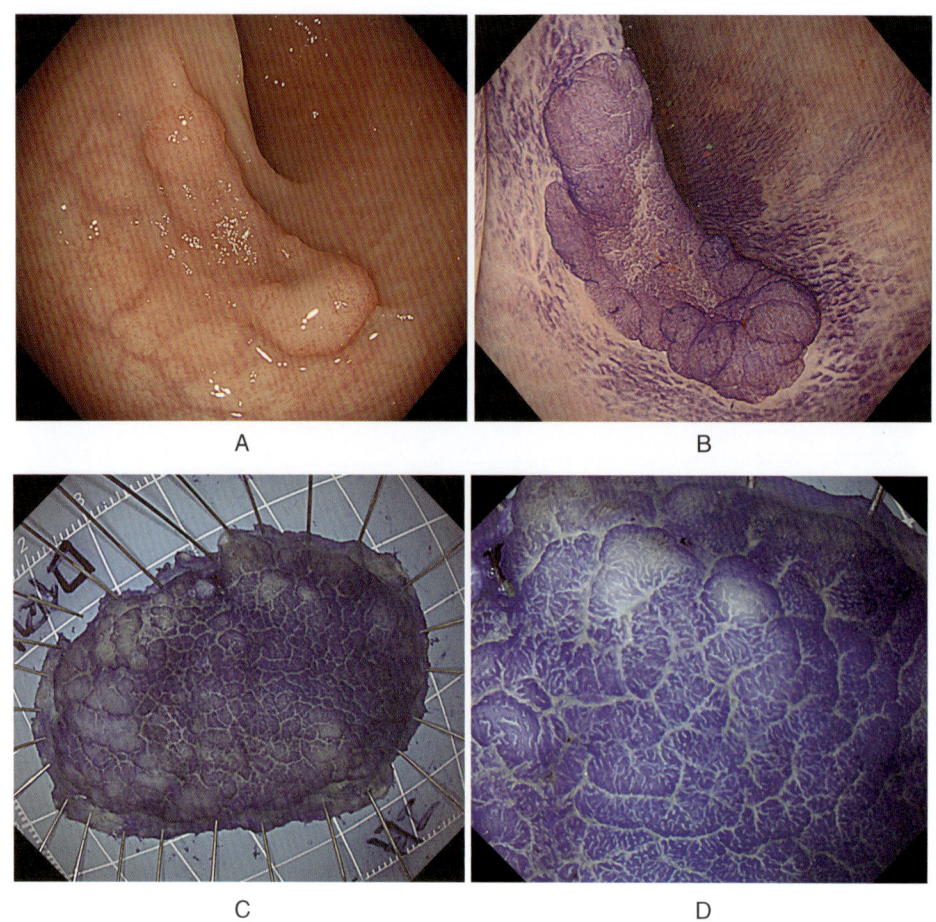

图 2-3-17 结晶紫染色的应用

A. 白光内镜下乙状结肠 LST 表现。B. 结晶紫染色显示病变范围并进行 pit 分型。C. 结肠 ESD 离体标本结晶紫染色。D. 离体标本结晶紫染色加放大内镜下观察表面微结构及 pit

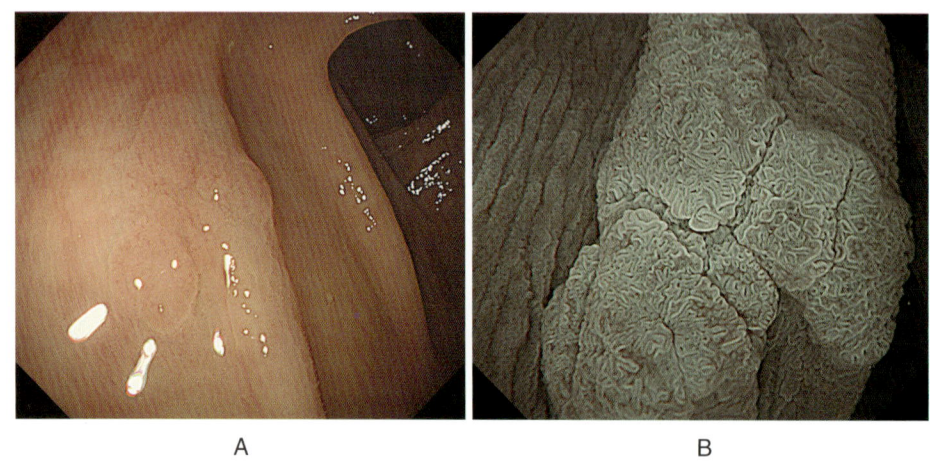

图 2-3-18 结肠平坦型病变醋酸染色

A. 白光内镜下横结肠 0-Ⅱa 型病变。B. 醋酸染色显示表面微结构及 pit（显示黑色）

使病变更加容易识别，主要包括奥林巴斯公司的窄带成像技术（narrow band imaging，NBI）；富士能公司的智能电子分光技术（fuji intelligent chromoendoscopy，FICE）、联动成像技术（linked color imaging，LCI）及蓝激光成像技术（blue laser imaging，BLI）以及宾得公司的高清智能电子染色技术（I-scan）。

1.NBI

窄带成像技术是利用窄带光波的成像技术，其原理是使用窄带光（415nm的蓝光、540nm的绿光）进行成像观察，只有窄带波段的蓝光和绿光可通过NBI滤片，生成NBI图像，更好地显示黏膜血管及黏膜表面微结构，有助于微小病变发现及对肿瘤性质的判断。

常规的电子内镜采用的是广谱滤光片，允许400~700nm的红、绿、蓝三色可见光（R/G/B）透过，图像真实清晰，能够展现黏膜的自然原色。这种"白光"的宽带波照射到组织上大部分光波被吸收或发生散射，仅小部分光波发生反射起到成像的作用。一般情况下，光波越长，其穿透性越好，反射越少。图像的清晰度与反射光的多少有关，波长缩短后，穿透深度变浅，反射增多，图像就会变得越清晰。除此之外，光谱的吸收、反射受组织结构与血流的影响，光波照射到组织表面后部分发生反射，非反射光进入组织中被血管内的血红蛋白吸收。血红蛋白对蓝光及绿光有很强的吸收，因而能够显著强调血管，使黏膜内的血管分布情况容易识别。蓝色光谱（峰值415nm，宽度30nm，穿透深度170μm）的短波长光对黏膜表面的浅表网状微血管显示效果非常好，绿色光谱（峰值540nm，宽度20nm，穿透深度为220μm）的中间波长光能较好的显示中间层血管，而红色光谱（峰值600nm，宽度20nm，穿透深度280μm）的长波能够穿透更深的组织，使大血管与周围临近组织产生色彩对比度，适合更大、更深的黏膜下层的集合血管形态的显示。

日本的奥林巴斯（Olympus）公司利用这一成像原理，在2005年推出一种新的内镜光源成像系统，即窄带成像（NBI）。常规内镜在顺次式的R/G/B图像系统中，氙气白光源照射前端插入一种干涉波段的盘状R/G/B滤光器，使投射光在全光谱的范围内，NBI内镜是在顺次式的R/G/B的投像系统中采用特殊的窄带谱滤光片，使内镜成像特点产生新的变化。窄化后的波谱范围为（415±30）nm、（540±30）nm，使得黏膜对于蓝色光谱的吸收率增加，黏膜表浅血管网呈现出棕褐色，较深层次的微血管对绿色光谱的吸收率增加使得血管呈现出蓝绿色。因此，NBI内镜能够强化显示黏膜表浅微血管形态和微表面结构，并提高成像对比度，从而有助于内镜检查时发现早期肿瘤性病变（图2-3-19）。

2.FICE、LCI、BLI

FICE、LCI、BLI均是富士能公司（Fujifilm，Japan）开发的电子染色功能。

FICE是一种基于图像后处理的电子染色技术，它通过将普通电子内镜彩色图像分解为多个不同波长的分光图像，再选取红、绿、蓝三个波长图像进行组合，重建得到的FICE图像，有针对性地对组织黏膜微结构及微血管进行图像增强从而达到识别和诊断病变的目的。

BLI是通过激光光源中的"滤光板"选择出特定的短波长光（410nm），与全光谱白光成像同时作用于黏膜表面，实现窄带光观察，同时保有观察视野明亮度。BLI-bright是在此基础上略增加白光成分，通过平衡分配窄带波观察用激光和白光观察用激光，以获取较高的血管对比度及亮度，视野更加明亮而更适合观察较远视野的病变（图2-3-20 A、B）。

LCI的原理为通过激光光源中的"滤光板"选择出特定的短波长光（410nm），与全光谱白光成像同时作用于黏膜表面，即在BLI-bright的基础上加入红色信号，使黏膜颜色对比度增强，识别黏膜颜色微小色差，显现出"红色更红，白色更白"的效果。此外肠液在传统窄带光模式下呈现出血红色，会影响病变的观察，在LCI模式下，肠液呈现出淡黄色，可有效降低肠液、粪水对病变观察的干扰，有利于提高结肠微小腺瘤、扁平腺瘤、无蒂锯齿状病变及凹陷性病变的检出率（图2-3-20 C）。

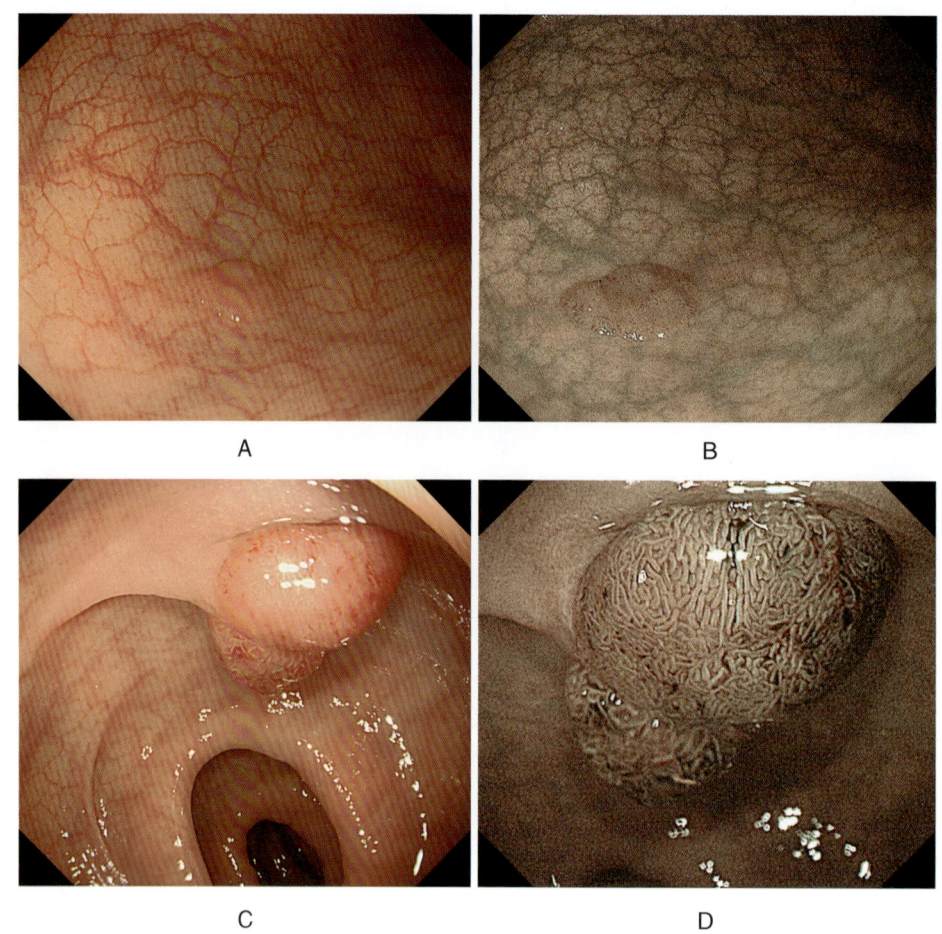

图 2-3-19 结肠腺瘤的 NBI 下观察

A. 白光内镜下的结肠 0-Ⅱa 型小腺瘤。B.NBI 下观察。C. 白光内镜下的结肠 0-Isp 型腺瘤。D.NBI 下观察

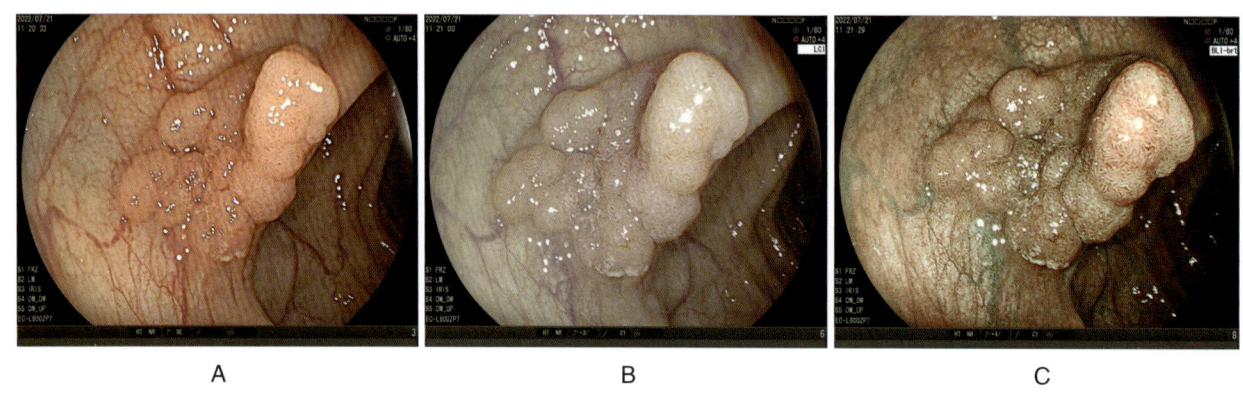

图 2-3-20 结肠 LST 电子染色观察

A. 白光内镜下的升结肠颗粒型侧向发育型肿瘤（LST-G）。B.LCI。C.BLI-bright

在溃疡性结肠炎的诊断上，LCI 更具优势，能够使炎症部位色泽更突出，提高了病变与非病变黏膜颜色的差异，更容易观察轻度的黏膜炎症改变。内镜下使用 LCI 分级与组织学评级及 Mayo 评分具有强相关性，在评估 UC 的黏膜愈合、组织学愈合以及 UC 相关肿瘤诊断中具有一定的临床应用价值（图 2-3-21）。

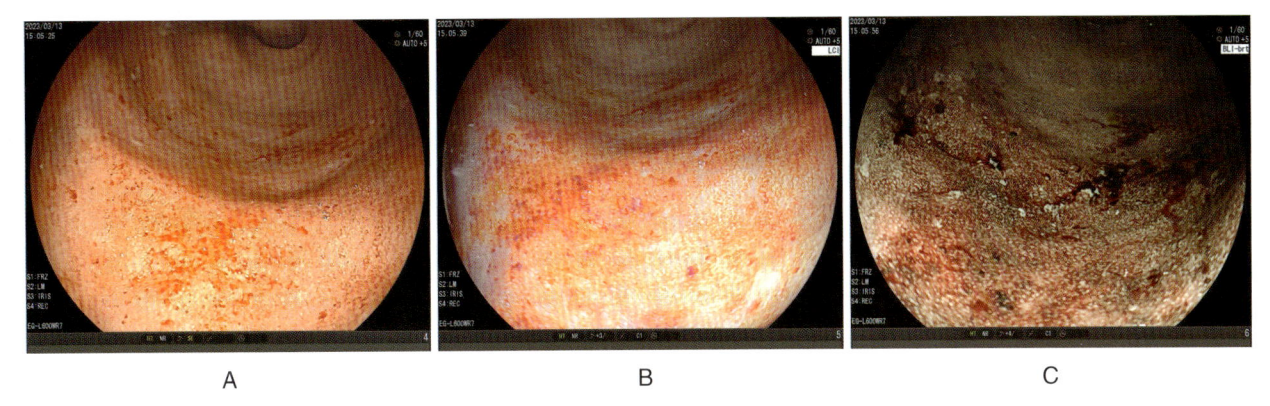

图 2-3-21 活动期溃疡性结肠炎电子染色观察
A.白光内镜下表现。B. LCI。C.BLI

3.I-scan

I-scan 包括 4 种增强模式：对比增强（contrast enhancement，CE）、表层增强（surface enhancement，SE）、色调增强（tone enhancement，TE）、光学增强（optical enhancement，OE）。前三种工作模式是基于图像后处理的方式，可以同时应用其中一种或多种增强模式，而第四种工作模式 OE 是基于窄带成像原理。CE 和 SE 是基本功能，都有低、中、高 3 个增强级别可以切换，级别越高，图像噪点也会随之增加。TE 包括 6 种观察模式：TE-p 腺管开口模式、TE-v 血管模式、TE-b Barrett 食管模式、TE-e 食管模式、TE-g 胃模式、TE-c 肠道模式。当需要对病变仔细观察时，可根据病变位置及性质不同选择对应的观察模式。

OE 即光学增强模式，是将滤光片产生的窄带光与图像增强后处理技术相结合，实现比普通白光更高的对比度以清晰显示血管、表面微结构等病变细节，为诊断和治疗提供依据。OE 共有两种模式可供切换：Modle 1 是对黏膜和血管进行强调；Modle 2 是在保持第一种模式的基础上增加了红光，提高了基础透光率并达到最大的光亮度（图 2-3-22）。

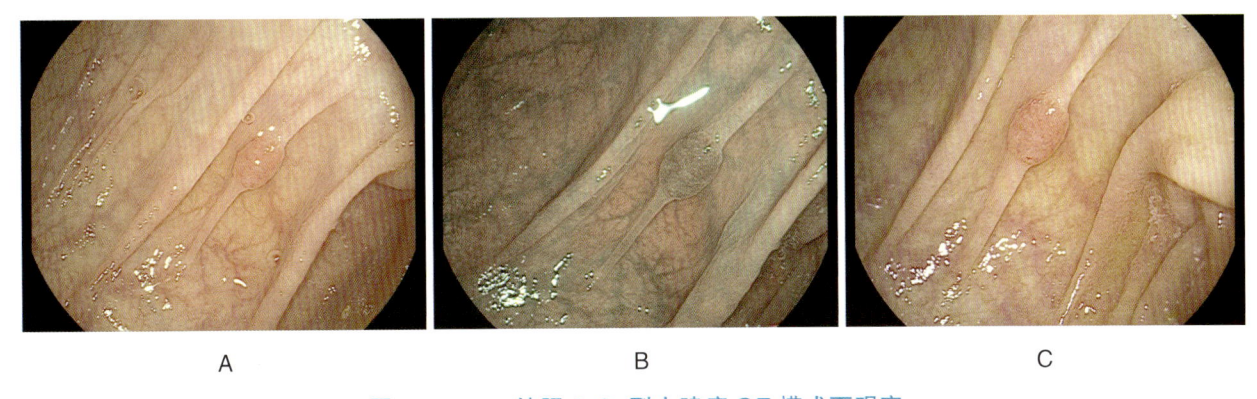

图 2-3-22 结肠 0-Is 型小腺瘤 OE 模式下观察
A.白光内镜下的结肠 0-Is 型腺瘤。B.OE Modle1 模式下观察。C.OE Modle2 模式下观察

四、放大内镜检查

放大内镜（magnifying endoscopy，ME）是在普通电子内镜基础上增加变焦镜头，通过调节放大镜头，使黏膜光学放大 1.5~150 倍的内镜检查方法，其放大倍数介于肉眼和显微镜之间，能实时发现大肠陷凹开口形态及微血管结构，进而对病变性质进行初步判断。

目前，在临床实践中往往将放大内镜与电子染色内镜及化学染色内镜相结合，能够清晰观察到大肠黏膜陷凹开口形态、排列及微血管走行,提高了对疾病诊断能力,尤其是早期大肠癌的检出率,为内镜下选择合适的治疗方案提供了理论依据及保障。

(一)检查方法

放大结肠镜的插入法与普通结肠镜相同,镜身需充分取直以保证镜身的稳定性及操控性,便于在观察时更好地接近病灶。在放大观察前,需充分清洗病变部位残留气泡、粪水及黏液,建议在病变高位侧正常黏膜处进行冲洗,适当调整水流速率,轻柔冲洗,利用水流重力自然流向病灶处冲洗病灶,避免直接对准病灶进行强力冲洗而造成出血影响病变观察。当出现病变区域出血时,可于冲洗水中滴入几滴肾上腺素,有时可达到良好的止血作用,当出血不止时,可在冲洗后立即观察摄图以确保留下有价值的图片。在变焦放大观察时,必须掌控镜头先端部与黏膜间的距离,一般最适合距离为2mm。通常将病灶调整到画面的中央或约6点钟方向,不要迅速增加放大倍率,而是逐级增加,并且逐步接近病变,使之正好对上焦距。在病变部位位于结肠瓣膜后方或切线位时,首先尝试调整空气量及变换体位,寻找容易观察病变的位置,如仍无法充分观察病灶,可借助无创喷洒管抵住病变周围黏膜,设法将病变正面暴露,如仍无法获取正面观,在确保操作安全的前提下,可尝试翻转内镜操作。

(二)临床应用

1. 提高对结肠微小病变、褪色调和凹陷性病变的识别和诊断

普通白光内镜在检查过程中,内镜医生需要特别注意大肠黏膜发红、退色调改变、血管网消失、自发性出血、肠壁轻度变形、黏膜凹陷、黏膜白斑等异常情况。与隆起性病变相比,上述病变更难以发现,尤其小于5mm的微腺瘤、褪色调改变的锯齿状病变及0-Ⅱc型黏膜病变,更容易漏诊(图2-3-23)。

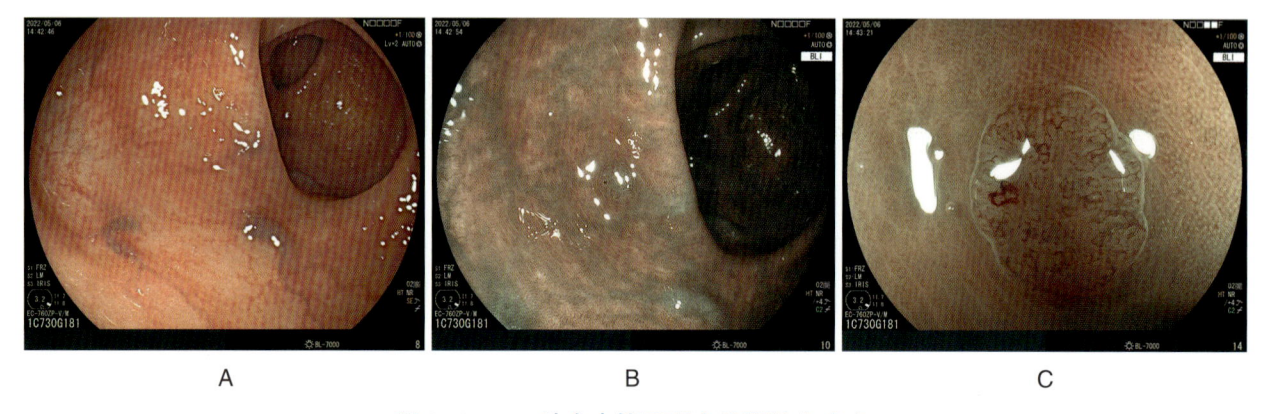

图 2-3-23 放大内镜下观察结肠微小腺瘤
A.白光内镜下的0-Ⅱa型结肠微小腺瘤。B.BLI模式下观察。C.BLI加放大内镜下观察病变细节

根据组织学表现,大肠0-Ⅱc型病变及色泽发白、好发于右半结肠的无蒂锯齿状病变(sessile serrated lesion,SSL)较隆起型病变更易发生恶性转化,且在发现时就有可能已经发生癌变甚至黏膜下深浸润。这类病变因直径较小,白光下与周围黏膜的对比度不高,当肠道清洁度不够,或因体位原因病变被残留粪液遮盖,吸引及冲洗不充分时,更容易发生漏诊,增加进展期结肠癌的发生率,因此如何提高该类病灶的检出率是目前内镜医生高度关注的临床问题之一。

放大内镜结合电子染色技术不仅能更加敏锐地发现色差更小的黏膜病变,还能通过近距离的正、侧面,中等距离或远距离观察,了解病变的肉眼形态、发育样式、局部形状和范围,必要时结合化

学染色技术对病变表面的微小构造、陷凹开口及血管形态进行具体分型，如 PP 分型、Jnet 分型、CP 分型等；也可在不做黏膜活检的条件下对病变是否为肿瘤性病变，是否已发生癌变，以及病变浸润程度做出初步判断，协助对早期大肠肿瘤治疗方法的选择。

2. 对非颗粒型侧向发育型肿瘤的诊断价值

一些结肠平坦型或轻度凹陷型病变在白光内镜仅仅表现为黏膜局限性的色泽变化，如发红、局部出血或黏膜下血管网消失，这往往与进镜时镜身对肠道黏膜的摩擦刺激产生的发红水肿难以鉴别，例如非颗粒型侧向发育型肿瘤，因病变高度差及色泽与周围黏膜相差无几，普通白光内镜下极易漏诊。非颗粒型侧向发育型肿瘤（LST-NG）表面无颗粒，呈扁平样改变，周边常呈伪足样向四周突出，外观类似于花瓣状，部分中央区域可见凹陷。从形态上 LST-NG 分为平坦隆起型（LST-NG-F）和假凹陷型（LST-PD），相比于颗粒型 LST 具有高度的恶性潜能，且更易在早期发生黏膜下浸润，其中 LST-NG-PD 的癌变率占 40% 以上，≥3cm 半数属于黏膜下癌，借助放大及染色内镜能够清晰显示病变范围，并在此基础上结合 PP 分型、Jnet 分型、CP 分型对病变性质进一步做出判断，从而选择适合的手术方案（图 2-3-24、2-3-25）。

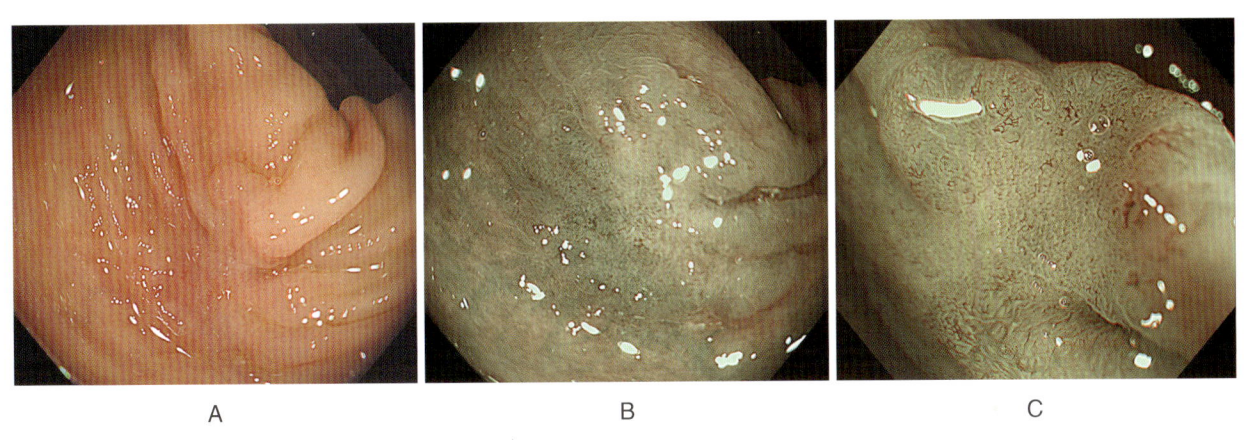

图 2-3-24　放大内镜观察结肠 LST-NG-F
A. 白光内镜。B.NBI 下观察。C.NBI 加放大内镜下观察

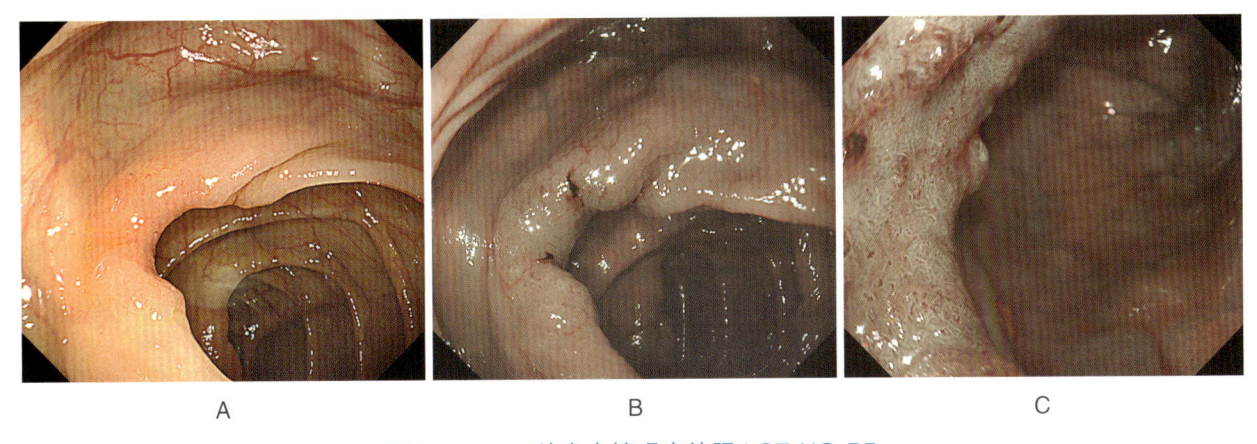

图 2-3-25　放大内镜观察结肠 LST-NG-PD
A. 白光内镜。B.NBI 下观察。C.NBI 加放大内镜下观察

3. 对溃疡性结肠炎的诊断作用

目前对溃疡性结肠炎的诊断主要依据普通白光内镜检查。由于溃疡性结肠炎的黏膜病变及溃疡形态复杂多样，黏膜活检又缺乏特异表现，部分病例在肠镜下与急性感染、淋巴瘤、自身免疫性肠

炎难以鉴别。此外溃疡性结肠炎发生的异型增生形态大多扁平，周围黏膜多伴有水肿、充血、糜烂或瘢痕改变，早期诊断有一定的困难，通过分段随机活检来筛查异型增生或癌变的漏诊率高且严重耗费了卫生资源，而借助放大及染色内镜不仅提高了病变视野的清晰度，且有利于检出异型增生，使异型增生的检出率较白光内镜增加了6%，目前以此为基础的靶向活检技术已成为筛查溃疡性结肠炎异型增生的首选方法。

五、微结构及毛细血管分型

（一）pit pattern 分型

正常大肠是没有绒毛状结构的，在黏膜固有层有无数深的管状腺凹，腺凹形状类似于试管样结构，排列规则，而腺凹中央的开口部分就是所谓的 pit。陷凹的开口随着周围黏膜形态的变化而产生各种各样的变化，根据这种形态学的变化来诊断肿瘤与非肿瘤、癌或非癌，并进一步对癌的浸润深度进行判断的诊断方法称之为 pit pattern，也叫做工藤分型或 Kudo 分型，是最早应用于大肠黏膜病变内镜诊断的分类方法，也是目前对复杂病变判断准确率最高的分类方法。由日本工藤进英教授在1990年提出，2004年在日本箱根专题学术会议上对其中的 V 型 pit 统一了分类，分为 Vi 及 Vn 型，目前沿用至今。Pit pattern 分型是基于色素内镜及放大内镜观察大肠黏膜腺管开口形态变化的分类方法，共分为 I~V 型，其中 V 型又分为 Vi 和 Vn。

I 型对应的正常或炎性腺管见于正常大肠黏膜或大肠炎症性改变，从腺凹表面观察通常为圆形或类圆形，组织学上表现为分布均匀的单一管状结构。离体标本经处理后分离单个腺管在扫描电镜下观察它的三维立体结构发现，I 型腺管表现为表面光滑的试管状，没有分支或结节（图2-3-26）。

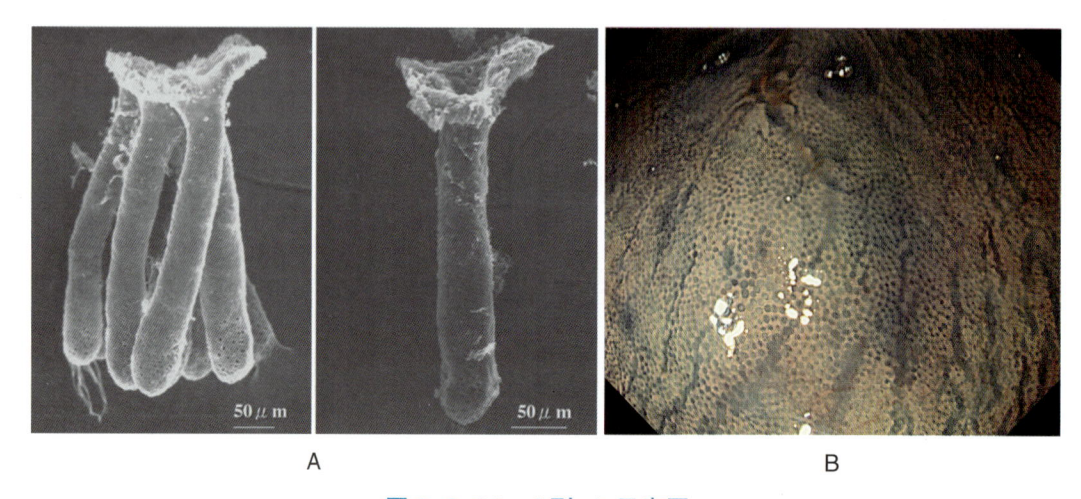

图 2-3-26　I 型 pit 示意图

A. I 型 pit 三维立体结构。B. 靛胭脂染色观察正常大肠腺凹开口［图 A 引自 Tamura S, Furuya Y, Tadokoro T, et al. Pit pattern and three-dimensional configuration of isolated crypts from the patients with colorectal neoplasm. J of Gastroenterology, 2002, 37（10），798-806.］

II 型对应的增生性腺管常见于增生性息肉。当黏膜组织增生后，病理学上 pit 会形成锯齿状改变，从水平断面可观察到类似星星一样的星芒状结构。组织学上因肠上皮细胞缺乏、核肿大、细胞密度增加、核排列紊乱等特征性的肿瘤腺管样改变，仅仅表现为腺管向内腔凸起呈现锯齿状，并且密集增生。三维立体结构表现为腺颈部宽大、腺底部纤细的倒三角状，或者从腺体底部开始形成分支，但腺体表面是光滑的，没有结节（图2-3-27）。

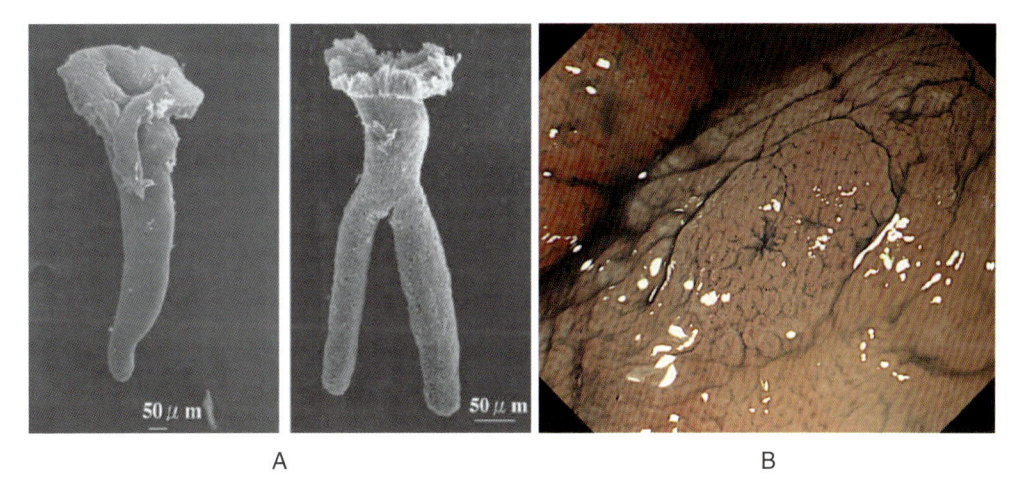

图 2-3-27　Ⅱ型 pit 示意图

A. Ⅱ型 pit 三维立体结构。B. 靛胭脂染色观察增生性息肉腺管开口［图 A 引自 Tamura S, Furuya Y, Tadokoro T, et al. Pit pattern and three-dimensional configuration of isolated crypts from the patients with colorectal neoplasm. J of Gastroenterology, 2002, 37（10）, 798-806.］

ⅢL 型对应的肿瘤性腺管常见于管状腺瘤。当形成肿瘤性病变后，上皮出现腺管与腺管相互融合，大小不等。组织学上表现为具有管状结构的腺管密集增生，腺管开口拉长但没有明显分支。三维立体结构呈现出倒三角状、舌状，表面凹凸明显，并且有小结节样改变（图 2-3-28）。

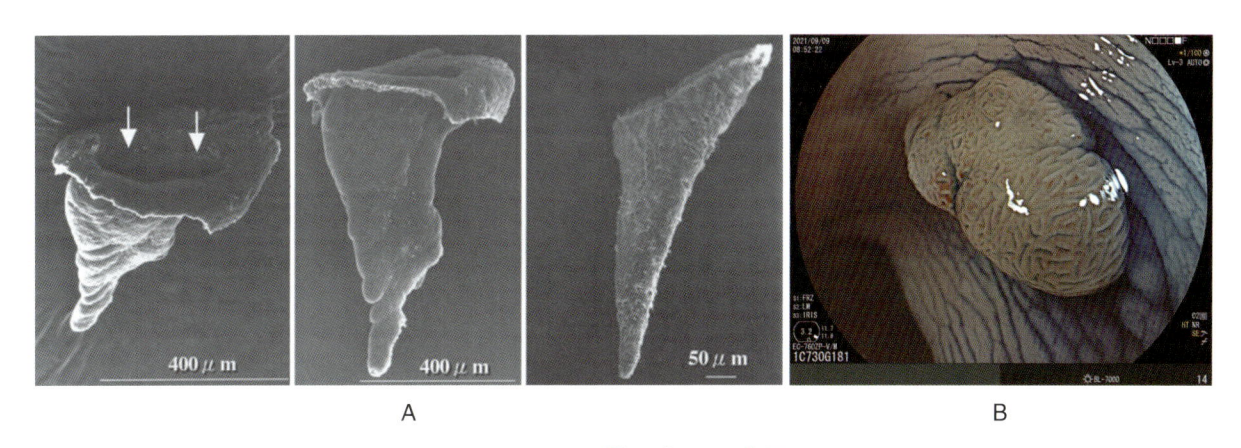

图 2-3-28　ⅢL 型 pit 示意图

A. ⅢL 型 pit 三维立体结构。B. 靛胭脂染色观察管状腺瘤腺管开口［图 A 引自 Tamura S, Furuya Y, Tadokoro T, et al, Pit pattern and three-dimensional configuration of isolated crypts from the patients with colorectal neoplasm. J of Gastroenterology, 2002, 37（10）, 798-806.］

Ⅲs 型对应的肿瘤性腺管常见于表面凹陷型肿瘤，由全层范围出现的短的单一腺管向黏膜肌层垂直延伸，内镜下呈现出比正常腺管开口小的 pit 密集分布，且易向 Ⅴn 型 pit 转化。在普通白光内镜下Ⅲs 型 pit 很难观察，易被误认为无构造 pit，需要结合放大及染色内镜综合判断。三维立体结构为没有分支和结节的单一腺管，腺底部头端较细并且呈弯曲状（图 2-3-29）。

Ⅳ型对应的肿瘤性腺管常见于 0-Ip、Isp、Is 等较大的隆起，呈现为沟纹状、树枝状、脑回状 pit。由于上皮形成的绒毛状增殖使得腺凹变得非常模糊，从表面很难观察到腺凹开口，看到的实际是绒毛与绒毛之间的缝隙（或沟槽），普通白光内镜就能轻易观察到。三维立体结构呈现出腺管开口进一步拉长并伴有分支，腺管表面粗糙并伴有很多结节（图 2-3-30）。

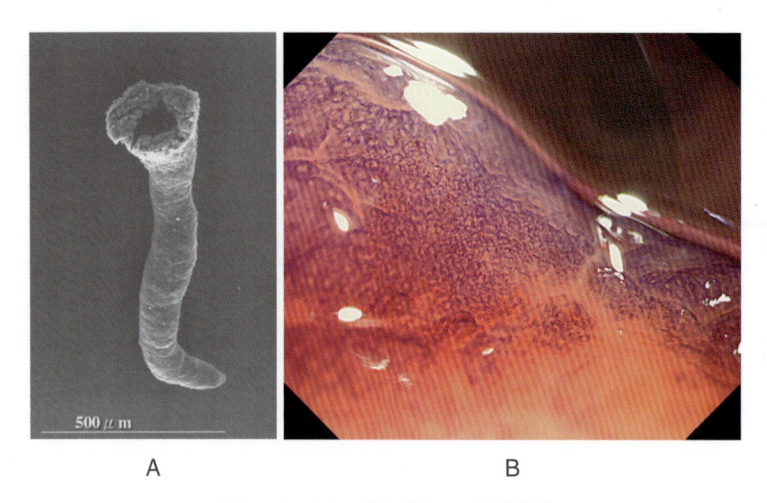

图 2-3-29　Ⅲs 型 pit 示意图

A. Ⅲs 型 pit 三维立体结构。B. 结晶紫染色观察黏膜内癌腺管开口［图 A 引自 Tamura S, Furuya Y, Tadokoro T, et al. Pit pattern and three-dimensional configuration of isolated crypts from the patients with colorectal neoplasm. J of Gastroenterology, 2002, 37（10），798-806.］

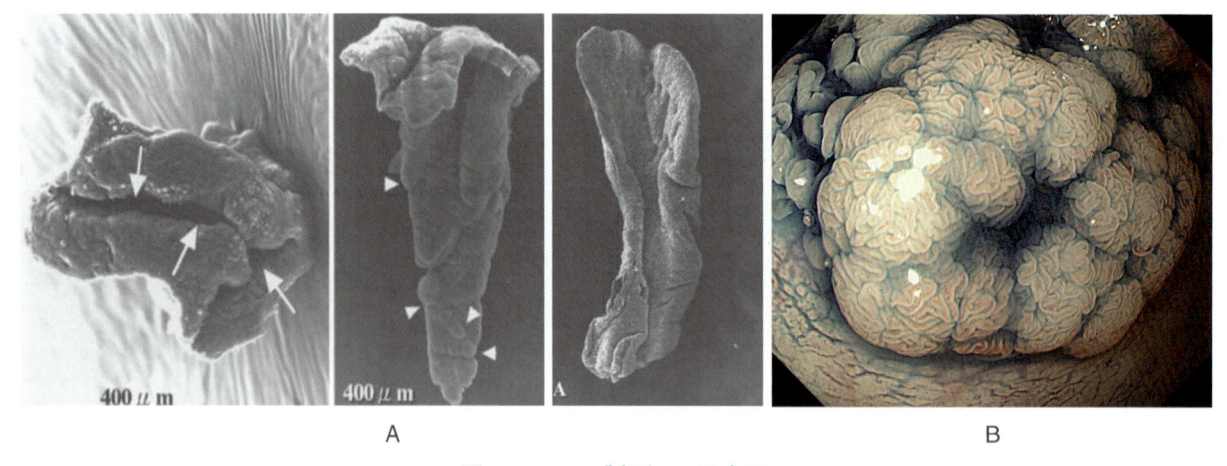

图 2-3-30　Ⅳ型 pit 示意图

A. Ⅳ型 pit 三维立体结构。B. 靛胭脂观察绒毛管状腺瘤腺管开口［图 A 引自 Tamura S, Furuya Y, Tadokoro T, et al. Pit pattern and three-dimensional configuration of isolated crypts from the patients with colorectal neoplasm. J of Gastroenterology, 2002, 37（10），798-806.］

Vi 型对应的癌性腺管常见于保留了部分组织构造的 M 癌或 SM（黏膜下层）微小浸润癌。内镜下可观察到大小不等或非对称分布的 pit 或 pit 出现异常分支，并且排列混乱。三维立体结构呈现由各种形态奇怪的腺管集合而成，缺乏统一性（图 2-3-31）。

Vn 型对应的癌性腺管见于癌组织向 SM 深浸润。随着癌腺管从黏膜层向黏膜下层浸润，黏膜层构造被破坏，漏出的黏膜下层部分呈现出明显的间质反应（desmopastic reaction，DR），表面的腺管开口基本观察不到，取而代之的是无构造的 pit（图 2-3-32）。

随着对 pit pattern 不断地研究进展，后来出现了一些新的 pit pattern 亚型，如 2005 年工藤班会议上对 Vi 型 pit 进行了分类，即 Vi 轻度不整（Vi-L）和 Vi 高度不整（Vi-H）。Vi 轻度不整指由大小不同，排列无序的Ⅲ L/Ⅲ s/Ⅳ型 pit 组成（图 2-3-33 A），在此基础上如出现腺腔边缘不整、轮廓不清、内腔狭小或 SA（Stromal area）染色低下或消失、Scratch sigh（抓痕征）时则为 Vi 高度不整，常提示癌组织向 SM 深浸润（图 2-3-33 B）。

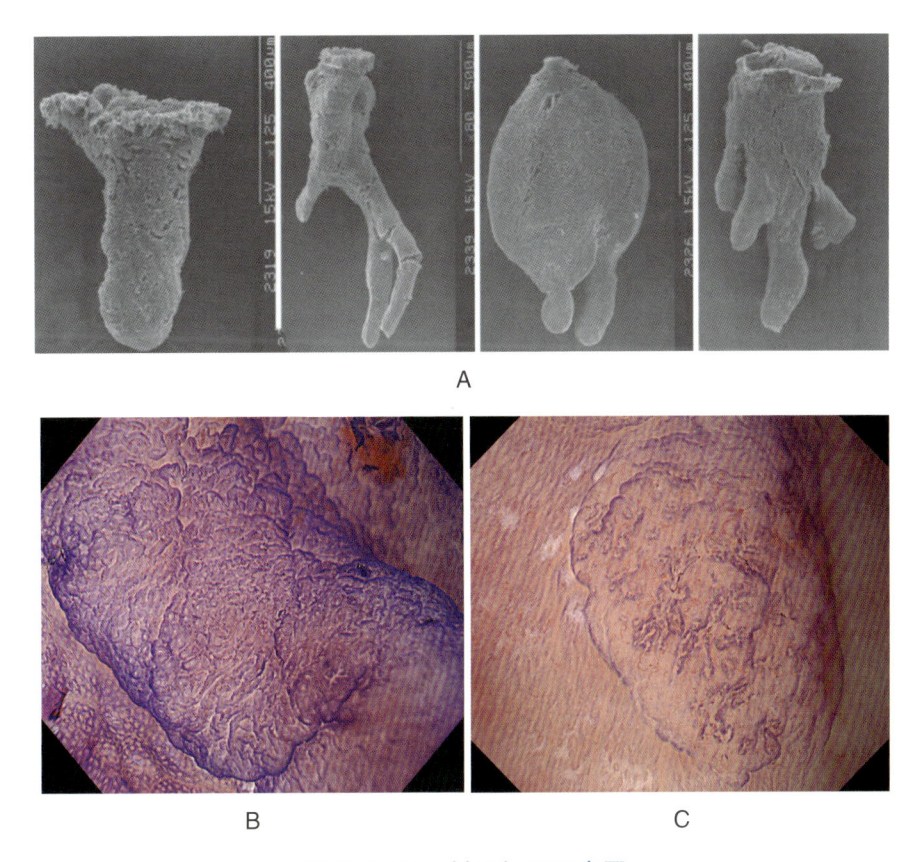

图 2-3-31　Vi 型 pit 示意图

A.V 型 pit 三维立体示意图。B、C. 结晶紫染色观察腺管开口呈 Vi 型［图 A 引自 Tamura S, Furuya Y, Tadokoro T, et al. Pit pattern and three-dimensional configuration of isolated crypts from the patients with colorectal neoplasm. J of Gastroenterology, 2002, 37（10），798-806.］

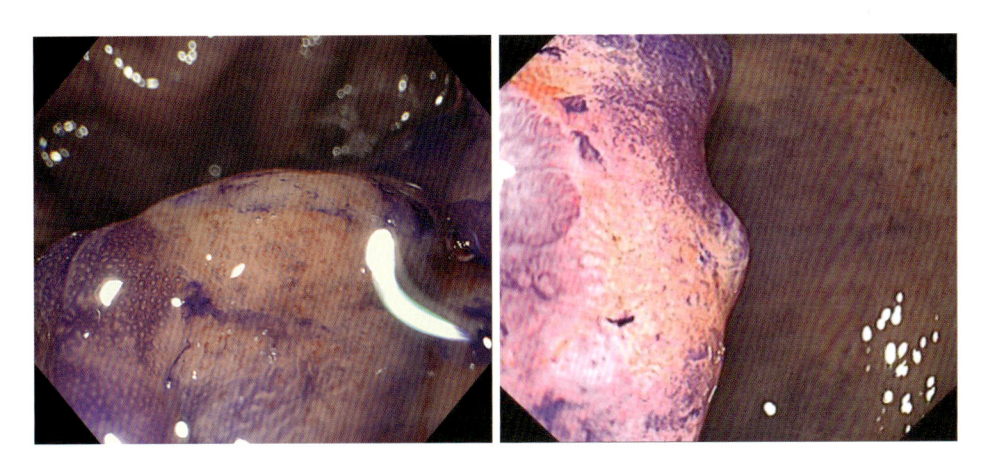

图 2-3-32　Vn 型 pit

A. 结晶紫染色观察 0-Is 型病变腺凹开口。B. 结晶紫染色观察 0-Ⅱa＋Ⅱc 型病变腺管开口

Ⅱ-O 型 pit 是腺管开口在Ⅱ型 pit 基础上出现开口扩大，呈类圆形，是由于腺体分泌的黏液在腺腔内集聚导致腺管开口扩大，常见于大肠无蒂锯齿状病变（SSL）（图 2-3-34）。Ⅲ-H/Ⅳ-H 是在ⅢL 或Ⅳpit 基础上腺凹开口出现了毛刺状的分支，外观上呈现出蕨叶状或松塔状，是传统锯齿状腺瘤（TSA）及表浅锯齿状腺瘤（SuSA）较为特异性的 pit 表现（图 2-3-35）。

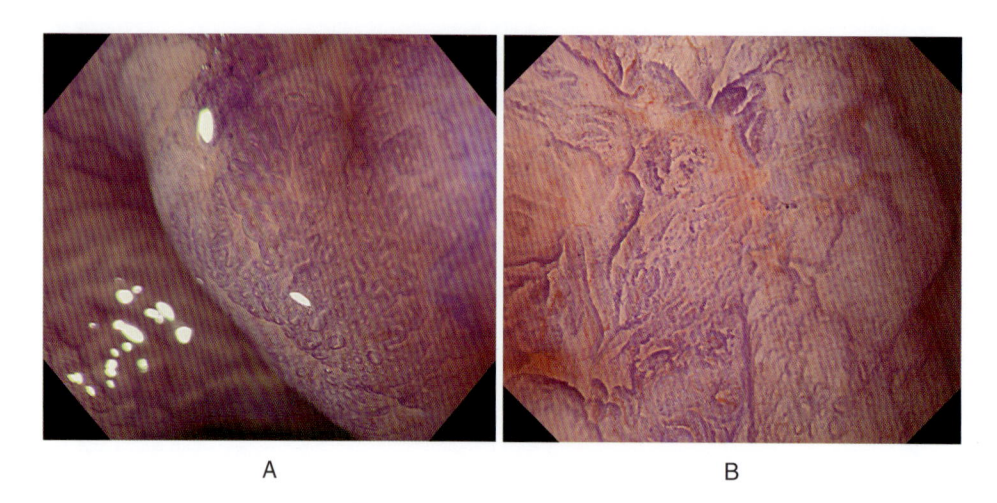

图 2-3-33　Ⅴi 型 pit 亚型
A.结晶紫染色观察腺管开口呈 Vi-L。B.结晶紫染色观察腺管开口呈 Vi-H

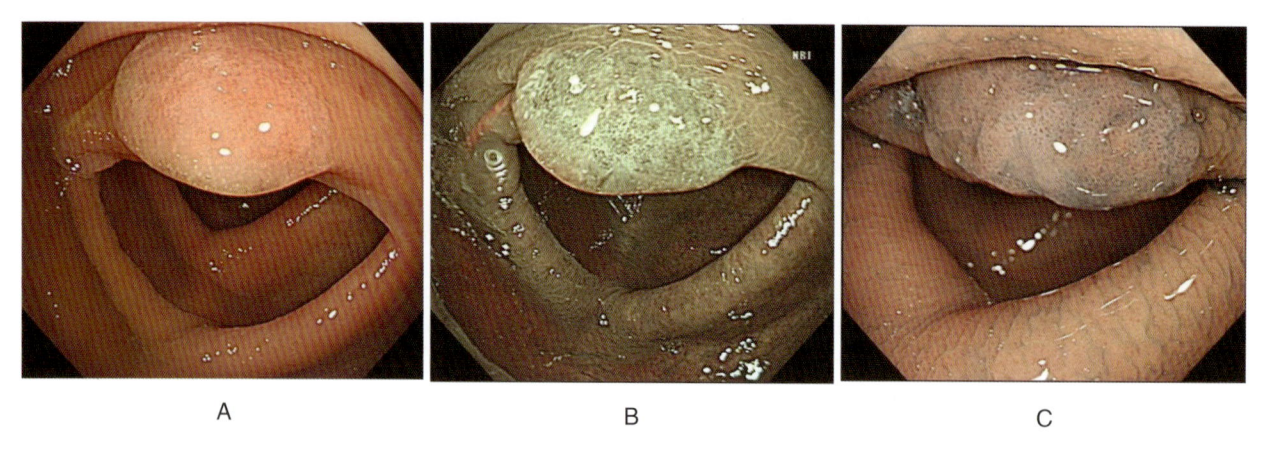

图 2-3-34　升结肠 SSL
A.升结肠可见一 0-Ⅱa 型隆起，边界不清，表面成云雾样外观。B.NBI 下观察可见病变区域呈茶褐色，并可见黑色或白色点状开口。C.靛胭脂染色病变边界清晰，放大内镜下观察可见腺管开口呈Ⅱ-O 型

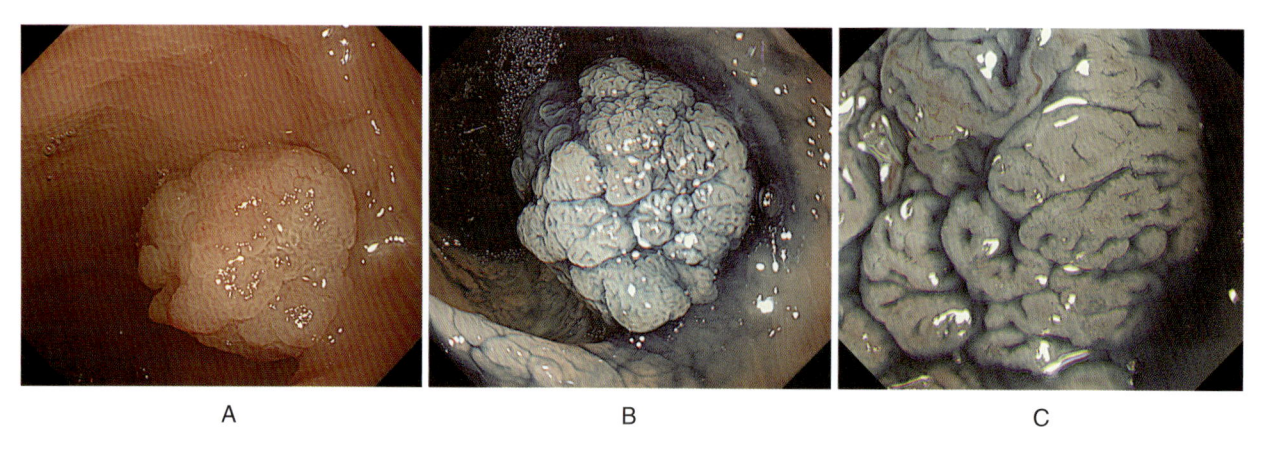

图 2-3-35　乙状结肠 SuSA
A.白光内镜下乙状结肠 0-Ⅰs 型褪色调病变。B.靛胭脂染色观察腺凹开口呈Ⅲ L。C.放大内镜下可见局部Ⅲ-H 型腺凹开口（红色圆圈内可见棒状腺凹开口周边细小毛刺状分支）

(二) Sano 分型

在大肠非癌向癌的转变过程中，腺管周围的网格状毛细血管（MCV）密度逐渐增加，并且血管形态、管径及分布出现异常。随着 NBI 技术的介入，同时借助放大内镜可以更加凸显出血管形态变化。2006 年左野（Sano）教授等人首次报道了以腺体毛细血管形态变化为观察点的分类方法即 Sano 分型，又称 CP 分型（capilary pattern）。该方法基于 NBI 及放大内镜下观察黏膜表面微血管结构变化的分类方法，共分为 Ⅰ、Ⅱ、Ⅲ 型，其中 Ⅲ 型分为两个亚型即 ⅢA 及 ⅢB 型。

Ⅰ 型对应正常黏膜或增生性息肉。正常大肠黏膜 MCV 不可见或隐约可见；增生性息肉 MCV 密度增加，但血管管径不变（图 2-3-36）。

Ⅱ 型对应腺瘤性息肉。MCV 清晰可见，较正常扩张、延长，NBI 下呈深褐色（图 2-3-37）。

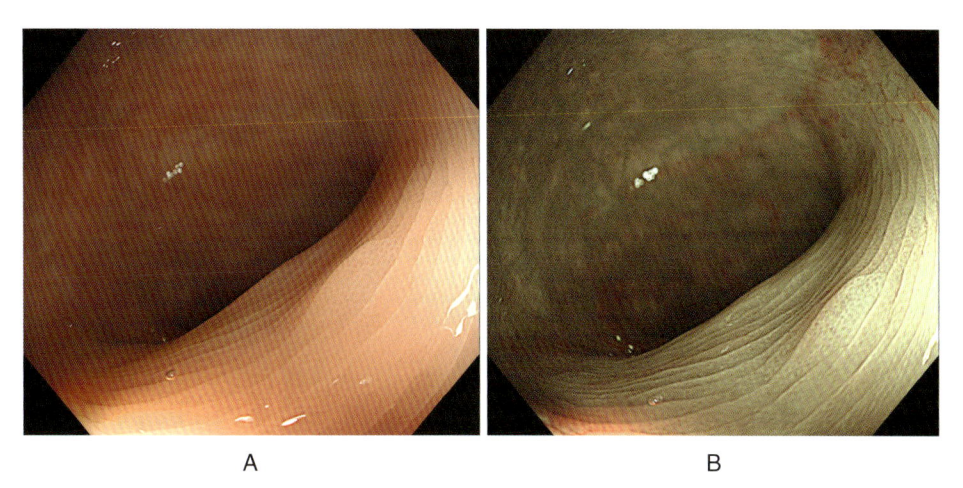

图 2-3-36　Sano 分型 Ⅰ 型
A. 白光内镜下的结肠 0-Ⅱa 型隆起。B. NBI 下 MCV 不可见

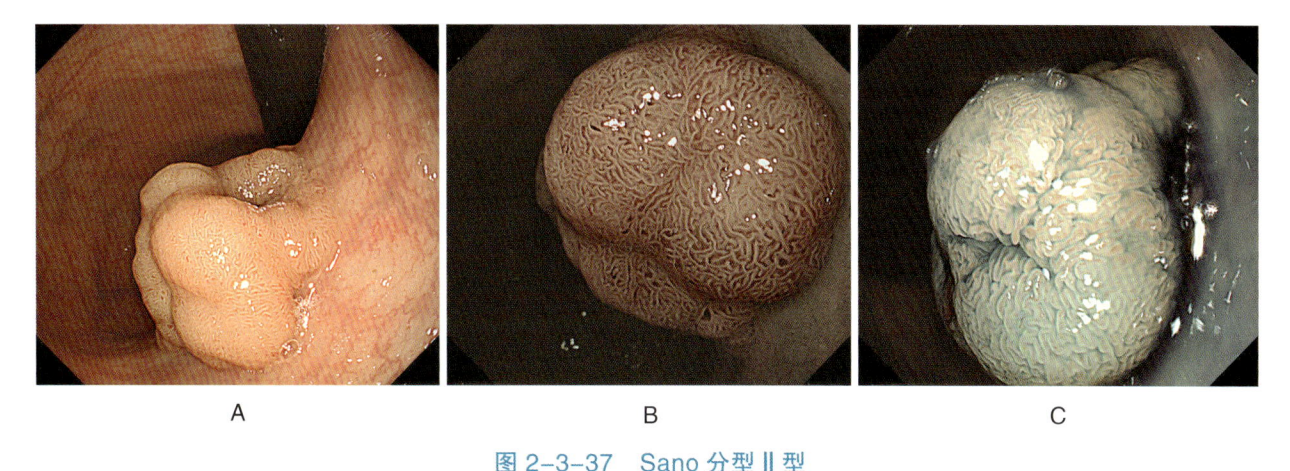

图 2-3-37　Sano 分型 Ⅱ 型
A. 结肠 0-Ⅰs 型隆起白光内镜。B. NBI 下 MCV 清晰可见。C. 靛胭脂染色显示腺凹开口呈 Ⅳ 型

ⅢA 型对应黏膜内癌或 SM 浅浸润癌。MCV 结构紊乱、密度增加；口径不一、出现分支、弯曲或中断（图 2-3-38）。

ⅢB 型对应 SM 深浸润癌。MCV 结构消失，出现无血管区域或少量增粗的异常微血管，病灶与正常组织间有明显的分界（图 2-3-39）。

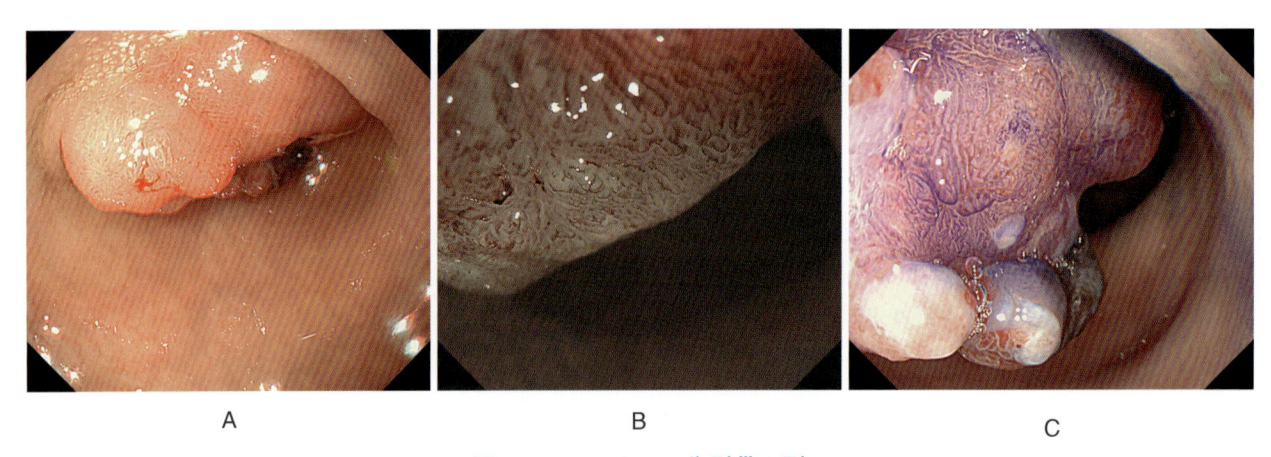

图 2-3-38　Sano 分型ⅢA 型

A. 白光内镜下的结肠 0-Ⅰs＋Ⅱc 型病变。B.NBI 下可见 MCV 紊乱、管径不一。C. 结晶紫染色可见腺凹开口呈Ⅵ型

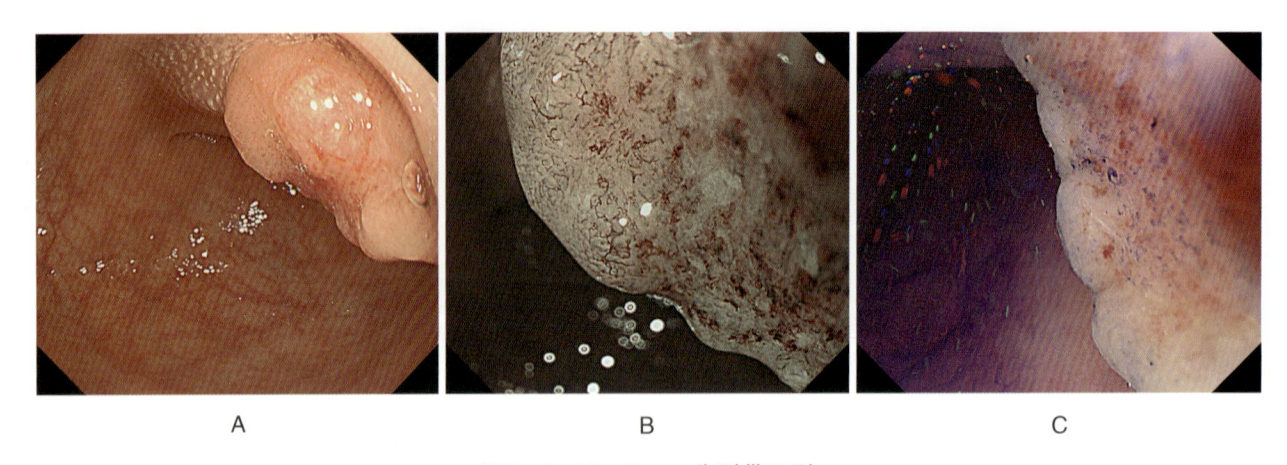

图 2-3-39　Sano 分型ⅢB 型

A. 白光内镜下结肠 0-Ⅱa＋Ⅱc 型隆起。B.NBI 下可见 MCV 稀疏，局部模糊不清。C. 结晶紫染色可见凹陷区域间质外漏，腺凹开口消失

（三）NICE 分型

随着内镜分辨率的不断提高，在不放大的状态下能清晰观察到大肠黏膜表面微血管和微结构，在此情况下，2010 年，日本和欧美的一些专家共同制定了 NBI 国际结直肠镜分型，即 NICE 分型。MICE 分型较大的优势是不需要借助放大内镜，是基于病变表面色泽、血管形态及表面微结构综合判断，在非肿瘤性病变和深度黏膜下浸润癌的诊断中准确率较高，被广泛应用于临床。

NICE 分型是基于普通内镜下，通过 NBI 观察病变色泽、血管及表面微结构变化的分类方法，共分为 1、2、3 型。

1 型对应正常大肠黏膜或增生性息肉。病灶区域色泽同周围黏膜同色或色泽略淡；病变表面缺乏血管或可能仅有孤立的丝状血管；表面微结构呈均匀一致的黑点或白点，或没有明显的结构（图 2-3-40）。

2 型对应的腺瘤、黏膜内癌、黏膜下层浅浸润癌。病灶区域色泽相对背景黏膜偏棕褐色；血管增粗，包绕白区微结构；表面微结构呈卵圆形、管状或分枝状（图 2-3-41）。

3 型对应黏膜下层深浸润癌。色泽相对背景黏膜呈现棕色或深棕色，有时伴有片状白色无结构区域；血管明显扭曲、管径不一或缺失；表面微结构不规则或缺失（图 2-3-42）。

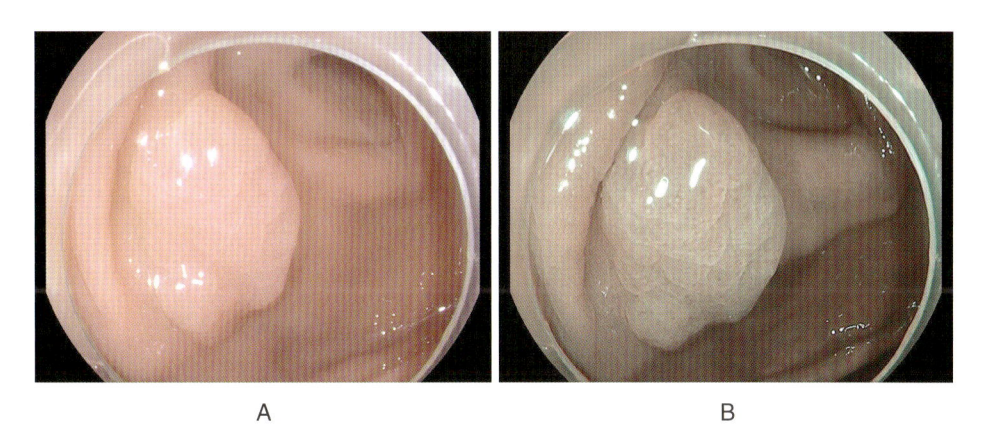

图 2-3-40　NICE 分型 1 型
A.白光内镜下盲肠 0-Ⅱa 型隆起。 B.OE Modle1 模式下观察可见微血管不可见，微表面结构呈黑色或白色点状

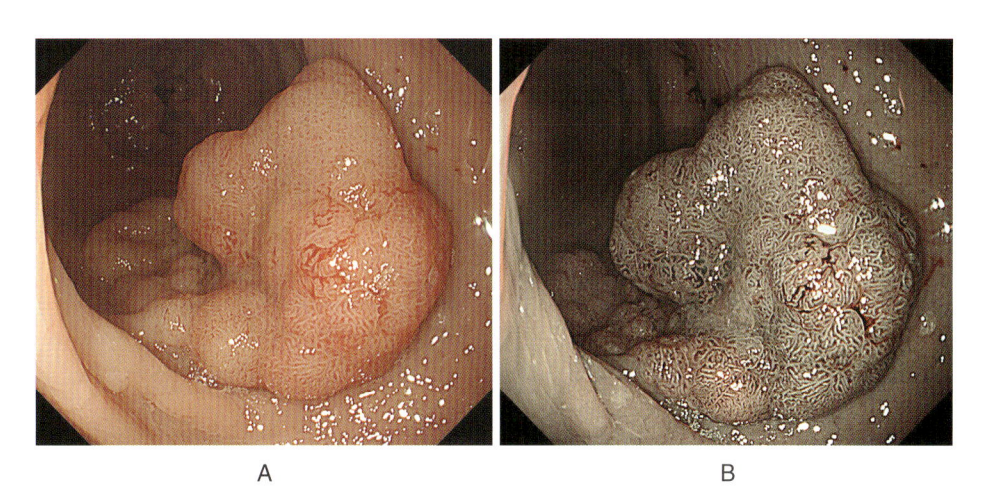

图 2-3-41　NICE 分型 2 型
A.白光内镜下结肠 LST-G。B.NBI 下观察可见微血管增粗，表面结构呈绒毛状

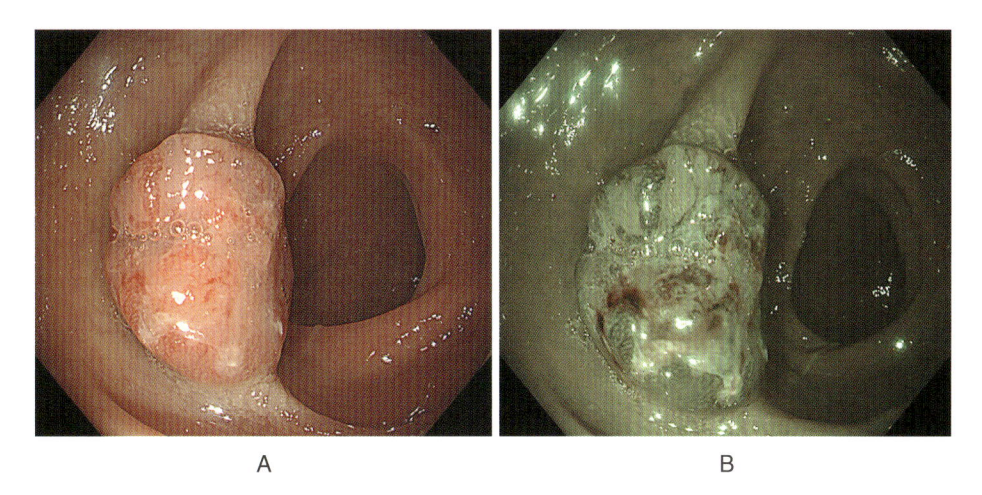

图 2-3-42　NICE 分型 3 型
A.白光内镜下结肠 0-Ⅰs＋Ⅱc 型病变。B.NBI 下观察可见微血管扭曲、增粗，表面结构缺失

NICE 分型因简化了分型系统，将腺瘤和部分早癌合并为 2 型，因此较难区分低级别与高级别上皮内瘤变（黏膜内癌）以及浅层黏膜下浸润癌，一定程度影响了内镜下治疗及外科治疗措施的选择。

（四）Jent 分型

2011 年由日本 6 个研究机构组成的 NBI 专家团队经反复讨论及前瞻性实验研究，于 2015 年提出了首个大肠 NBI 放大内镜所见统一分类方法即 Jnet 分型。

Jnet 分型是基于 NBI 加放大内镜下综合病变表面微结构及血管形态变化的分类方法，共分为 1、2、3 型，NICE 分型中的 2 型借助放大内镜进一步分为 2A 和 2B 型。

1 型对应正常大肠黏膜或增生性息肉/无蒂锯齿状病变。病变表面微血管不可识别；微表面结构呈规则的黑点或白点，与周围黏膜类似（图 2-3-43）。

2A 型对应低级别上皮内瘤变（腺瘤）。病变表面血管呈现出粗细均匀，分布规则的网格状或螺旋状；微表面结构呈规则的管状、树枝状或乳头状（图 2-3-44）。

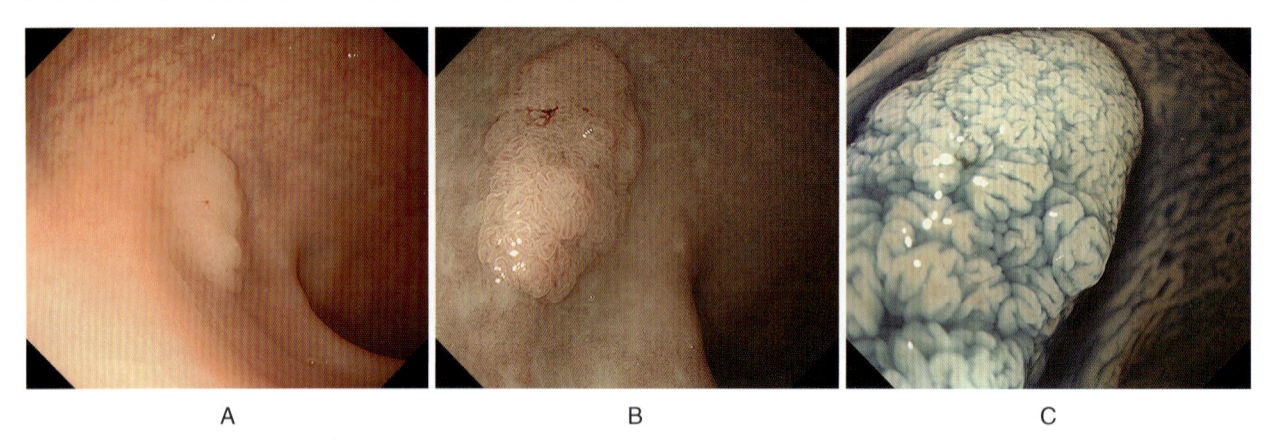

图 2-3-43　Jnet 分型 1 型
A. 白光内镜下乙状结肠 0-Ⅱa 型病变。B. 放大内镜-窄带成像（ME-NBI）下观察病变表面微血管模糊，识别不清。C. 靛胭脂染色可见腺凹开口呈Ⅳ-H 型，病理提示锯齿状病变

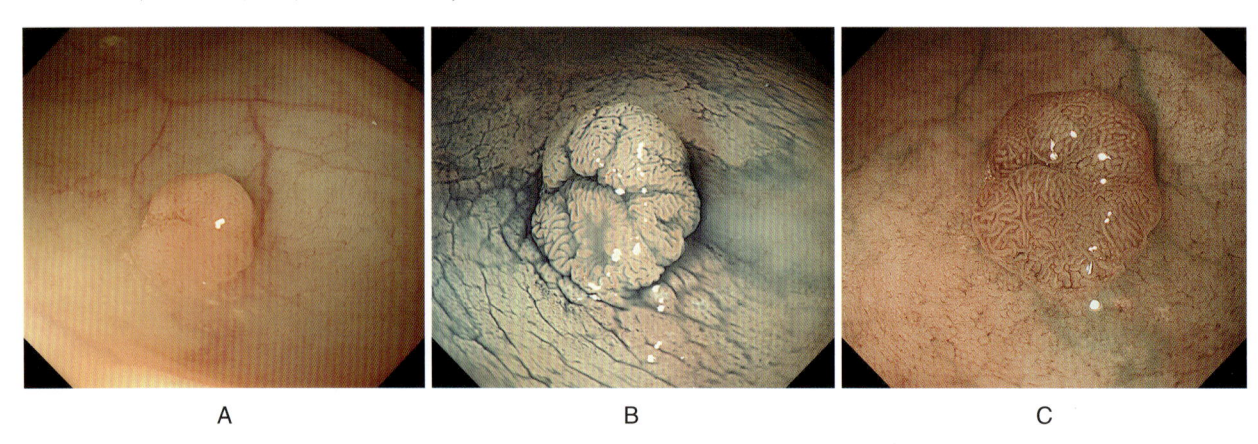

图 2-3-44　Jnet 分型 2A 型
A. 白光内镜下结肠 0-Ⅱa 型病变。B.ME-NBI 下观察病变表面微血管规则呈网格状。C. 靛胭脂染色观察病变表面腺凹开口呈ⅢL 型

2B 型对应高级别上皮内瘤变（黏膜内癌）或黏膜下浅浸润癌。病变表面血管粗细不均，分布不均；表面微结构不规则或不明了（图 2-3-45）。

3 型对应黏膜下深浸润癌。病变表面血管稀疏、增粗或中断；表面微结构出现无构造区域（图 2-3-46）。

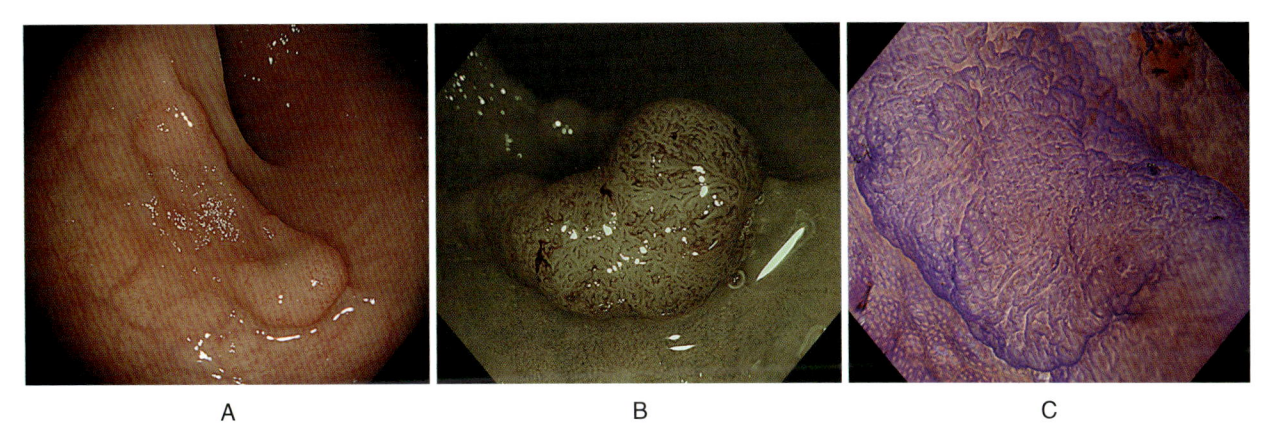

图 2-3-45　Jnet 分型 2B 型

A.白光内镜下结肠 LST。B.ME-NBI 下观察病变局部微血管欠规则，呈破鱼网状。C.结晶紫染色观察病变表面腺凹开口呈Ⅴi型

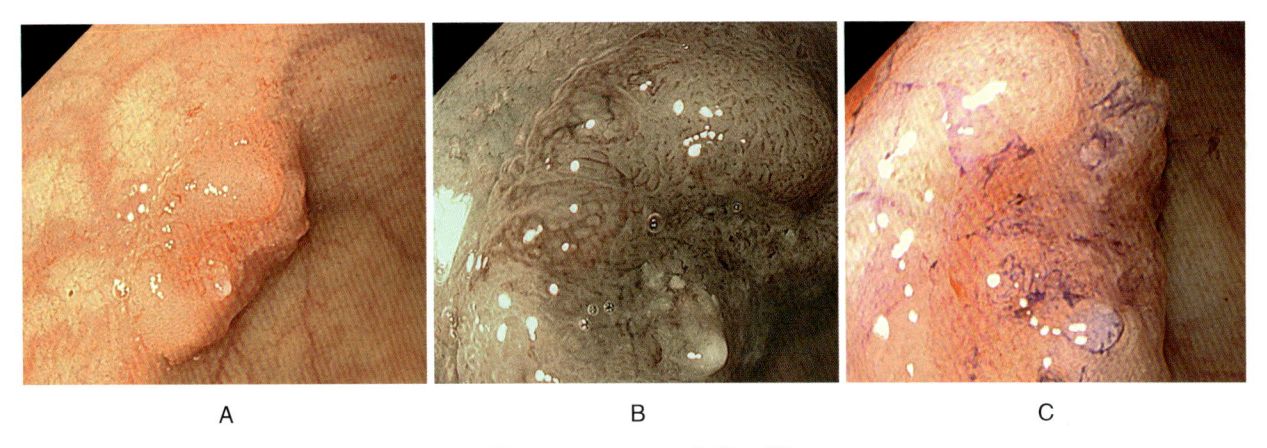

图 2-3-46　Jnet 分型 3 型

A.白光内镜下结肠 0-Ⅱa＋Ⅱc 型病变。B.ME-NBI 下观察病变局部微血管稀疏、断裂。C.结晶紫染色观察病变表面腺凹开口呈 Vn 型

(姜炅)

六、共聚焦激光显微内镜及细胞内镜检查

共聚焦激光显微内镜（confocal laser endomicroscopy，CLE）是一种新兴的内镜检查技术，是将超微型共聚焦激光显微镜与传统内镜相结合，获得 1000 倍的微米级显像，实现对胃肠道黏膜细胞水平甚至亚细胞水平的观察，达到内镜下无创、实时的组织病理诊断的目的，又被称为"光学活检"内镜。其原理是使用低功率激光照射在一个确定的组织平面上，把由针孔聚焦的组织荧光通过计算机系统转化为电子图像，最后生成一个灰度图像。检查前需静脉注射荧光剂，临床常用的为荧光素钠。在正常肠黏膜中，由于上皮细胞排列紧密，荧光剂无法通过黏膜屏障；在炎症性肠病（IBD）中，炎症导致肠道黏膜屏障缺失，荧光剂得以渗漏进组织而显像。有研究表明，CLE 对 IBD 诊断的敏感度和特异度均为 100%，鉴别 UC 和 CD 的灵敏度、特异性分别为 92.3% 和 91.3%。此外 CLE 在区分结直肠恶变倾向息肉方面具有重要价值，同时可评估息肉边缘、浸润深度等（图 2-3-47）。

细胞内镜（endocytoscopy，EC）是一种超高倍放大内镜，放大倍数可大 520 倍，配合染色及窄带成像技术以达到对病灶区域组织、细胞以及微血管的形态学判断，并实现实时活检的目的。一般检查常用的染色方法为 CM 双染法，即 0.05% 的结晶紫和 1% 的亚甲蓝，染色时间持续 1min，可使

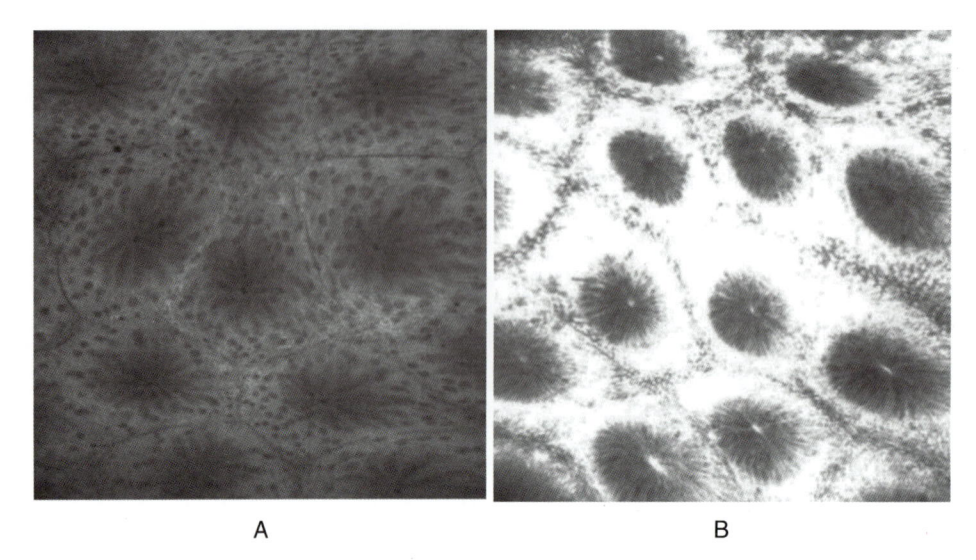

图 2-3-47　共聚焦激光显微内镜检测肠道炎症改变

A. 正常结肠隐窝，管腔内无荧光素。B. 炎症导致肠道黏膜屏障损伤，荧光素从结肠间质渗漏到隐窝腔中［引自 Rasmussen DN, Karstensen JG, Riis LB, et al. Confocal laser endomicroscopy in inflammatory bowel disease—a systematic review. J Crohns Colitis,2015, 9（12）, 1152-1159.］

细胞和细胞核形态充分展现。Kudo 等将 EC 与 NBI 相结合，根据结直肠黏膜表面微血管形态建立了 EC-V 分级系统：EC-V1 对应正常黏膜，微血管形态正常、模糊；EC-V2 对应肿瘤性病变，微血管网密集、清晰；EC-V3 对应浸润性癌，微血管网紊乱、稀疏。该分级系统对于增生性息肉、结直肠癌的准确性分别为 99% 和 88.6%，且与 pit pattern 分型的诊断价值相当（图 2-3-48）。

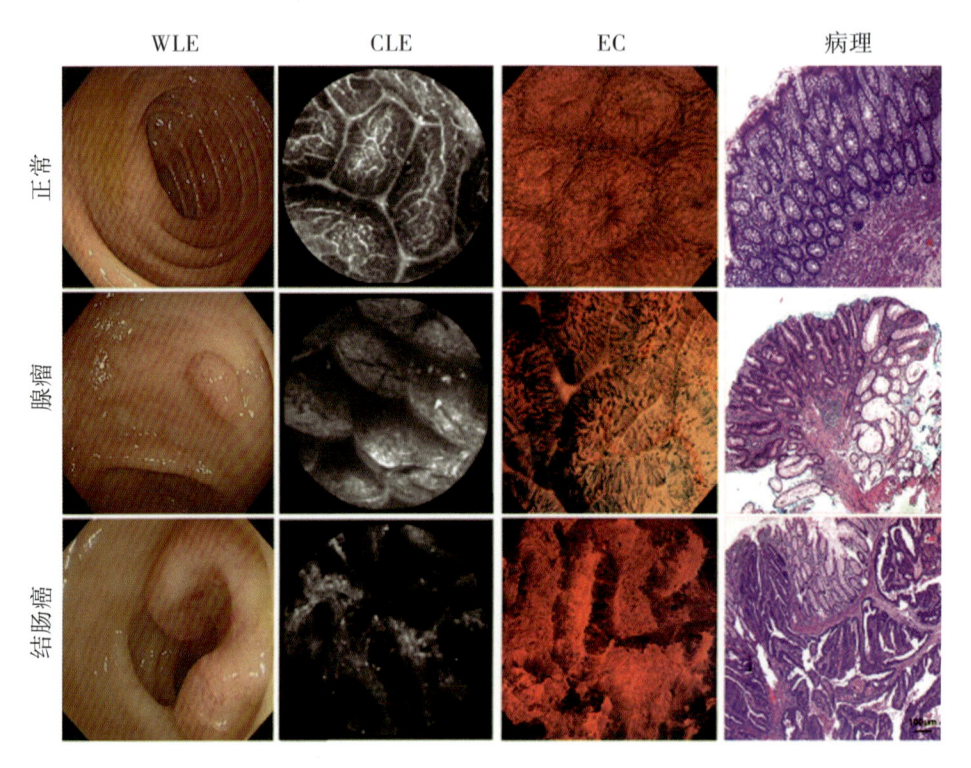

图 2-3-48　正常结肠黏膜、腺瘤及结肠癌在白光内镜（WLE）、CLE 及 EC 的表现及病理对照图

引自 Weijun Wang, Shuxin Tian, Xin Jiang, et al. Molecular imaging of ulex europaeus agglutinin in colorectal cancer using confocal laser endomicroscopy. Frontiers in Oncology, 2021（11）, 792420.

七、超声内镜检查

超声内镜（endoscopic ultrasonography，EUS）通过安装在内镜前端（图2-3-49 A、B）或经由内镜插入的超声探头（图2-3-49C）进行实时扫描，可以在内镜观察腔内形态的同时获得消化管壁层次以及周围邻近脏器的声学特征；目前广泛用于消化道及胆胰疾病、纵隔与腹盆腔疾病的诊断及治疗。在结直肠病变的诊断中也逐渐得到重视。在直肠检查中可以使用多种附加技术，包括：彩色多普勒功能、精细血流显像、三维超声检查、弹性成像功能、谐波成像技术、造影增强功能等，超声内镜检查提高了疾病的诊断准确率，但在结肠病变检查时超声探头多以微（或小）探头为主，在左半结肠或直肠也可以选择环扫型超声内镜或线阵型超声内镜，由于结肠脾曲转弯不易通过，因此上述两种超声内镜再深入横结肠较困难。

在超声内镜检查时，应注意排除影响观察的干扰因素，例如超声伪像、扫查的切面、超声聚集的深度与增益等。环扫型超声内镜可以得到与CT扫描类似的图像，但由于图像方向与上消化道正好相反，因此在辨析图像时应注意区分，熟悉下消化道解剖及盆腔脏器毗邻关系是熟练运用超声内镜的基础。

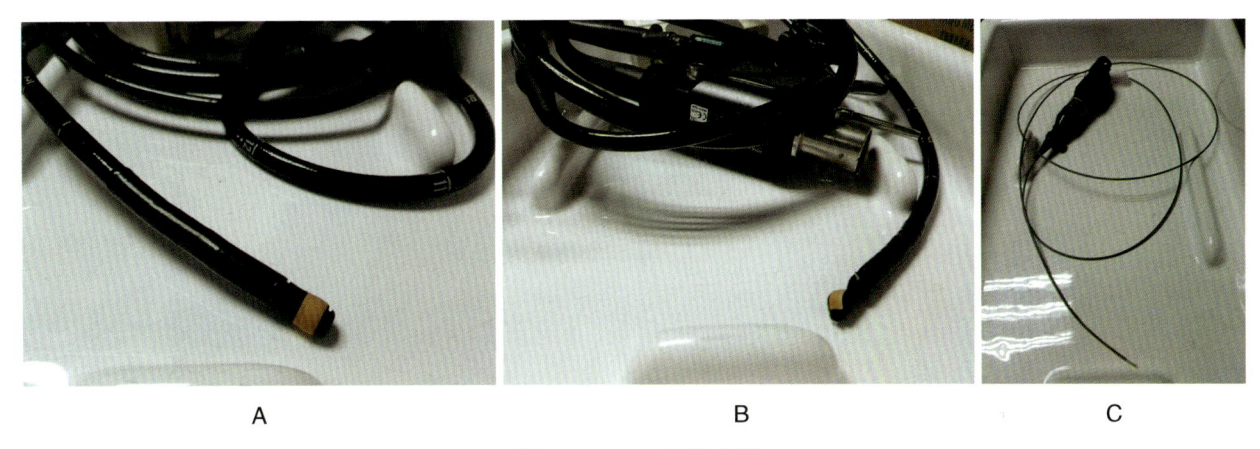

图2-3-49 超声内镜
A.环扫型超声内镜（Pantex公司 3670URK）。B.线阵型超声内镜（Pantex公司 3870UTK）。C.高频小探头（Olympus公司 12MHz）

1.适应证和禁忌证

（1）适应证

大肠黏膜病变，如息肉、炎症性肠病；隆起型、平坦型及凹陷型黏膜病变，如大肠恶性肿瘤；大肠黏膜下病变；阑尾开口处及回盲瓣病变；经过大肠能够接近的肠壁外病变，如盆腔、腹腔、腹膜后病变。

（2）禁忌证

肛管直肠狭窄、内窥镜无法插入，有腹膜刺激症状的患者；肛管直肠急性期感染或有疼痛性病灶应谨慎；年老体衰、严重高血压、贫血、冠状动脉粥样硬化性心脏病、心肺功能不全者；腹腔、盆腔手术后早期，怀疑有穿孔、肠瘘或广泛腹腔粘连影响内镜插入者。

2.术前准备

（1）饮食

超声内镜检查前3天建议无渣或少渣饮食，前1天进流食，检查当天早、中餐均禁食。

(2)清洁肠道

超声内镜检查前需要进行充分的肠道清洁，以减少检查的难度及确保检查的准确性。与普通肠镜相同，一般于上午7时及10时分次服用共2500~3000mL聚乙二醇电解质散剂来准备肠道，大便呈清水样即可，如果仅观察直肠，也可以通过灌肠或分次使用开塞露来准备。

(3)术前签署知情同意

告之患者超声内镜检查的目的、可能出现的不适、风险等，使患者有足够的心理准备。

(4)药物

对于观察结肠、回肠末或者阑尾开口处病变的患者建议术前给予东莨菪碱或奥曲肽等药物抑制肠道蠕动，这将有助于注水后超声扫描。

3. 正常结肠壁超声内镜图像

结肠壁通常可以呈现五层结构，回声显示高—低—高—低—高的表现，分别对应组织学上的浅层黏膜层（1）、深层黏膜及固有层（2）、黏膜下层（3）、固有肌层（4）、浆膜层（5），如图2-3-50所示。直肠壁表现类似，但接近肛门段肠壁的固有肌层逐渐增厚，与肛提肌的加入有关。

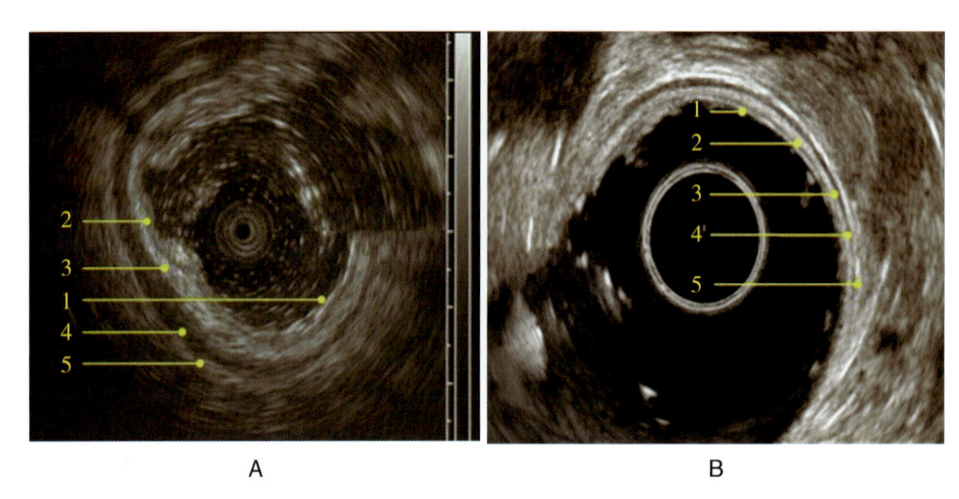

图 2-3-50　结肠壁呈现五层结构

1. 黏膜层。2. 深层黏膜和固有层。3. 黏膜下层。4. 固有肌层。5. 浆膜层
A. 微探头下呈现高低回声相间所见。B. 结肠壁在环扫内镜下所见

4. 结直肠常见病变超声所见

(1)炎症性肠病

1）概念　炎症性肠病是一种慢性非特异性肠道炎症性疾病，病因尚不十分明确，主要包括溃疡性结肠炎及克罗恩病，其中溃疡性结肠炎主要累及结直肠黏膜及黏膜下层，而克罗恩病则可累及全消化道，表现为以黏膜下层增厚为主的透壁性炎症。

2）普通内镜特点　溃疡性结肠炎表现为黏膜充血、水肿和黏膜下血管纹理消失，多发性糜烂和小溃疡，黏膜变脆易出血，呈连续性分布（图2-3-51A）。克罗恩病表现为纵行、裂隙状溃疡、阿弗他溃疡、鹅卵石样改变，呈节段性、非对称性分布（图2-3-52A）。

3）超声内镜下特点　溃疡性结肠炎表现为肠壁增厚，以第1、第4层增厚为主，各层次结构可稍模糊但无融合。重度者可同时伴有第3层（黏膜下层）增厚（图2-3-51B）。克罗恩病表现为全肠壁增厚，以第3层不均匀增厚为主，各层次结构尚清晰，如有瘘管或窦道可见穿肠而过的低回声管道回声（图2-3-52B）。

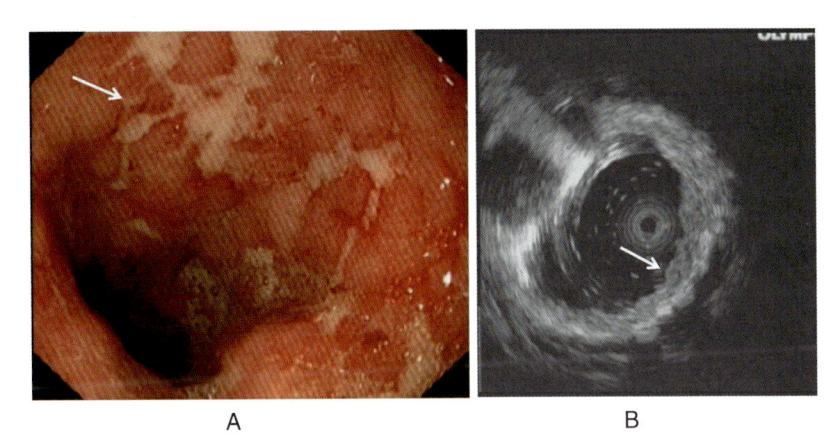

图 2-3-51 溃疡性结肠炎
A.普通结肠镜像。B.超声内镜像

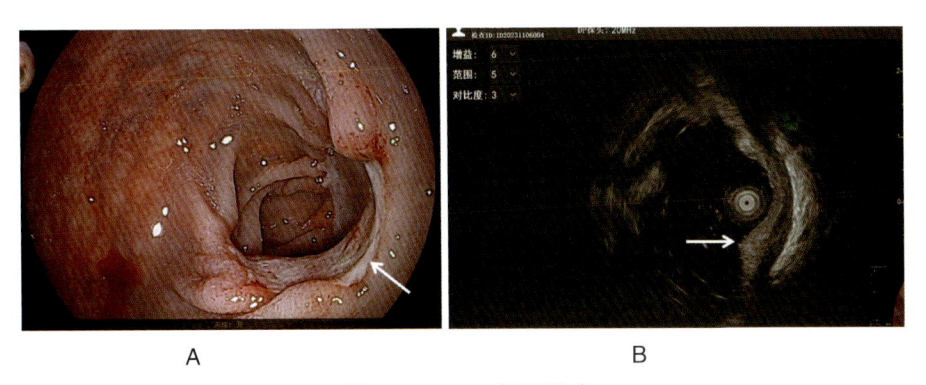

图 2-3-52 克罗恩病
A.普通结肠镜像。B.超声内镜像

4）鉴别诊断 对溃疡性结肠炎和克罗恩病的鉴别诊断，应在常规结肠镜的基础上，结合EUS检查，判断肠壁内炎症程度。溃疡性结肠炎炎症主要表现在黏膜层至黏膜下层较浅处，重度炎症时，炎症才累及黏膜下层；而克罗恩病主要表现在黏膜下层炎症明显，肌层伴有不规则肥厚。

5）治疗 主要的治疗方式有氨基水杨酸制剂、糖皮质激素、免疫抑制剂、生物制剂及手术等。

（2）结肠息肉

1）概念 结肠息肉是起源于上皮的良性隆起性病变，可分为肿瘤性息肉及非肿瘤性息肉。

2）普通结肠镜下特点 结肠镜下可见黏膜隆起增生性病变（图2-3-53A、2-3-54A）。

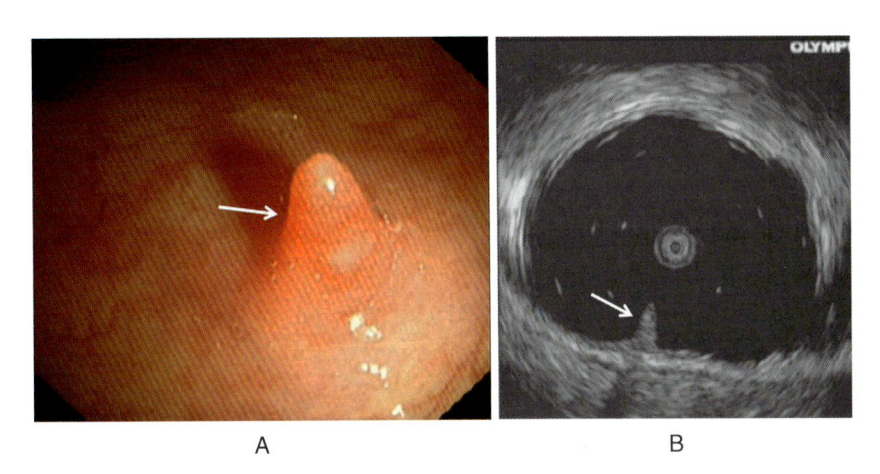

图 2-3-53 结肠息肉
A.普通结肠镜像。B.超声内镜像

3）超声内镜下特点 通常情况下，结肠息肉会表现为稍高回声或等回声病灶，在超声内镜下观察，多数息肉起源于浅或深的黏膜层，深部层次完整连续（图2-3-53B、2-3-54B）。炎性纤维息肉也可与黏膜下层关系密切，带蒂息肉可以看到黏膜下层部分反折，应注意区分层次，息肉较大时可以见到其中的滋养血管（图2-3-54C）。当回声明显减低或出现片状不规则的低回声区向深部浸润时应警惕细胞有恶变的风险。

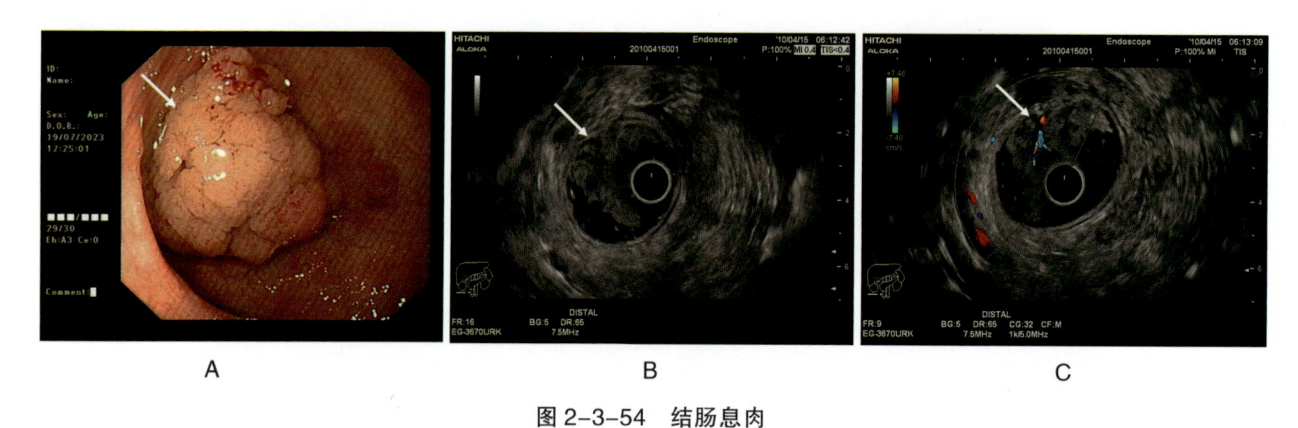

图2-3-54 结肠息肉
A.普通结肠镜像。B.超声内镜像。C.多普勒下滋养血管血流清晰

4）鉴别诊断 超声内镜下最重要的观察内容是该病变的起源层次，息肉多表现为黏膜层高回声病变，但当超声图像不典型时较难与平滑肌瘤、异位胰腺、神经内分泌肿瘤等鉴别，此时需要参考最终的病理结果。

5）治疗 可根据息肉形态、大小等选择活检钳钳除、冷圈套切除、高频电切、氩气、EMR及ESD等治疗方式。

（3）结直肠平滑肌瘤（间质瘤）

1）概念 结直肠平滑肌瘤是来源于黏膜肌层或固有肌层的肿瘤。间质瘤是一种间叶性肿瘤，多位于固有肌层，也可位于黏膜下层或浆膜层。

2）普通结肠镜下特点 平滑肌瘤和间质瘤内镜下表现相似，多表现为结肠壁局限性隆起，表面黏膜光滑，色泽同周围黏膜，大小从直径数毫米至数厘米不等，常呈类圆形，大者可呈腊肠状，触之较硬（图2-3-55A）。

3）超声内镜下特点 来源于黏膜肌层或固有基层的低回声病灶，其中平滑肌瘤通常较小、外形光整，而间质瘤常较大并超出肠壁生长。图2-3-55B可见隆起来源于固有肌层，呈低回声改变，内

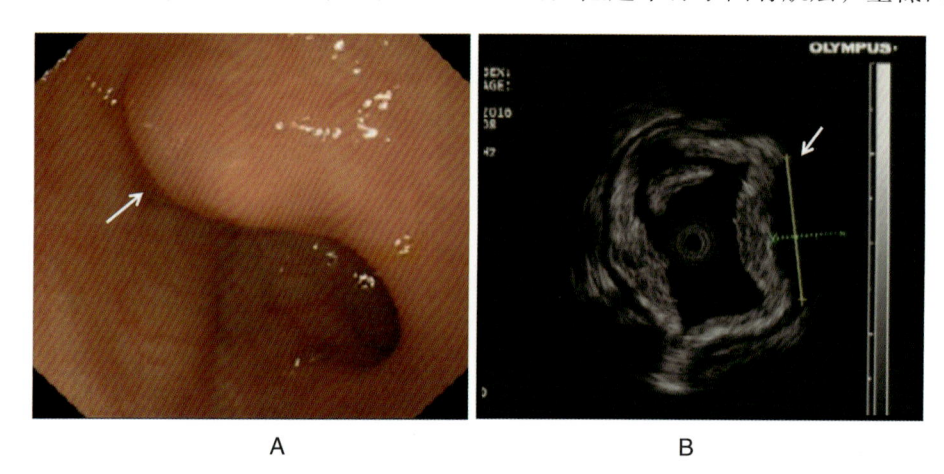

图2-3-55 结直肠平滑肌瘤（间质瘤）
A.普通胃镜像。B.超声内镜像

部回声均匀。

4）鉴别诊断　平滑肌瘤与间质瘤均可来源于黏膜肌层或固有肌层，表现为低回声团块，但大部分间质瘤起源于固有肌层，仅仅通过 EUS 图像尚不能完全明确诊断，通过免疫组化染色可进一步明确诊断，间质瘤 CD34（+）、CD117（+）。

5）治疗　较小的平滑肌瘤或间质瘤可随访观察，较大的（>1cm）可选择内镜下切除或外科手术切除。

（4）结肠脂肪瘤

1）概念　结肠脂肪瘤是成熟的脂肪细胞增殖形成的良性肿瘤。

2）普通结肠镜下特点　常为局部隆起性病变，表面黏膜形态正常，色泽苍白或偏黄，软垫征阳性（图 2-3-56A、2-3-57A）。

3）超声内镜特点　可见边界清晰、起源于黏膜下层的均匀高回声团块，大的脂肪瘤，后方回声衰减（图 2-3-56B、2-3-57B）。

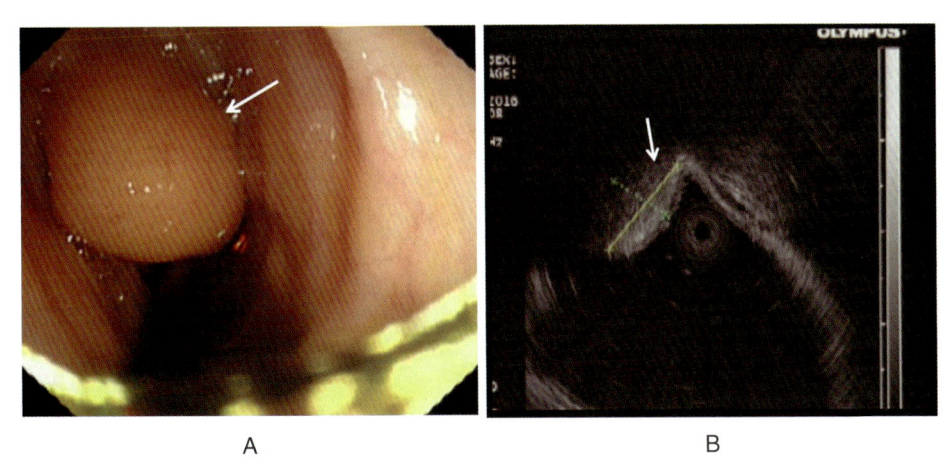

图 2-3-56　结肠脂肪瘤
A.普通肠镜像。B.超声内镜像

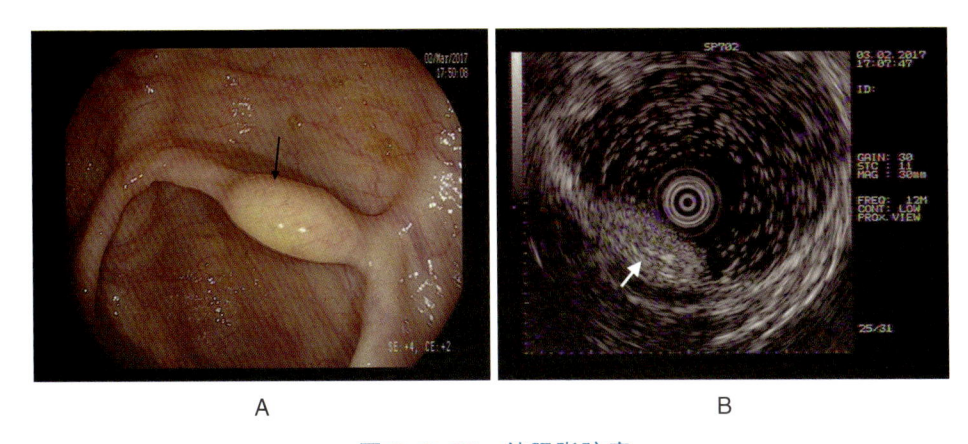

图 2-3-57　结肠脂肪瘤
A.普通肠镜像。B.超声内镜像

4）鉴别诊断　脂肪瘤起源于黏膜下层，呈高回声均质病变，边界清晰，后方回声衰减，其实质内中没有血管性结构。通常需要与息肉鉴别，息肉来源于黏膜层，可呈高回声改变，层次的判断是鉴别点之一，此外脂肪瘤后方回声衰减。

5）治疗　较小的可随访观察，较大的可行 EMR、ESD 或外科手术切除。

（5）结肠囊肿

1）概念　是生长于黏膜下层、肌层或浆膜下层，形成囊状或管状构造的良性疾病。

2）普通结肠镜下特点　多为类圆形，表面黏膜光滑，色泽正常，有透明感，血管纹理清晰，触之软（图2-3-58A、2-3-59A）。

3）超声内镜下特点　表现为来源于黏膜下层的无回声病灶，内部见气体回声或振铃伪像（图2-3-58B、2-3-59B）。

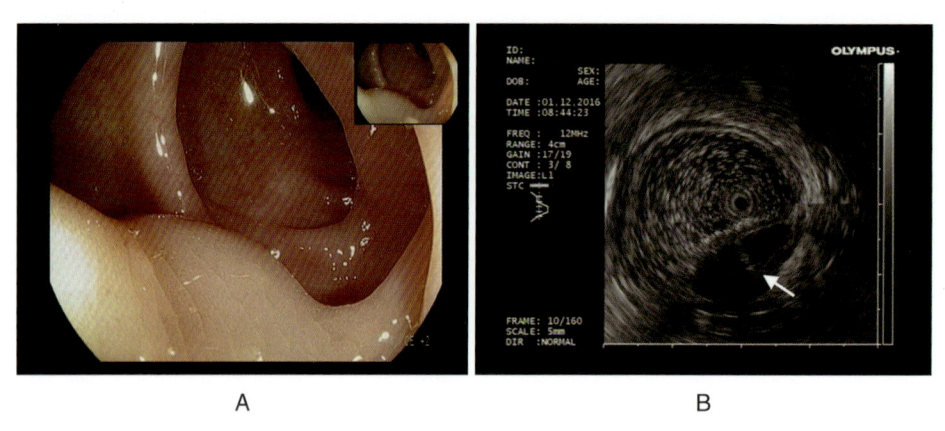

图2-3-58　结肠囊肿
A.普通肠镜像。B.超声内镜像

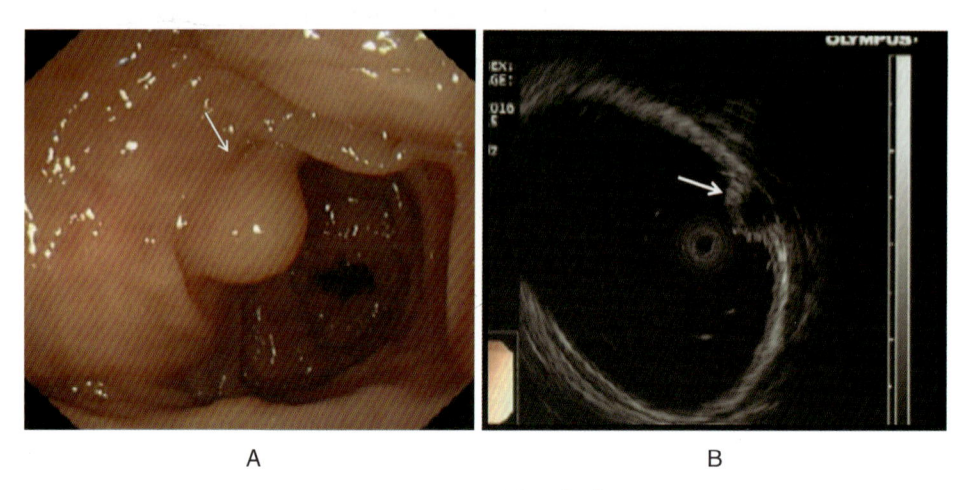

图2-3-59　结肠囊肿
A.普通肠镜像。B.超声内镜像

4）鉴别诊断　囊肿有时容易与平滑肌瘤误诊，关键鉴别点是看起源层次，前者来源于第3层（黏膜下层），为无回声结构。后者则来源于第2或第4层，为低回声结构。鉴别困难时亦可用活检钳触压病变，囊肿压迫易变形。

5）治疗　较小的病灶可随访观察，较大的可选择内镜下切除或手术切除。

（6）结直肠神经内分泌肿瘤

1）概念　神经内分泌肿瘤是一类起源于肽能神经元和神经内分泌细胞，具有神经内分泌分化并表达神经内分泌标志物的少见肿瘤，可发生于全身各处，以肺及胃肠道多见。

2）普通结肠镜特点　结肠神经内分泌肿瘤在直肠为好发部位，多为息肉状结节，直径不超过1cm，质地较韧，表面黏膜完整，色淡黄，质地较硬（图2-3-60A、C）。

3）超声内镜特点 超声内镜下结肠神经内分泌肿瘤多表现为黏膜深层或黏膜下层来源的低回声肿块，边界清晰，内部回声可自表层向深处逐渐减弱。病灶较为进展者亦可侵犯肠壁其他层次及肠周组织。图 2-3-60B 环扫型超声内镜下病变为起源于第、2 层低回声占位，图 2-3-60D 高频超声小探头显示直肠起源于黏膜下层的均匀低回声占位。术后病理证实为直肠神经内分泌肿瘤。

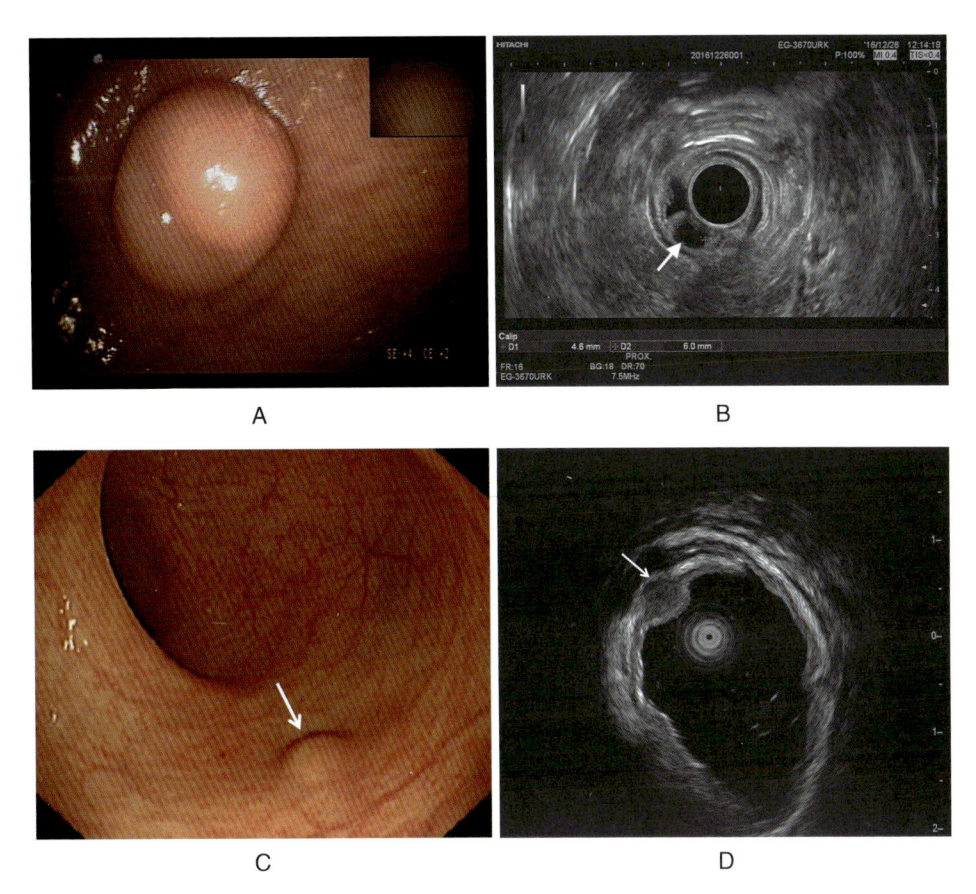

图 2-3-60 结直肠神经内分泌肿瘤
A. 普通肠镜像。B. 超声内镜像。C. 普通肠镜像。D. 超声内镜像

4）鉴别诊断 神经内分泌肿瘤的特点为均匀低回声占位，因此应注意与平滑肌瘤、间质瘤相鉴别。

5）治疗 可采用 EMR 或 ESD 治疗。

（7）结肠淋巴管瘤

1）概念 又称淋巴管囊肿，为良性肿瘤，由若干扩张的淋巴管组成，管腔充盈乳糜样或浆液性液体，扩张淋巴管边缘环绕正常的内皮细胞。

2）普通结肠镜下特点 镜下可见黏膜下隆起，圆形或类圆形，质地通常中等偏软，表面光滑。

3）超声内镜下特点 在超声内镜下于黏膜下层可见低回声或者无回声病灶，内部无血流信号，呈蜂窝样网状分隔结构的病灶。往往需要通过 ESD 切除后才能鉴别。图 2-3-61A 显示升结肠壁广基隆起性病变，2-3-61B 为超声内镜显示起源于第 3 层低回声占位，呈蜂窝样网状分隔结构的囊状病灶。

4）鉴别诊断 淋巴管瘤的表现多不典型，因此需要注意与囊肿、纤维瘤、平滑肌瘤或间质瘤相鉴别。

5）治疗 对于直径 ≤ 1cm 的病灶，可以采用 EMR 方法切除；1cm ≤ 直径 ≤ 2cm 的病灶可行 ESD；对于直径 > 2cm 的结肠直肠淋巴管瘤可在腹腔镜下行病变肠段切除术。

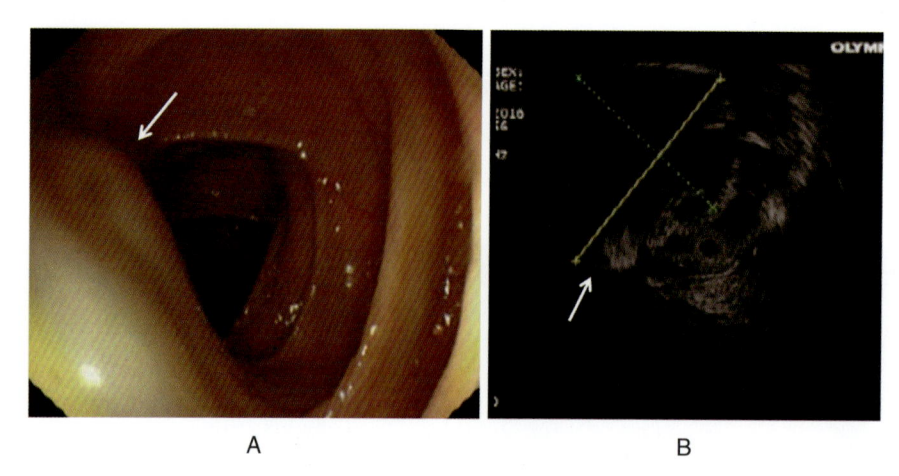

图 2-3-61 结肠淋巴管瘤
A. 普通肠镜像。B. 超声内镜像

(8) 结肠气囊肿

1) 概念　结肠气囊肿是一种发生于肠道黏膜下或浆膜下，少数发生在肌层的多发或单发气囊肿疾病。最多见于小肠，特别是回肠，其次是结肠，其中存在于结肠者称结肠气囊肿病。

2) 普通结肠镜下特点　黏膜下多发大小不等圆形或椭圆形隆起，可呈囊肿型、微泡型或弥漫型。典型的囊肿型广基无蒂；多数表面光滑，有透明感（图 2-3-62A），部分表面充血、糜烂，活检钳触压时，隆起物有弹性，可压缩；如果囊腔大时使用注射针刺破或活检钳夹破囊壁后可见气泡溢出，随之隆起物塌陷甚至消失，但微泡型气囊肿的积气位于固有层，直径 10~100μm，结肠镜下难发现，显微镜下可观察到，易误诊为脂肪浸润。

3) 超声内镜下特点　显示黏膜层多发气体高回声（图 2-3-62B）。

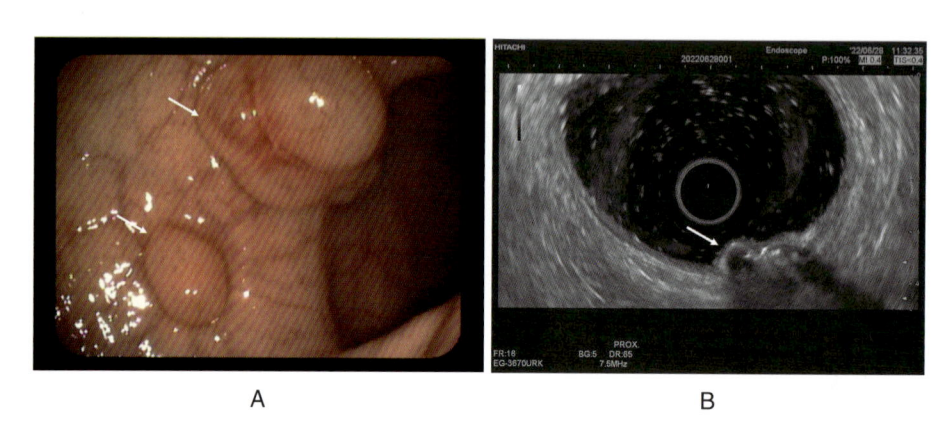

图 2-3-62 结肠气囊肿
A. 普通结肠镜像，多发广基隆起，有透亮感。B. 超声内镜像显示黏膜层多发气体高回声

4) 鉴别诊断　由于结肠气囊肿多数光滑柔软，因此主要与结肠脂肪瘤、结肠囊肿、血管瘤等区分，而超声下的图像特点较易鉴别。

5) 治疗　针对感染等病因治疗，也可在内镜下采用活检钳夹破或囊内注射无水乙醇或聚桂醇治疗。

(9) 结直肠恶性肿瘤

1) 概念　结直肠恶性肿瘤是起源于结直肠黏膜上皮的恶性肿瘤。

2) 普通结肠镜下特点　表现为肠黏膜上局限性结节、隆起型病变、溃疡型病变，或形成浸润型病变。

3）超声内镜特点 结直肠恶性肿瘤的超声内镜图像特点为低回声病变,早期结直肠癌为低回声病变,局限在黏膜下层内(第3层以内),进展期病变浸润至固有肌层(第4层)或浆膜(第5层),肠壁各层融合成不规则低回声病变。超声内镜主要用于评估结直肠癌浸润深度,能够近距离扫查与分辨病灶细节,并且获得较高的准确率,其T分期整体准确率达到80%,并且在判断T1期病变与T4期病变时具有更高的准确性(图2-3-63)。

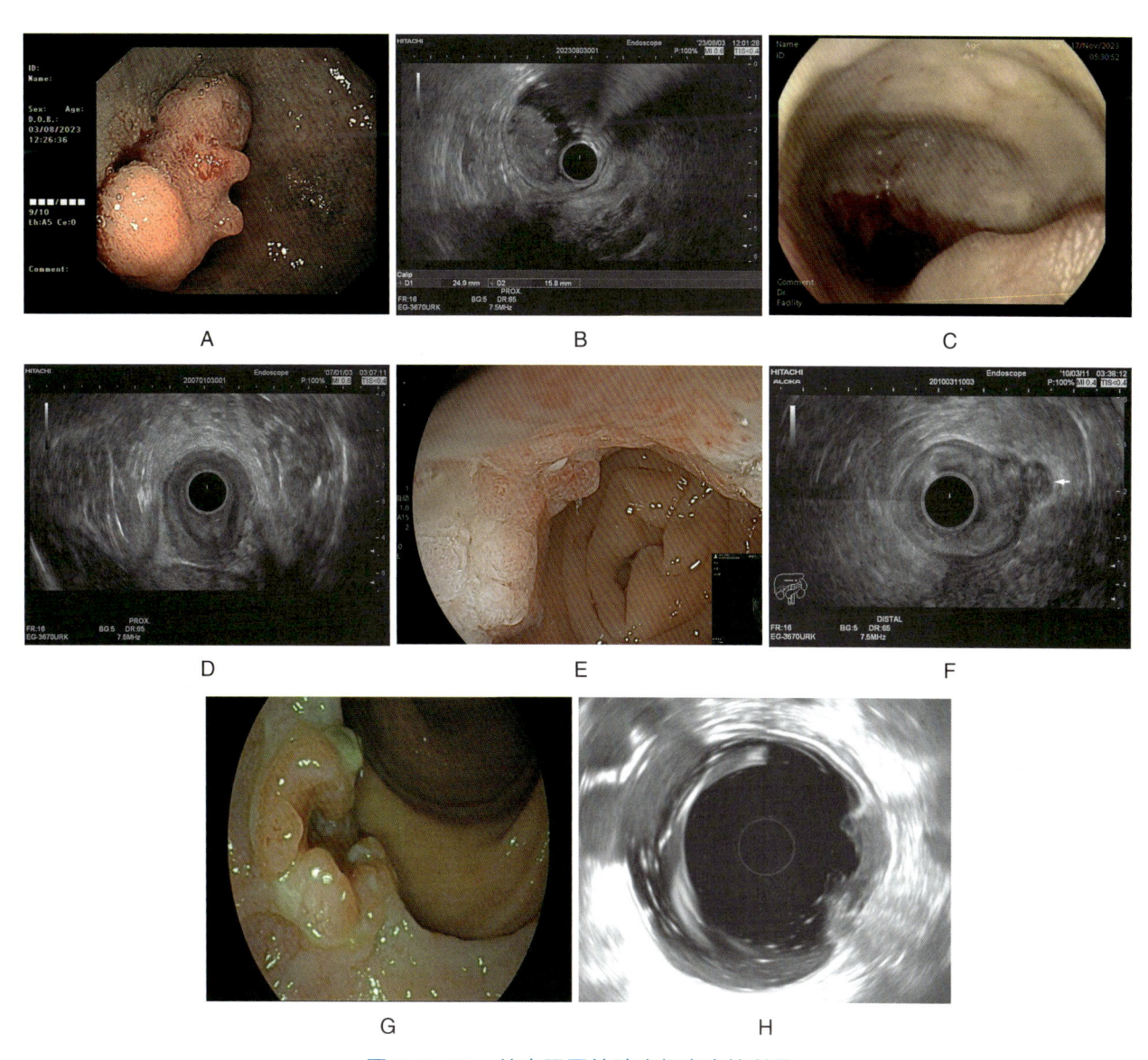

图2-3-63 结直肠恶性肿瘤超声内镜所见

A. 光镜下的直肠黏膜隆起型病变。B. 超声内镜见T1病变,病变基底部黏膜下层边界消失模糊。C. 光镜下可见直肠黏膜溃疡型病变。D. 超声内镜见T3病变,1~4层各层融合呈不均匀低回声占位。E. 光镜见直肠隆起型病变。F. 超声内镜见T3病变,浆膜下脂肪组织受累,壁外见1枚淋巴结(白色箭头)。G. 光镜见直肠隆起溃疡型病变。H. 超声内镜见T4病变累及浆膜

4）鉴别诊断 需与结肠腺瘤性息肉、淋巴瘤、间质瘤等鉴别,超声内镜可明确病变起源及分期,最终鉴别需要依靠活检病理。

5）治疗 根据肿瘤分期选择内镜治疗、手术治疗及化疗等。

（10）直肠周围脓肿

1）概念 直肠周围软组织内或其周围间隙内发生急性化脓性感染,并形成脓肿,脓肿破溃,或

在手术切开引流后常形成肛瘘。

2）普通结肠镜下特点 在肠镜下多可见局部直肠壁肿胀或有广基隆起，表面偶见瘘口，有明显触痛。

3）超声内镜下特点 直肠外可见类圆形无回声囊腔（图2-3-64、2-3-65），可呈单腔或多房状囊腔，如有瘘管或窦道可于超声下发现，必要时可行超声内镜引导下细针穿刺，抽取囊液化验分析。

4）鉴别诊断 脓肿位于直肠旁间隙内，应与肿大的淋巴结、盆腔肿瘤性占位、子宫附件病变鉴别，而发热、疼痛等病史特点、细针穿刺获取的穿刺液分析是重要的鉴别依据。

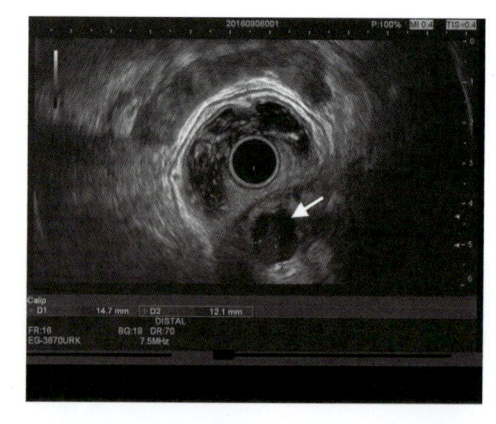

2-3-64 超声内镜像：类圆形无回声囊腔

5）治疗 常规的治疗方案为脓肿切开引流，并根据情况使用抗生素。

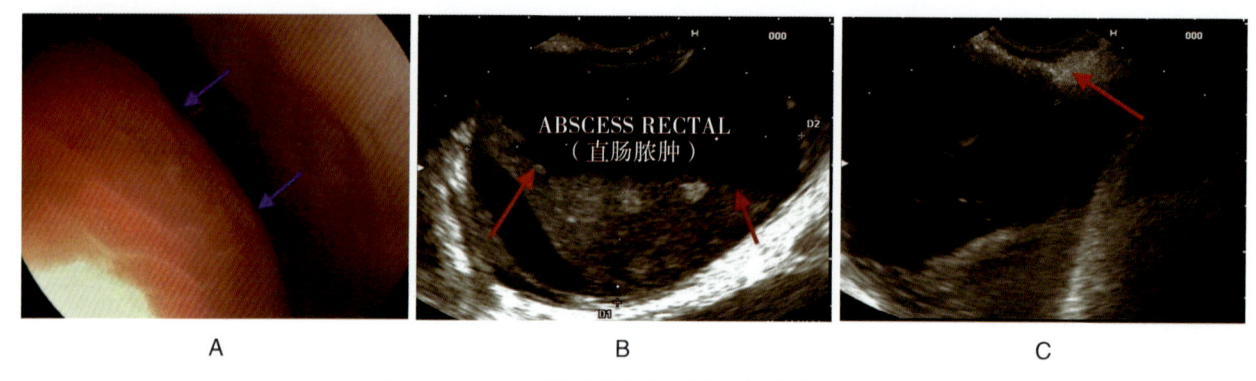

图 2-3-65 直肠周围脓肿光镜及超声内镜图像

A. 光镜显示直肠一隆起性病变。B. 超声内镜显示圆形无回声囊腔，内有高回声坏死物质。C. EUS引导下细针穿刺脓液［引自 Mindy Lee, Manhal Izzy, Sammy Ho. Novel use of fully covered self-expandable metal stent for drainage of perirectal abscess. A case series. Arab J Gastroenterol, 2017, 18（2）：122-125.］B 图汉字系笔者标注

（史海涛　程　妍　马师洋　贾　皑）

八、人工智能技术在大肠疾病诊断和治疗中的应用

结肠镜是检出、诊断和治疗结直肠癌及癌前病变、炎症性肠病等大肠疾病的主要工具。人工智能（Artificial Intelligence，AI）是随着互联网、计算机行业的迅速发展而形成的一项高新技术，广泛运用于多个领域，近年在医学领域里 AI 技术也在快速发展并逐步运用。计算机辅助诊断（computer-aided diagnosis，CAD）借助 AI 的进步，特别是深度学习技术，对结肠镜检查提供监测，辅助诊断，为解决主观差异提供了一种非常有前景的解决方案，已在临床逐步运用。本文主要介绍 AI 在结肠镜检查中的应用证据、局限性和未来前景。

（一）计算机辅助息肉检测

结直肠癌是全球第三大最常见的癌症，也是癌症死亡的第二大原因。结肠镜检查是预防结直肠癌的金标准，通过结肠镜检出并切除早期结直肠癌及癌前病变，可以有效降低结直肠癌的发病率和死亡率。腺瘤检出率（adenoma detection rate，ADR）是预测结直肠癌的独立风险因子，高质量的结肠镜检查是提高 ADR，降低间期结直肠癌发生的关键。有荟萃分析显示，息肉的总漏检率为 22%。此外，结肠镜检查阴性者，3 年内间期结肠癌发生率为 8.6%，提示可能存在漏诊或未完全

切除的病灶。为提高ADR，已采取了诸多手段，包括使用染色内镜等先进的成像技术，但尚无证据表明ADR有明确增加。总体上我国结肠镜ADR距国际公认的30%的标准仍有明显差距。

在结肠镜检查期间，CAD可实时在内镜监视器上提示息肉，可帮助内镜医生发现病变，降低腺瘤的漏诊率。此外，CAD有望减少结肠镜检查中操作者相关的变异性，从而最大限度地提高结肠镜检查的有效性。考虑到CAD无法检出不在视野内的腺瘤，联合使用黏膜暴露设备可有助于进一步检出腺瘤。

早期CAD研究主要围绕息肉特征（颜色、形状或纹理）提取算法，结合机器学习方法对息肉进行诊断，其效果很大程度上取决于所选取的图像质量，具有不稳定性。随着深度学习技术的出现，情况发生了改变。2018年，Masashi等人开发了一种基于卷积神经网络（Convolutional Neural Networks, CNN）的检测系统，该系统可在内镜图像的左上角以百分比的形式显示息肉存在的概率。当概率超过临界值时，CAD就会将内镜图像的四个角标记为红色，提示可能有息肉存在（图2-3-66）。对含有135个视频的测试集进行分析，灵敏度为90%，特异性为63%，准确度为76.5%。Urban等研究支持CNN有助于发现潜在漏检息肉，其开发的系统可以在白光和窄带成像下使用，通过对9个结肠镜视频进行比较，AI组发现了45个息肉，相较于无AI组多发现了9个息肉，差异有统计学意义（图2-3-67）。Wang等人开发了一种深度学习算法，其灵敏度和特异性均大于90%。该算法在1 138例患者的27 113张结肠镜图像、612张含息肉图像的公共数据库、138张经组织学证实有息肉的结肠镜检查视频，以及54张未经改动的无息肉全范围结肠镜检查视频中分别进行了验证，均具有较高的灵敏度（图2-3-68）。该算法在实时视频分析时，每秒最少可处理25帧，延迟时间为（76.80±5.60）ms。该软件可在内镜医生进行结肠镜检查时为医生提供帮助，并有助于评估内镜医生在息肉和腺瘤检测中的差异。

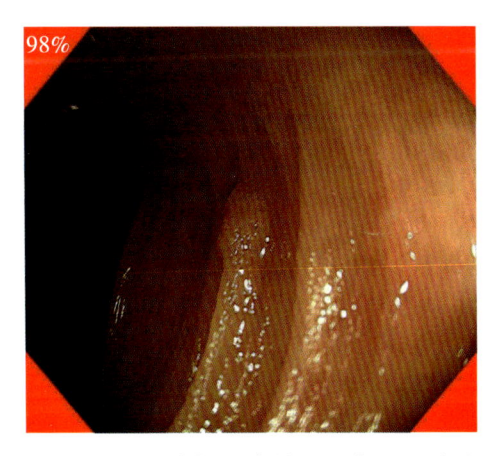

图2-3-66 内镜图像的左上角以百分比的形式显示息肉存在的概率。当概率超过临界值时，图像4个角的颜色变为红色，以警示息肉存在的可能 [引自 Misawa M, Kudo S-E, Mori Y, et al. Artificial Intelligence-Assisted Polyp Detection for Colonoscopy: Initial Experience. Gastroenterology, 2018, 154.]

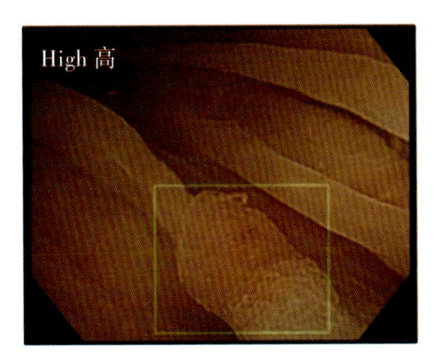

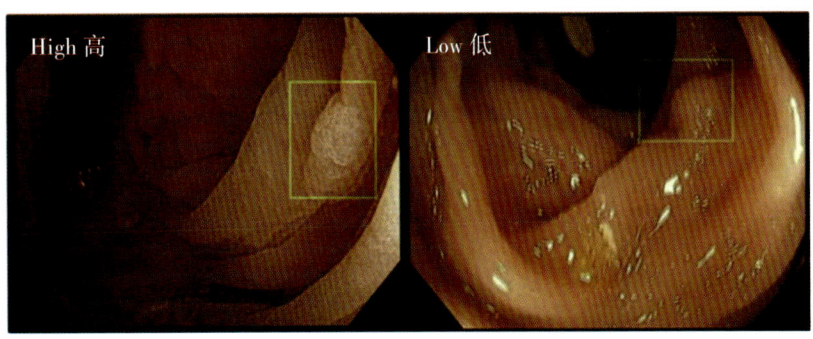

图2-3-67 CNN模型分析结肠镜检查视频的代表性帧截图。方框表示发现息肉的可信度超过95%；方框的位置和大小是模型的预测结果。图像左上方是专家对该方框是否包含真正息肉的可信度
（引自 Urban G, Tripathi P, Alkayali T, et al. Deep Learning Localizes and Identifies Polyps in Real Time With 96% Accuracy in Screening Colonoscopy. Gastroenterology, 2018: 155.）

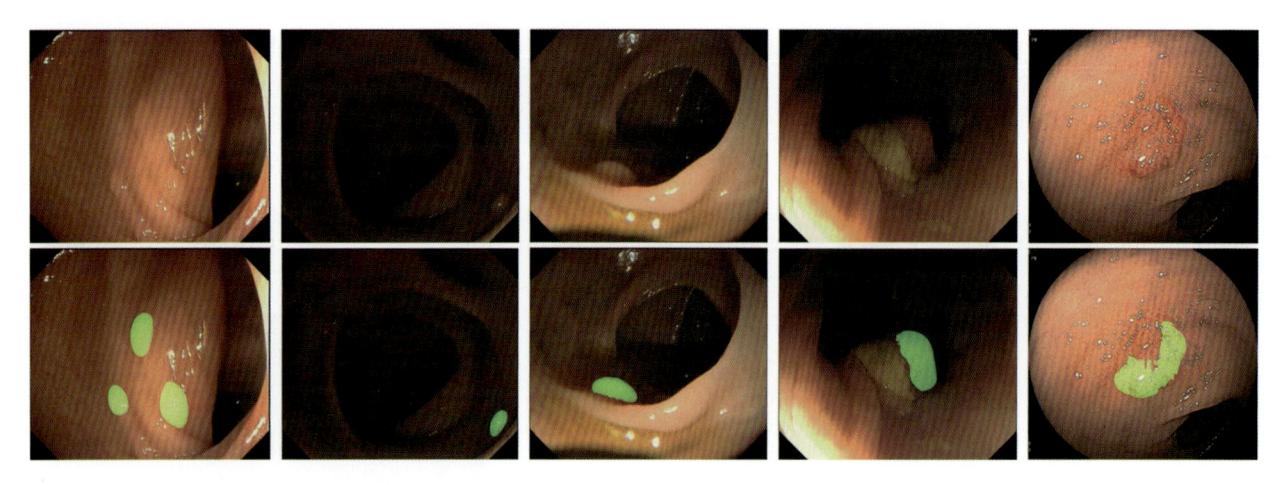

图 2-3-68　息肉检测示例

在正常光线和光线不足条件下，肠道准备合格和欠佳情况下，算法都能检测到不同形态的息肉，如绿色标签所示。包括：扁平息肉（左图）、半圆形息肉（左二、中间）、有蒂息肉（右二）和无柄锯齿状腺瘤性息肉（右图）

[引自 Wang P, Xiao X, Glissen Brown JR, et al. Development and validation of a deep-learning algorithm for the detection of polyps during colonoscopy. Nature Biomedical Engineering, 2018, 2: 741-748.]

近年来，有关息肉检测的前瞻性研究也不断涌现。一项纳入了 5 项随机对照试验的荟萃分析发现，CAD 组的息肉检出率（45.4% vs 30.6%）和 ADR（29.6% vs 19.3%）均高于对照组，但进一步分析发现，CAD 组小腺瘤（≤5mm）检出数量高于对照组，而较大腺瘤（＞5mm，≤10mm）、大腺瘤（＞10mm）及结直肠癌的检出率两组均无差异。该研究认为 CAD 只是增加了小息肉和小腺瘤的检出率。近期，Hassan 等的一项荟萃分析再次提示，结肠镜检查中使用 CAD 会增加腺瘤的检出率，但不会增加晚期腺瘤的检出率，而且非肿瘤性息肉的不必要切除率更高。然而，Gong 等开发的实时质量改进系统，可以实时监控退镜速度和退镜时间，提醒内镜医生注意内镜滑动造成的盲点，该系统能够提高较大腺瘤和早期结直肠癌的检出率。Wang 等在四川省人民医院开展了一项单中心、双盲、随机对照研究，其中对照组采用假系统进行监测。该研究发现 CAD 组 ADR 明显高于对照组（34% vs 28%）。与此同时，另一项背靠背随机对照研究发现，CAD 组腺瘤漏诊率明显低于对照组（14% vs 40%）。

CAD 息肉检测系统是基于深度学习的系统，可以为临床医生提供实时支持，减少人为因素造成的误差。但是，目前还没有系统经过临床试验评估或在临床实践中应用。因为大多数方法都是在小型数据集上验证，这些数据集通常由高质量的静态图像组成，缺乏息肉形态的可变性，而且通常使用单一类型的内镜处理器。此外，也有研究指出过度依赖 AI，也可能造成漏诊或误诊（图 2-3-69）。

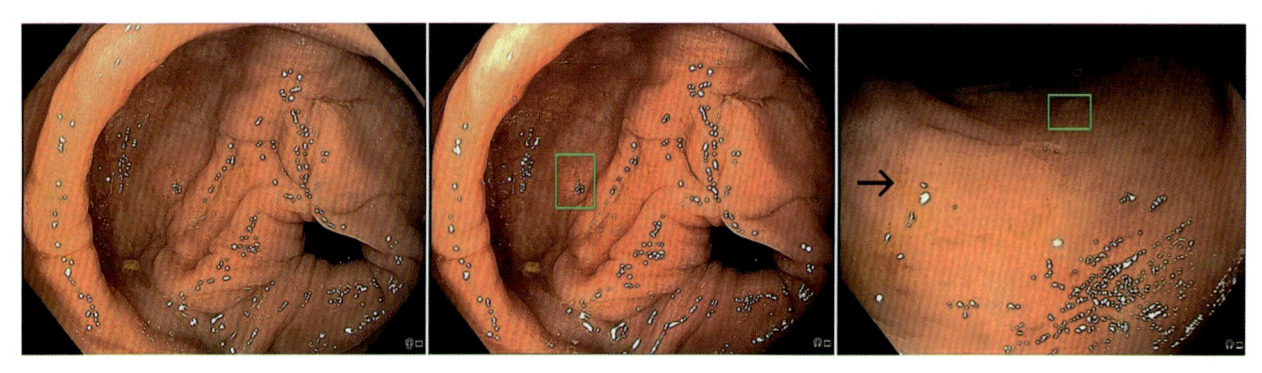

图 2-3-69　左图：内镜医生未发现的息肉。中间图：CAD 突出显示内镜医生所遗漏的息肉。右图：内镜医生因 CAD 突出显示的小黏膜突起，而忽略了箭头标记的息肉

引自 Hann A, Troya J, Fitting D. Current status and limitations of artificial intelligence in colonoscopy. United European Gastroenterol J, 2021, 9（5）：527-533.

（二）结肠息肉的分类

大部分结直肠癌是由癌前病变演变而来，病理结果是确诊结直肠癌的金标准。然而，大多数微小息肉都为良性息肉，几乎不会进展为结直肠癌，可暂时不予切除，但多数息肉为腺瘤，有可能会癌变，若内镜医生能在肠镜检查时准确判断息肉的性质，可避免一些不必要的息肉切除和病理检查，将节省一笔相当可观的医疗费用，提高肠镜筛查的成本效益。

息肉分类又称光学诊断，是一种根据息肉外观预测其组织病理学的方法，当预测置信度高时，可作为组织病理学评估的替代方法。光学诊断可以帮助医生根据组织病理学预测结果选择适当的治疗措施，如：增生性息肉可不治疗；腺瘤进行内镜治疗；进展期癌症进行外科手术，无需在治疗前行组织学活检。只要预测的准确度足够高，有助于降低医疗成本和患者的负担。

相当一部分病变在内镜下差异细微，不仅难以发现（如扁平和凹陷性病变），而且在判别病变性质时也面临挑战。如无蒂锯齿状病变，由于黏液覆盖、平坦生长、边界不清、色泽与周围黏膜接近等特点，比常规腺瘤更难发现。我国内镜医生经验水平参差不齐，目前仍然存在医疗资源供需严重失衡以及地域分配不均情况，利用光学诊断判断息肉性质的准确率仍有待进一步提升。

此外，恶性结肠息肉的光学诊断是另一项重要的临床应用，早期识别浸润癌和预测浸润深度对于选择最佳治疗策略至关重要。基于放大染色内镜和窄带成像（NBI）的分型系统已被用于黏膜下浸润的预测，如 Kudo 分型、Sano 分型、广岛分型、NBI 国际结直肠内镜分型。该领域研究主要来自日本，其他国家数据有限，且对内镜医生技术要求较高，准确诊断仍是一项挑战。

CAD 可以减少光学诊断中操作者相关的不确定性，确保预测的准确性，也可以大大减少结肠镜检查中息肉切除和病理检查相关的费用。多项大规模、前瞻性研究已证明 CAD 在鉴别微小（最大径≤5mm）息肉是否为腺瘤方面具有重要价值，其阴性预测值＞90%，灵敏度和特异性均＞80%，超过了美国和欧洲对光学诊断要求的阈值。也有大规模、前瞻性研究的事后分析表明 CAD 可使结肠镜检查的平均成本降低11%，在美国最多可节省8520万美元。

1. 数字图像增强内镜

NBI 或蓝激光成像是临床常用的数字图像增强技术，可以详细评估息肉的表面结构和血管形态。Tischendorf 等率先开展了一项 CAD 在 NBI 中应用的前瞻性研究。研究者根据平均血管长度、血管周长和血管内平均亮度3个特征对来自1286例患者的209个息肉进行分类，CAD 系统区分肿瘤性和非肿瘤性病变的灵敏度为90%，特异性为70.2%（图2-3-70）。

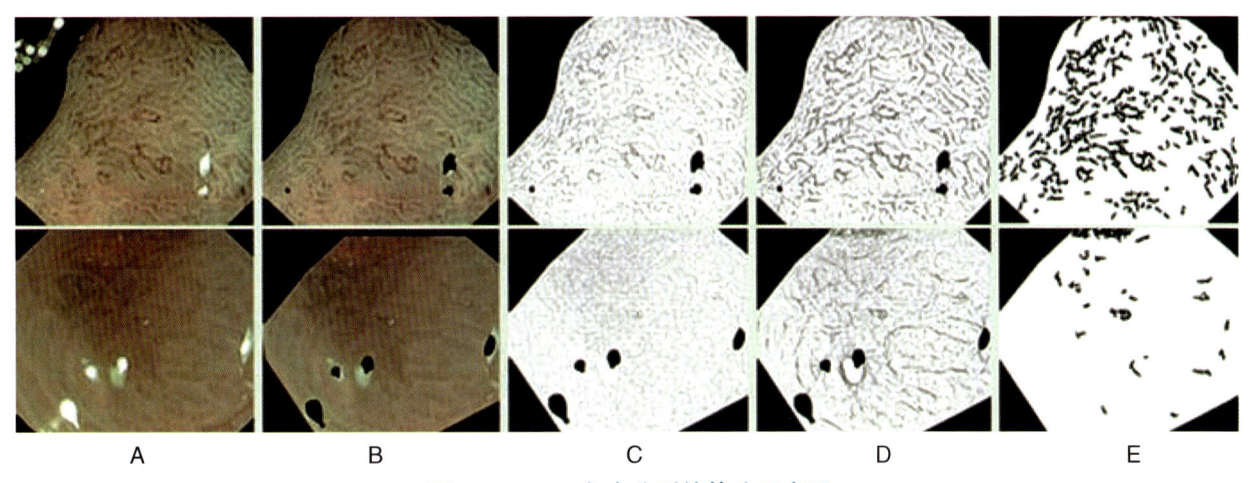

图2-3-70 息肉分型的算法示意图

上排：肿瘤性息肉。下排：非肿瘤性息肉。A. 结肠镜检查的原始图像。B. 无镜面反射的图像。C. 灰度背景均衡化的绿色通道。D. 相位对称滤波的结果。E. 最终分割的血管腔（引自 Tischendorf JJW, Gross S, Winograd R, et al. Computer-aided classification of colorectal polyps based on vascular patterns: a pilot study. Endoscopy, 2010, 42: 203–207.）

另一项前瞻性研究对上述算法进行了改进，评估了息肉的9个分类特征，灵敏度为95%，特异性为90.3%，准确度为93.1%，与专家组评估相似，优于非专家组。但是，这两项研究都是对图像进行的回顾性分析，并非实时运行算法。Tamak等人借助息肉表面微血管在NBI和放大图像中特征（如血管的长度、宽度、形状、颜色等），对结肠癌的浸润深度进行了评估，准确率为82.8%。为了避免选择偏倚，仍需开展多中心前瞻性随机对照试验客观评估CAD的准确性。

2. 染色放大内镜

结晶紫染色联合放大内镜有助于内镜医生观察大肠息肉的表面细微结构，如腺管开口形态（pit pattern）有助于对息肉病理进行精确的预测诊断。Takemura等开发的系统可以对结晶紫染色图像中的息肉腺管开口特征进行定量分类，该算法的总体准确率为98.5%。该系统的主要局限性是只能实现半自动化，图像需要预先染色，而且需要几分钟才能做出判断。该小组的另一项回顾性研究中将NBI图像依据表面结构和微血管分为A型（非肿瘤性）和B-C型（肿瘤性），诊断肿瘤性病变（B-C3型）的准确率为97.8%，灵敏度为97.8%，特异性为97.9%（图2-3-71）。然而，这些方法仍需要专家选择和手动提取感兴趣的区域。支持向量机是一种有监督的机器学习算法，可对数据进行分类分析，研究发现该系统的总体准确率为94.9%，与专家的一致性为97.5%。

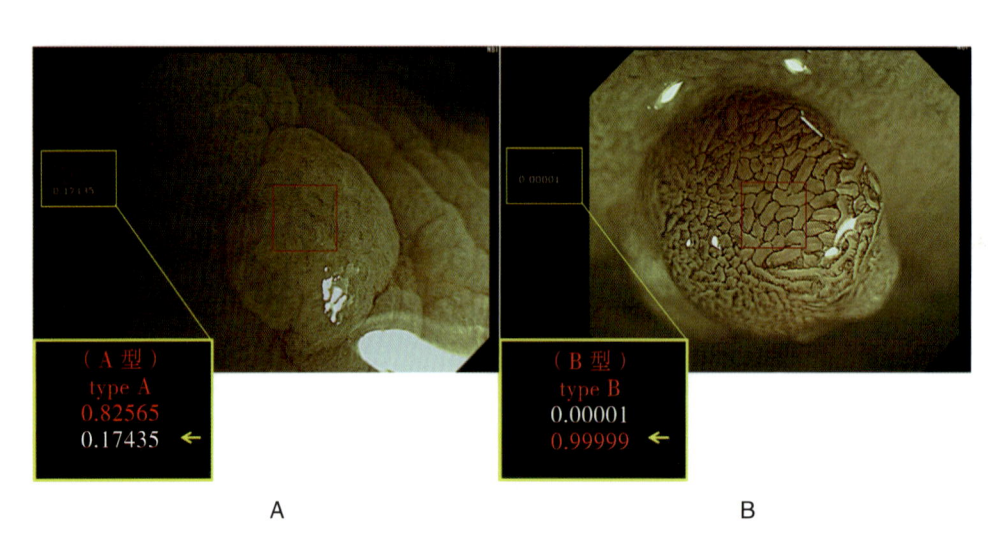

图 2-3-71　计算机辅助诊断系统借助窄带成像放大结肠镜实时图像来识别结肠病变并进行分类。感兴趣区（红色方块）的分类显示在屏幕左侧（黄色方块），感兴趣区的具体计算数值显示在左侧数值第二行（箭头所示）
A. 实时图像识别系统对非肿瘤病灶的分析。B. 实时图像识别系统对肿瘤病灶的分析（引自 Kominami Y, Yoshida S, Tanaka S, et al. Computer-aided diagnosis of colorectal polyp histology by using a real-time image recognition system and narrow-band imaging magnifying colonoscopy. Gastrointestinal Endoscopy, 2016, 83: 643-649.）

3. 利用深度神经网络对NBI微小息肉图像进行分类的系统

Chen等开发了一种利用深度神经网络（deep neural network，DNN）对NBI微小息肉图像进行分类的系统（DNN-CAD，图2-3-72）。该系统区分肿瘤性和增生性息肉的灵敏度为96.3%，特异性为78.1%，准确度为90.1%，阴性预测值为91.5%，阳性预测值为89.6%。该算法的性能优于4名内镜新手（结肠镜检查经验少于一年），与两位专家相比也不逊色，且能在0.45s内做出诊断，用时少于内镜医生（专家组1.54s，非专家1.77s）。

4. 白光内镜

白光内镜检查是最基本的也是使用最广泛的检查方法，因此将CAD用于白光结肠镜检查意义重

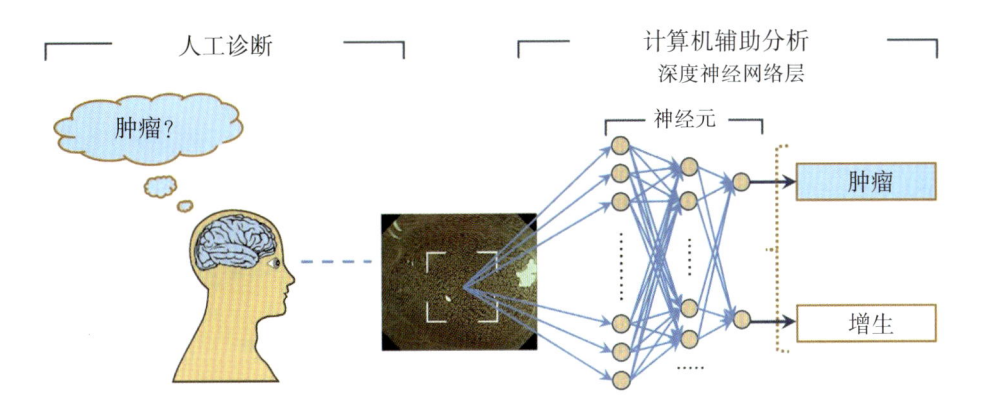

图 2-3-72　DNN-CAD 和人工诊断模式的比较

（引自 Chen P-J, Lin M-C, Lai M-J, et al. Accurate Classification of Diminutive Colorectal Polyps Using Computer-Aided Analysis. Gastroenterology, 2018, 154: 568-575.）

大。Mesejo 等人开发了一种结合机器学习和计算机视觉算法的框架，利用白光和 NBI 将息肉分为三类：增生性息肉、锯齿状腺瘤和腺瘤。表现最好的模型预测的平均准确率为 82.46%，灵敏度为 72.74%，特异性为 85.88%。该系统的平均表现优于内镜专家。

Byrne 等开发了一种 CNN 系统以区分 NBI 图像中的微小腺瘤和增生性息肉。息肉在正常远焦模式下检测，近焦模式下观察，最后切除并取出。用于训练和测试的 NBI 图像是正常聚焦和近聚焦的混合图像。深度学习模型以每帧 50ms 的速率准实时运行，根据 NBI 国际结直肠内镜分型（NBI International Colorectal Endoscopic Classification, NICE）标准计算概率并对息肉进行分类。该系统对 106 个息肉预测的总体准确率为 94%，灵敏度为 98%，特异性为 83%，阳性预测值为 90%，阴性预测值为 97%（图 2-3-73）；有 19 个息肉预测信心不足。该模型使用的视频都是由一位专家操作员回顾性收集的。

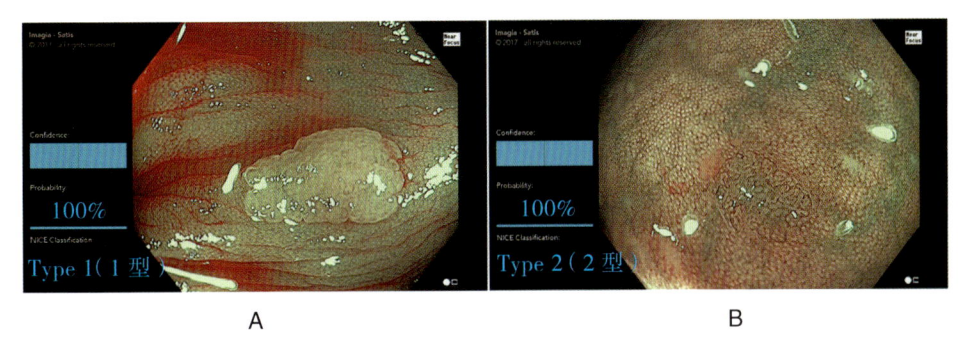

图 2-3-73　模型预测

A. 模型对 NICE1 型病变进行评估时屏幕截图。显示病变类型为 1 型，概率为 100%。B. 模型对 NICE 2 型病变进行评估时屏幕截图。显示病变类型为 2 型，概率为 100%（引自 Byrne MF, Chapados N, Soudan F, et al. Real-time differentiation of adenomatous and hyperplastic diminutive colorectal polyps during analysis of unaltered videos of standard colonoscopy using a deep learning model. Gut, 2019: 68.）

（三）炎症性肠病的诊断

炎症性肠病（inflammatory bowel disease，IBD）是一类以肠道黏膜慢性炎症反复发作且迁延不愈为主要特点的疾病，包括溃疡性结肠炎（ulcerative colitis，UC）和克罗恩病（Crohn disease，CD）。结肠镜检查有助于诊断和评估 IBD 活动度，为临床诊治提供重要依据。

虽然 UC 与 CD 具有相似的临床表现，但治疗策略与预后不同，因此鉴别诊断意义重大。针对内镜下 IBD 鉴别诊断，Kim 等开发了一个深度学习模型，对内镜下克罗恩病与白塞病、肠结核的图像进行分类与鉴别（图 2-3-74），其曲线下面积（AUC）分别达到 85.48%、78.46% 和 85.86%，认为 AI 在结肠溃疡性疾病鉴别诊断中具有潜力。

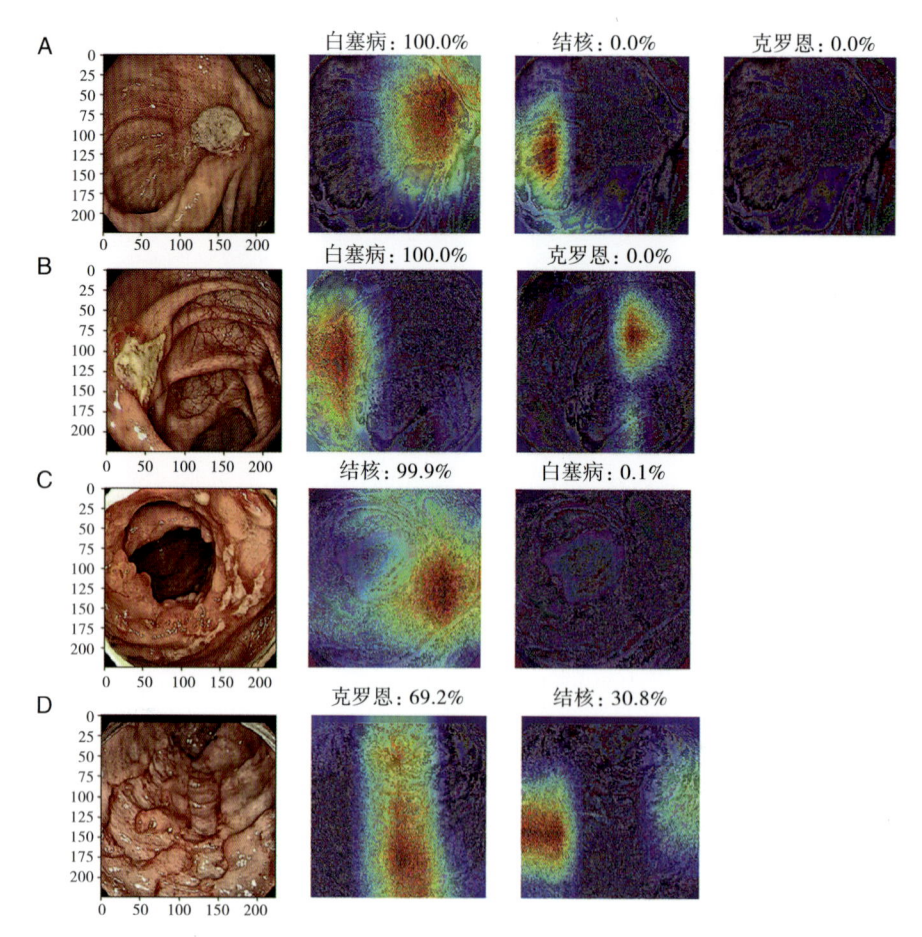

图 2-3-74　三种肠道疾病的代表性溃疡形态，以及模型对肠道溃疡特点的可视化诊断
A. 白塞氏病患者回盲部圆形/椭圆形溃疡与肠结核和克罗恩病鉴别的可视化图像。B. 白塞氏病患者肠道不连续溃疡与克罗恩病鉴别的可视化图像。C. 肠结核患者局部、横向溃疡与白塞氏病鉴别的可视化图像。D. 克罗恩病患者纵向线状、深凿样溃疡与肠结核鉴别的可视化图像（引自 Kim JM, Kang JG, Kim S, et al. Deep-learning system for real-time differentiation between Crohn's disease, intestinal Behçet's disease, and intestinal tuberculosis. Journal of Gastroenterology and Hepatology, 2021, 36: 2141-2148.）

由于病变模式的多样性和内镜医生评估的差异性，客观评估 UC 的内镜缓解仍面临挑战，需组织活检进一步评估。Takenaka 等利用 2012 例 UC 患者的 40 758 张结肠镜图像和 6885 份活检结果，构建了一种评估 UC 缓解情况的深度神经网络（DNUC），通过内镜图像预测组织学缓解，以降低活检的成本和风险。结果表明，该系统识别 UC 内镜缓解的准确率为 90.1%，识别组织学缓解的准确率为 92.9%（图 2-3-75）。研究者认为该系统可在无须组织活检的情况下识别缓解患者。

显微镜下炎症对 UC 的预后具有重要价值，但评估方法复杂、差异大。Marietta 等人建立了一种评估 UC 组织学活检并预测 UC 预后的 CNN 模型（图 2-3-76）。该模型区分 UC 组织学活动/缓解的灵敏度和特异性分别为 89% 和 85%（PHRI 分型）、94% 和 76%（Robarts 分型）以及 89% 和 79%（Nanc 分型）；该模型预测相应的内镜缓解/活动，UC 内镜严重程度指数和帕丁顿虚拟色素内镜评分的准确率分别为 79% 和 82%。研究者认为 CNN 可以区分 UC 活检标本的组织学缓解/活动，并预测内镜下严重程度和 1 年后的复发情况，从而实现快速、规范和高效的组织学评估。

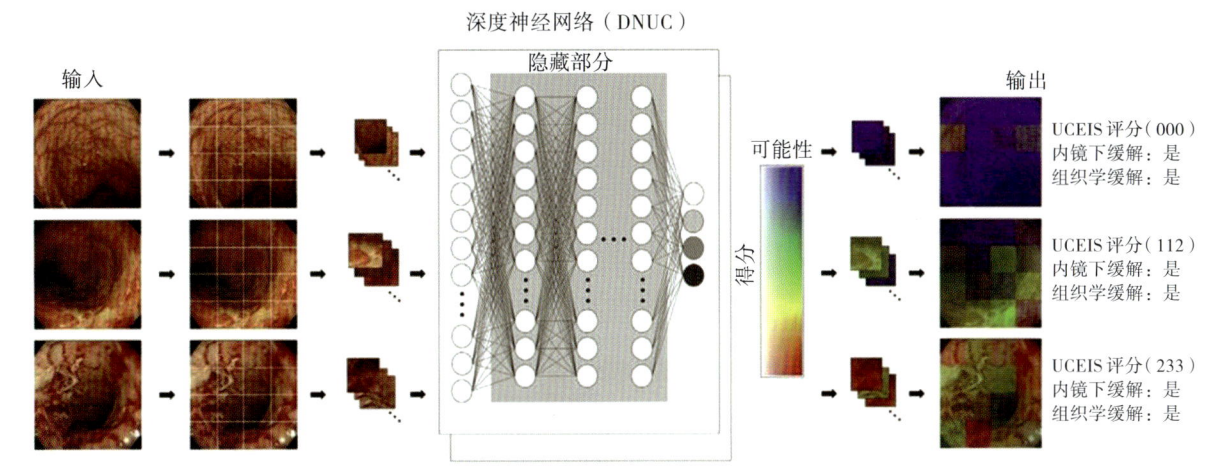

图 2-3-75　采集的内窥镜图像被传输到 DNUC。对原始的内镜图像填充特定的半透明颜色的"瓷砖",获得叠加图像。填充颜色和透射率是根据结果和得分的概率确定的。此外,开发的 DNUC 还可以输出以下结果:①内镜缓解(是/否);②组织学缓解(是/否);③ UCEIS 评分

(引自 Takenaka K, Ohtsuka K, Fujii T, et al. Development and Validation of a Deep Neural Network for Accurate Evaluation of Endoscopic Images From Patients With Ulcerative Colitis. Gastroenterology, 2020, 158: 2150-2157.)

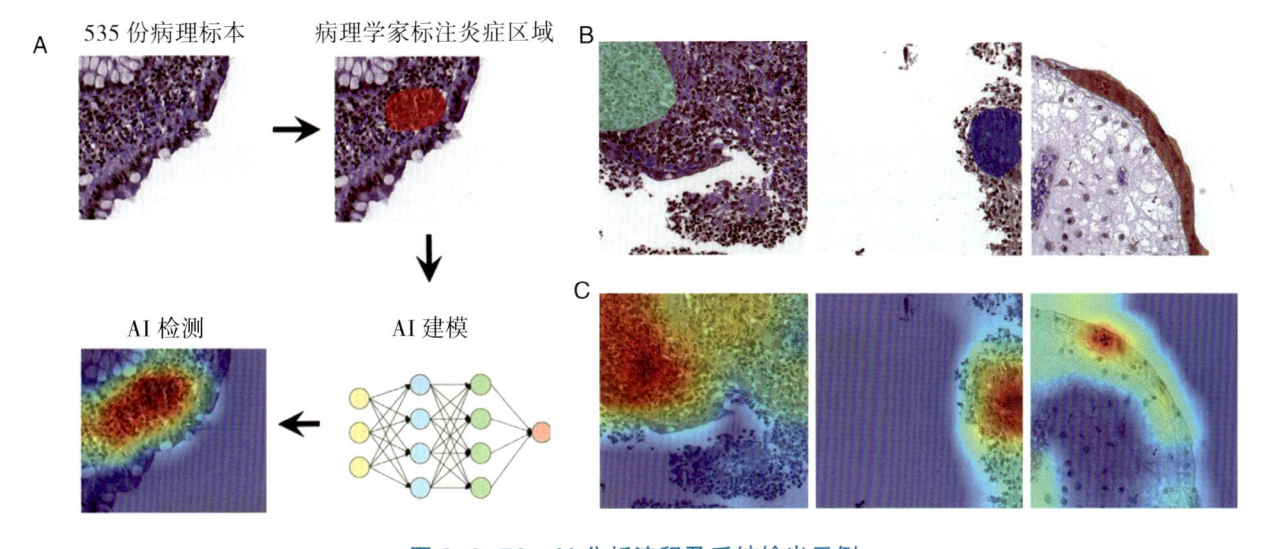

图 2-3-76　AI 分析流程及系统输出示例

A. AI 检测流程。B. 用于训练 CAD 系统的活检注释示例。C. CAD 系统输出示例,在黄色和红色区域系统检测到了中性粒细胞。特别是:该系统还能识别病理学家之前未标注的中性粒细胞(引自 Iacucci M, Parigi TL, Del Amor R, et al. Artificial Intelligence Enabled Histological Prediction of Remission or Activity and Clinical Outcomes in Ulcerative Colitis. Gastroenterology, 2023: 164.)

此外,借助结肠黏膜纹理、外观或血管模式等,分别开发了多种 AI 模型,用于 UC 内镜下严重程度的分类。

(四)结肠镜检查的质量控制

严格细致的黏膜检查对于实现结肠镜检查目的至关重要。为了确保高质量的结肠镜检查,当前已建立了多种评估指标,如肠道准备情况、盲肠插镜率、退镜时间和 ADR 等。然而,这些指标通常都是检查后评估,一定程度上限制了检查性能的改进。此外,虽然延长退镜时间与 ADR 增加相关,但该指标不一定能反映检查质量。这也部分解释了为什么一些研究强制最小退镜时间未能显著提高 ADR。

计算机辅助系统可对结肠镜检查进行实时质量分析，并在检查过程中提供反馈。Filip 等人开发的软件可以从三个方面监测检查质量，包括：图像质量实时反馈、肠道准备自动评分、可视化观察时间与退镜时间百分比（图 2-3-77）。运用该软件对 14 例结肠镜检查视频进行分析，并与专家评估进行比较，该自动质量评分系统与专家不分伯仲，且评分不受图像质量影响。

Stanek 等人开发了一种实时图像分析软件，包括模糊帧检测（区分信息帧和无信息帧）、实时粪便检测、退镜时螺旋运动分析检查范围（图 2-3-78）。利用该软件对学员进行评估时，结肠镜检查质量明显提高。

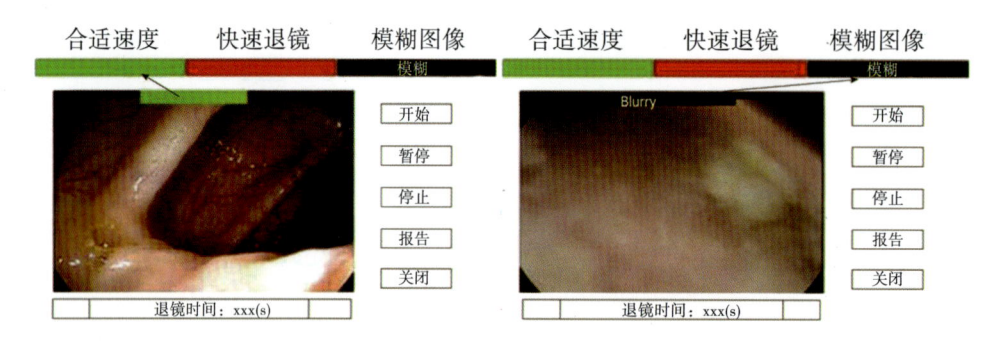

图 2-3-77 清晰度高低不同的图像示例

退镜速度合适、快速退镜、图像模糊三项指标被实时嵌入视频，为内镜医生提供反馈（引自 Filip D, Gao X, Angulo-Rodríguez L, et al. Colometer: a real-time quality feedback system for screening colonoscopy. World Journal of Gastroenterology, 2012, 18: 4270-4277.）

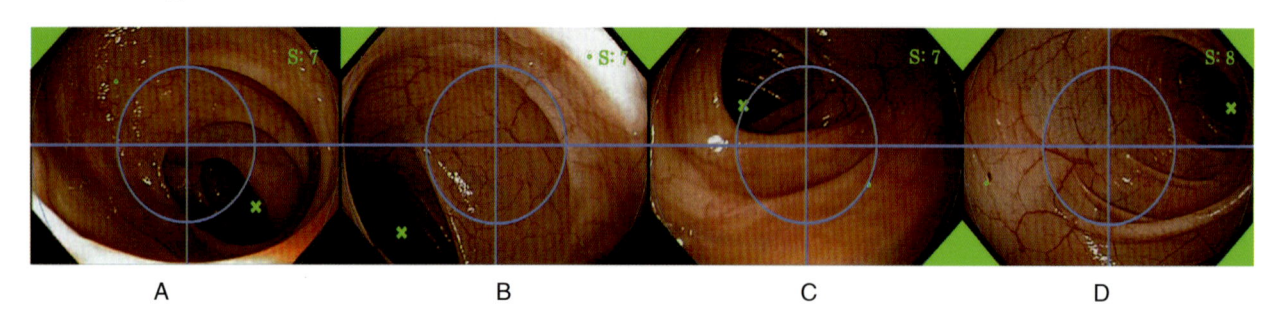

图 2-3-78 实时图像分析

四张连续的图像组成一个"螺旋"；以图像中心为中点分为四个象限。角上的绿色标记表示该象限的结肠壁被检查，该象限与检测到的管腔象限（以 × 标记）相对 180°。图 A、B、C、D 中分别检测到了左上、右上、右下和左下象限。检查完所有四个象限后，字母 S 后面显示的螺旋得分从 A 中的 7 分递增到 D 中的 8 分，即另一个螺旋被发现（引自 Stanek SR, Tavanapong W, Wong J, et al. SAPPHIRE: a toolkit for building efficient stream programs for medical video analysis. Computer Methods and Programs In Biomedicine, 2013, 112: 407-421.）

可以在 CAD 系统的基础上开发新的质量指标和衡量标准，以评估黏膜检查质量。此外，一些试点研究还开发了 CAD 软件来评估其他现有的质量指标，包括盲肠插镜率和肠道准备自动评分。

（五）挑战和未来方向

人工智能在结肠镜检查方面取得了巨大进步，但临床价值仍需进一步证实，推广运用仍有待进一步研究。首先，人工智能对结直肠癌监测的贡献仍不确定，部分原因是现有 CAD 系统数据既包括门诊患者，也包括住院患者。其次，大多数研究采用回顾性方法，即使是前瞻性研究也往往是单中心研究，可能存在一定偏倚，迫切需要多中心研究的数据支持。除一项意大利的研究外，所有关于息肉检测的随机前瞻性研究均由我国学者牵头，我国与意大利开展的研究基线 ADR 存在明显差异。

结肠镜检查中，主要是通过识别较小的腺瘤来提高 ADR，晚期腺瘤的检出率并没有提高。对额外发现的增生性息肉的切除，会增加内镜医生的工作量，也会增加患者的经济负担。小于6mm的腺瘤，高级别病变的发现率不到1%。这些小腺瘤与间期结肠癌的关系不如1cm及以上的腺瘤紧密。因此，未来仍需进一步探索人工智能检测息肉是否与间期癌发生率降低导致生存率提高有关。

由于一些商业系统已进入市场，因此迫切需要对人工智能系统进行评估。目前还没有标准化的方法来评估CAD系统的算法架构、数据集和训练集的验证、测试。由于缺乏一致性评估的大型数据集，因此无法直接比较不同系统的性能。此外，技术细节也给临床医生带来了挑战，需要加强临床医生和计算机学专家的合作。

非专业结肠镜检测人员有望从 CAD 系统的支持中受益，但也可能导致人们对人工智能系统过度依赖，这一点也值得重视。

（六）小结

人工智能和CAD技术为结肠镜检查带来了巨大的希望。然而，仍需要临床医生和计算机科学家紧密合作，以突破障碍和克服挑战。未来几年，越来越多的行业参与和政府激励措施将带来巨大的进步。未来，人工智能的软件通过实时反馈和监测，不仅可以用于病变检测和特征描述，还可以进行检测质量评估，成为结肠镜检查的重要辅助工具，助力临床诊治。

（王　璐）

第3章

结肠镜下治疗技术

第1节 大肠息肉治疗术

（一）概述

大肠息肉是指来源于大肠黏膜上皮的良性肿瘤。可分为多发或单发，多发生于乙状结肠、直肠，但横结肠、降结肠、升结肠及回盲部等各个部位均可发生。

大肠息肉外形多种多样、大小不等，病理学上分炎性息肉、增生性息肉、错构瘤性息肉及腺瘤性息肉。绝大多数结直肠癌起始于大肠息肉癌变，因此早发现、早诊断、及时切除大肠息肉在临床上尤为重要。

现就大肠息肉的内镜下治疗分述如下。

（二）适应证与禁忌证

（1）适应证

无癌变的息肉，原则上均为内镜下治疗的适应证；息肉过多者，可分次内镜下切除。

（2）禁忌证

有结肠镜检查禁忌证者；凝血功能障碍、血小板异常而有出血倾向者；怀疑或证实癌变，尤其是累及黏膜下层者，其有病灶残留或远处转移的风险。

内镜下息肉治疗的适应证与禁忌证是相对的，临床实践中应根据具体情况辨证，包括患者的一般情况、息肉状况、本单位内镜及配套器械情况及内镜医生的操作技术等。

（三）术前准备

1. 充分了解患者的病史、治疗诉求、家族史以及一般情况，包括生命体征、全身重要脏器功能。检查血常规、凝血功能、肝肾功能及心电图、胸部CT等。

2. 向患者及家属充分沟通，说明内镜下治疗的必要性、治疗方法、术后治疗及注意事项、可能并发症及预防、处理措施和手段、术后随访事宜等，并签订治疗同意书。

3. 充分清洁肠道，避免因肠道残留内容物较多、视野欠佳导致漏诊、误诊，以及影响手术时操作。应避免使用甘露醇行肠道准备，因其可在肠道产生氢气和甲烷，在高频电治疗时会发生爆炸。

4. 充分检查高频电和氩气刀主机，以及其他相关配套器械。去除患者身上金属性衣物配件、首饰、假牙等，避免局部通电。

（四）治疗方法

1. 烧灼术

（1）高频电烧灼

采用500kHz左右的高频电流，利用其对机体的热效应，使局部组织内的蛋白质变性、干燥、凝固性坏死，从而达到毁损消除息肉（图3-1-1）（视频3-1-1）。

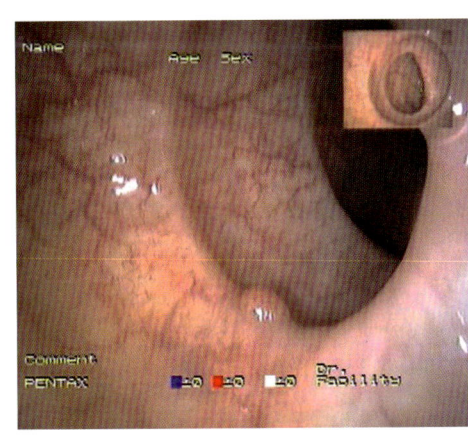

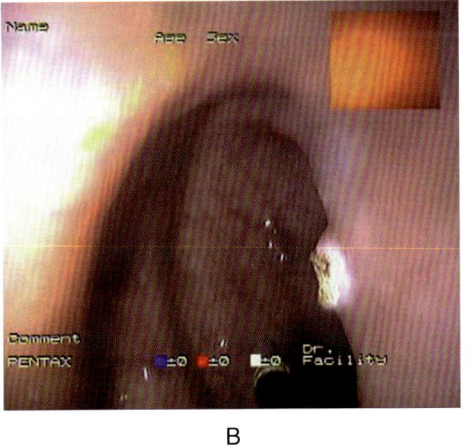

图3-1-1　内镜下结肠息肉高频电烧灼法
A.烧灼前。B.烧灼后

（2）氩气烧灼

氩气烧灼原理是高频发生器输出的高频高压电流将氩气电离成导电性极强的氩等离子束，氩等离子束将电极输出的电流（3~5mm的距离）导向人体创面组织产生热效应，实现组织失活和止血的效果。

氩等离子体具有导电性，可将高频电流集中在特定的组织部位，产生热能并直接烧毁组织，因此氩气刀可应用于消化道息肉的治疗（图3-1-2）（视频3-1-2）。

氩气刀为非接触性，局部治疗时产热减少，同时具有止血作用，因此息肉治疗时基本无出血、穿孔等并发症，比较安全，适用于较为矮小息肉的治疗，或较大息肉圈套、钳除治疗后的剩余处理。

2. 钳除术

（1）热钳术

热活检钳是可通电活检钳。在消化道息肉治疗时，医生首先使用热活检钳张开、夹取息肉，并稍微移动内镜头端，使钳头远离肠壁。然后通过踩踏电源踏板，激活电源，钳头会释放电能，局部产生热能。最终将组织样本切割或烧灼（图3-1-3）（视频3-1-3）。

热活检钳治疗时，活检钳提拉病变然后通电，狭窄部电流密度较大，产生切割作用，从而发生坏死，相当于组织样本被切除。同时，钳杯内的息肉因温度不高而保持完好，可送病理检查，不干扰组织学检查结果。

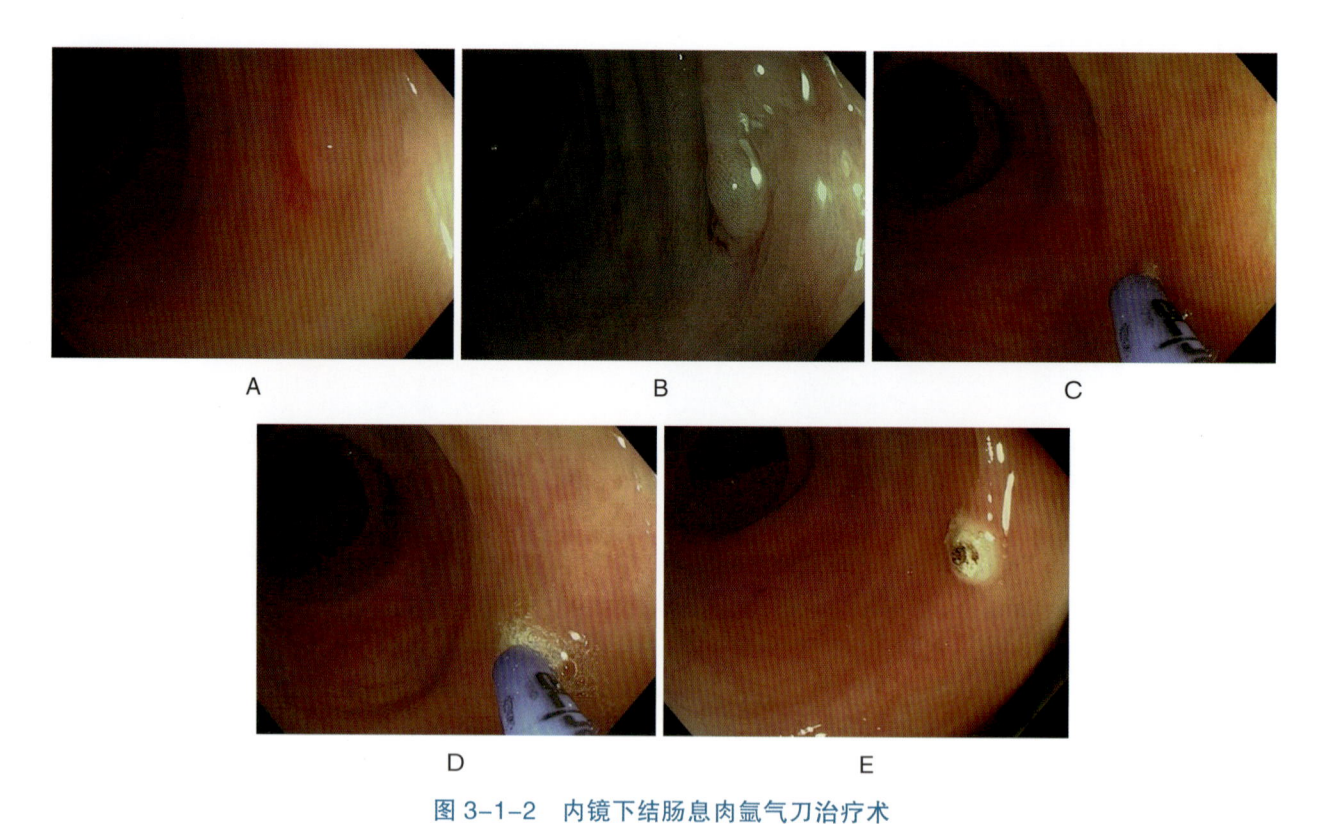

图 3-1-2 内镜下结肠息肉氩气刀治疗术

A、B. 降结肠可见一大小约 0.4cm 扁平息肉。C、D. 接近病变后用氩气刀烧除病变。E. 息肉完整烧除，创面无渗血

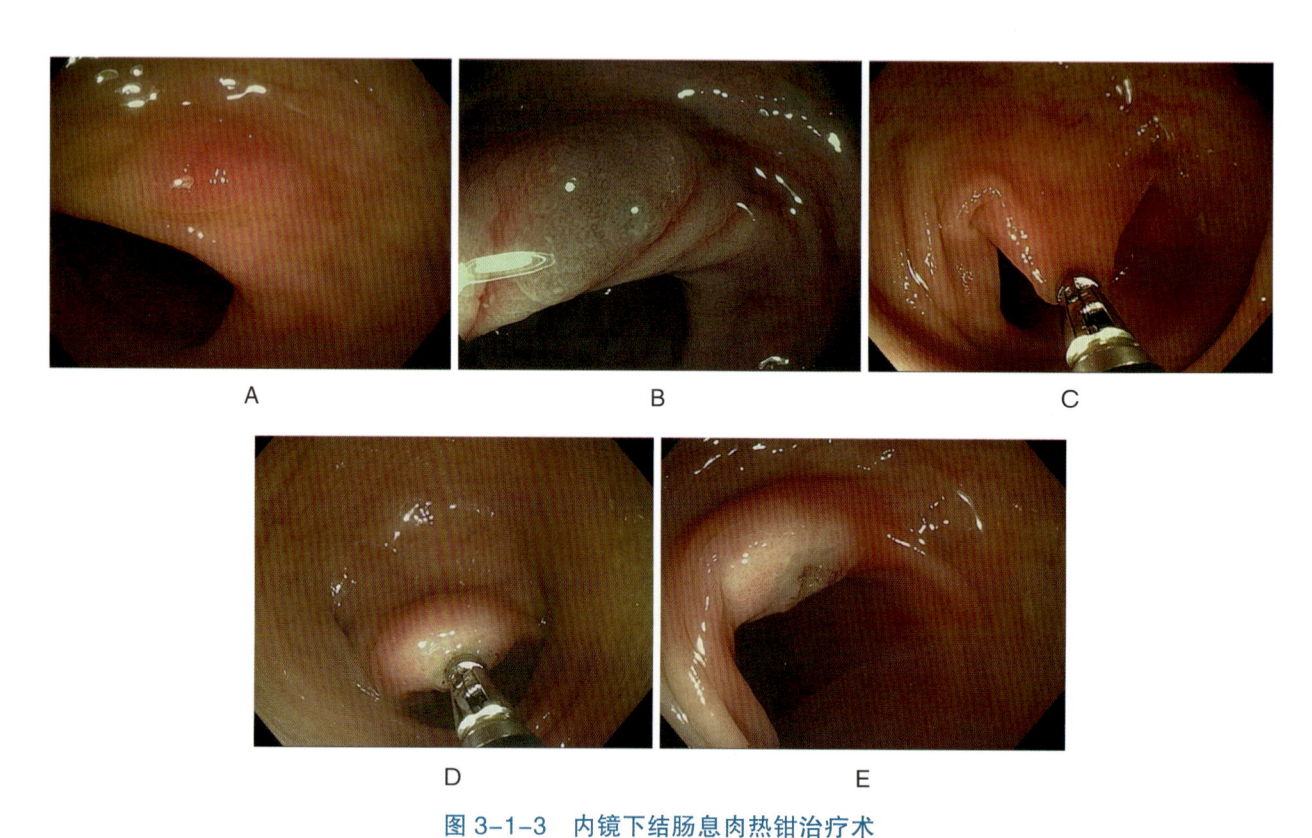

图 3-1-3 内镜下结肠息肉热钳治疗术

A、B. 降结肠可见一大小约 0.5cm 息肉。C、D. 热活检钳钳夹病变，高频电通电完整切除病变。E. 创面整洁，无渗血

（2）冷钳术

冷钳术是指用标准活检钳对息肉进行物理钳除的方法，是切除微小结直肠息肉（≤5mm）最常用的方法。

完全切除息肉非常必要，对于大于5mm息肉，残留率较高。出于有效活检目的而进行冷钳钳除后，可应用氩气刀烧灼创面，可保证完全切除息肉（图3-1-4）（视频3-1-4）。

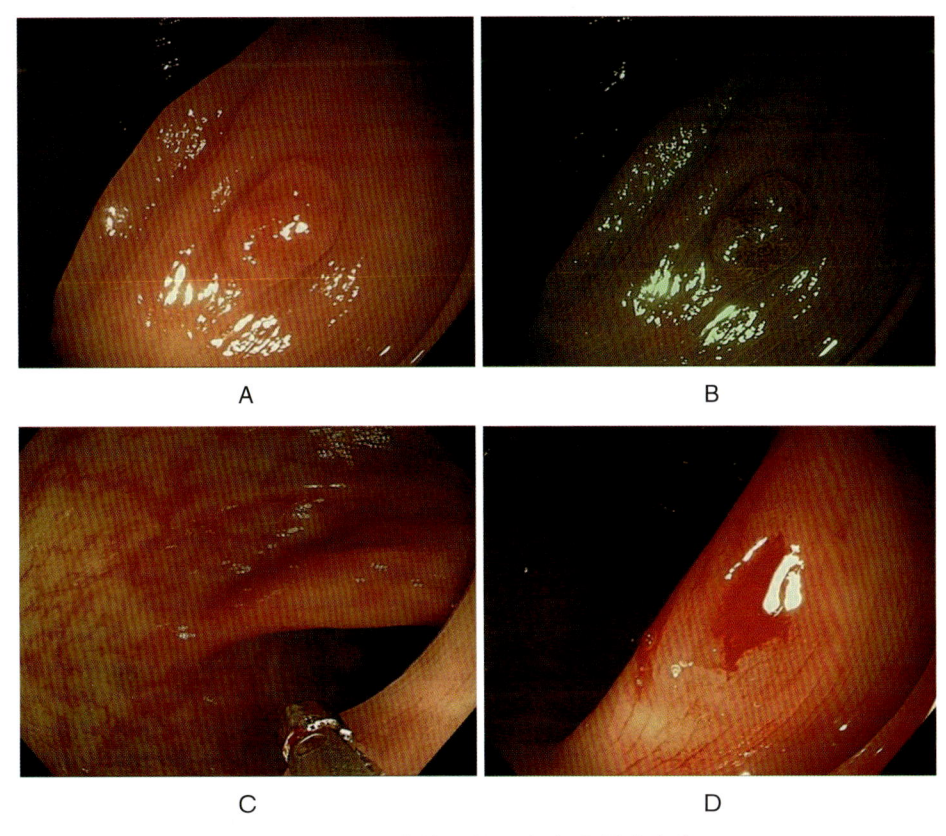

图 3-1-4 内镜下结肠息肉冷钳治疗术
A、B.横结肠可见一大小约0.5cm息肉。C.活检钳钳夹并钳除息肉。D.息肉完全钳除，局部少量渗血

3. 圈套切除术

圈套器圈套切除是大肠息肉治疗过程中常见的治疗方法。医生使用圈套器圈套息肉根部，通过高频电或机械力完整切除息肉。临床上根据是否通电分为热切除术和冷切除术。

（1）热切除术

热切除术是使用圈套器圈套息肉根部，然后通过高频电的切割能力切除息肉的方法。一般应用于0.6~2.0cm的大息肉，建议息肉治疗时常规进行黏膜下注射液体（图3-1-5~图3-1-7）（视频3-1-5）。

遇长蒂者，应保留0.5~1.0cm的蒂，不但可预防穿孔，也便于出血时进行止血治疗（图3-1-7）。也可做预处理，防止粗蒂出血，参见粗蒂息肉切除法。

1）分块切除 对于病变较大而平坦者，此时圈套器不能一次性整块切除，可采用圈套器分块切除。缺点：难以完整进行组织学评估；有病变残留、复发风险；对于浸润性癌有遗漏风险（视频3-1-6）。

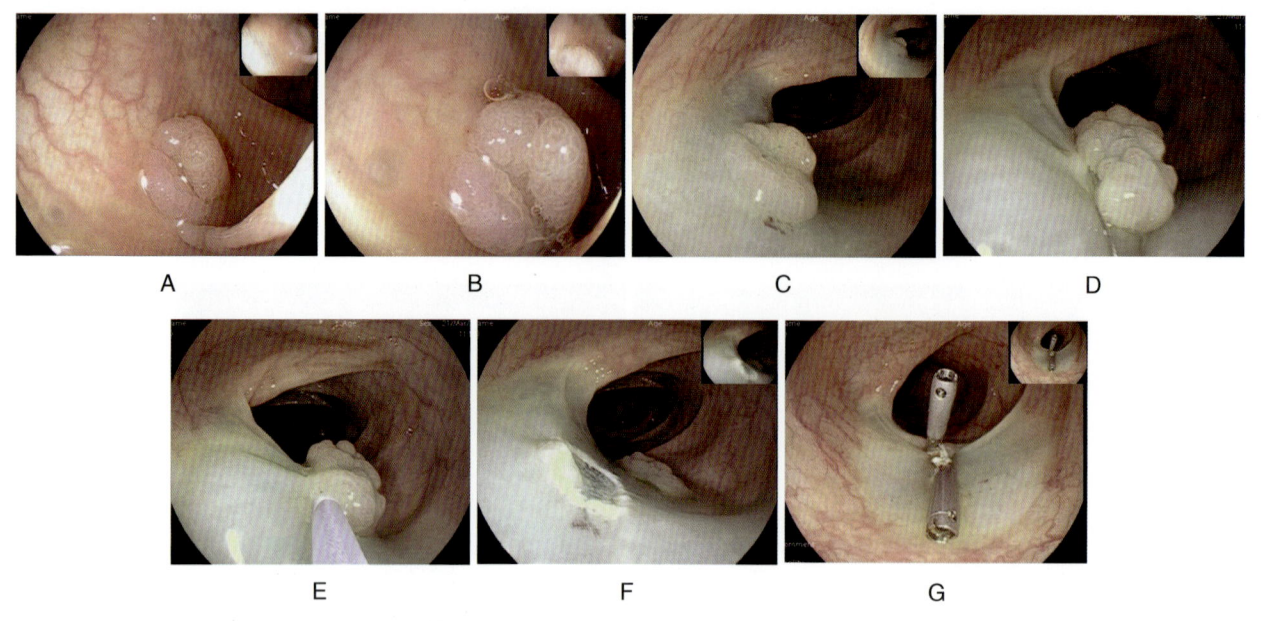

图 3-1-5　内镜下结肠息肉圈套器热切除术

A、B. 乙状结肠可见一大小约 1.2cm 广基息肉，呈分叶状。C. 亚甲蓝生理盐水注射后息肉隆起明显。D、E. 圈套器捕获息肉后，高频电通电热切除息肉。F、G. 息肉完全切除，创面光滑，未见渗血，黏膜下肠壁组织结构完整，创面以 2 枚钛夹夹闭

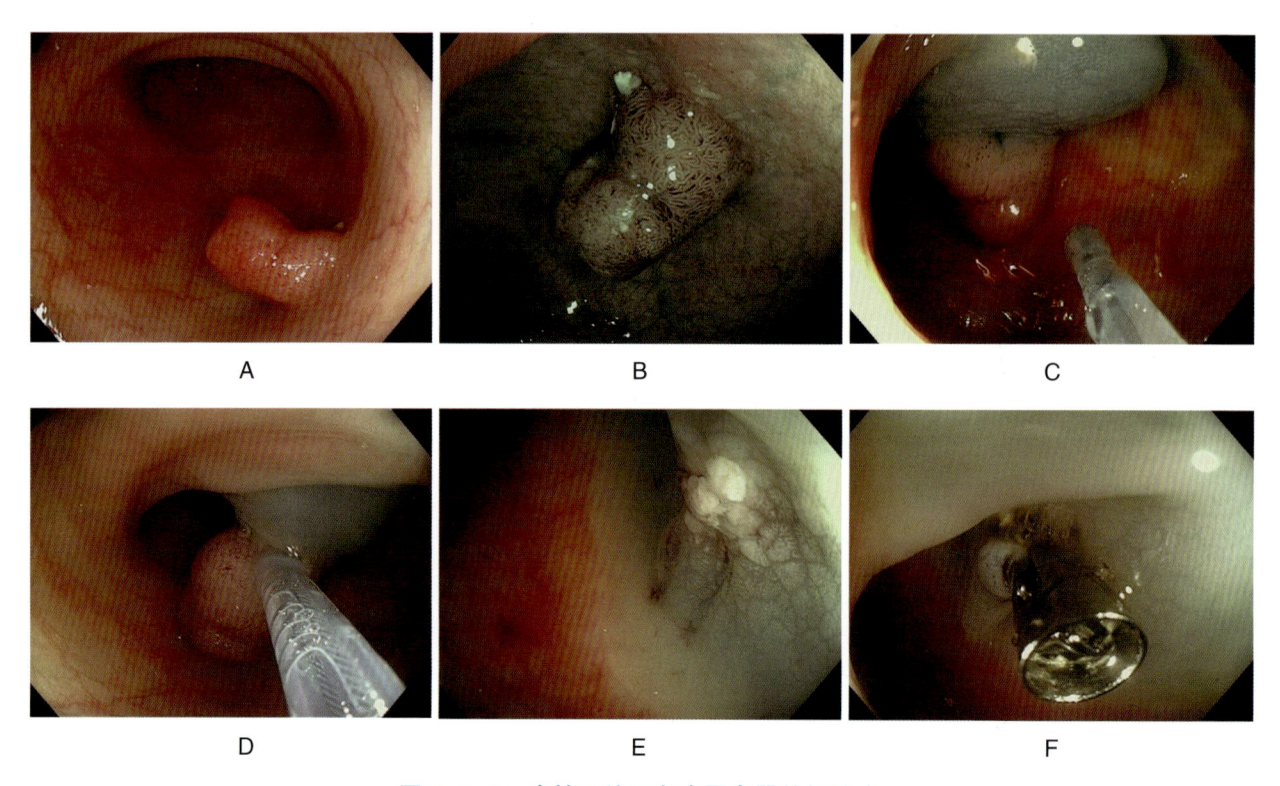

图 3-1-6　内镜下结肠息肉圈套器热切除术

A、B. 乙状结肠可见一大小约 1.2cm 带蒂息肉，其蒂粗细不清，表面颜色发红。C. 亚甲蓝生理盐水注射后息肉隆起明显。D. 圈套器捕获息肉后，高频电通电热切除息肉。E. 息肉完全切除，创面光滑，未见渗血，黏膜下肠壁组织结构完整。F. 创面以 1 枚钛夹夹闭

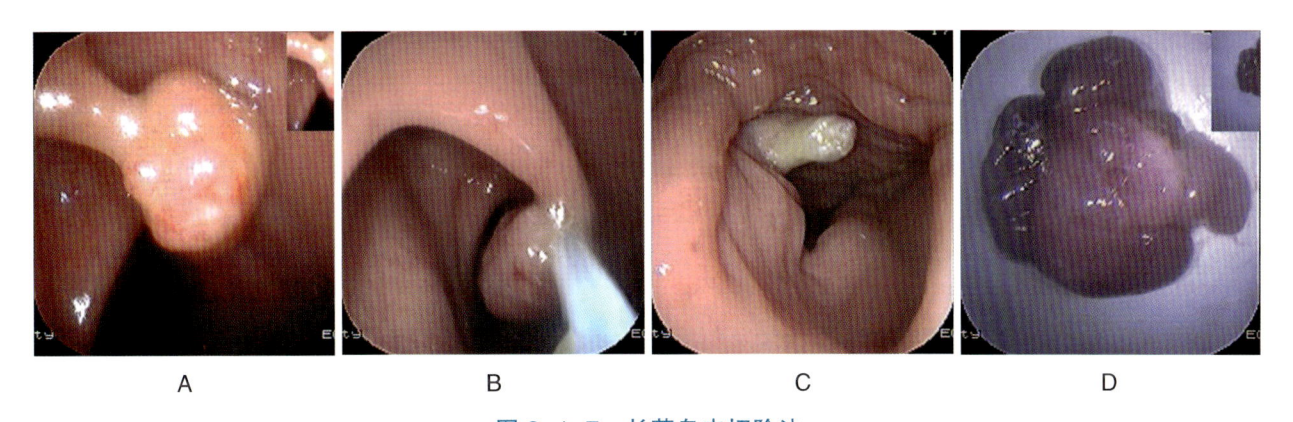

图 3-1-7 长蒂息肉切除法
A. 横结肠息肉。B. 圈套器电切。C. 残留蒂长 0.5~1.0cm。D. 切除的标本

2）粗蒂息肉的圈套器切除

a. 尼龙圈结扎蒂部圈套切除。粗蒂息肉由于其粗蒂内多有较粗大供血动脉，切除后易于出现出血并发症，因此圈套器切除前后应做好出血预防措施（图 3-1-8）（视频 3-1-7）。

b. 金属夹夹闭粗蒂圈套切除。完全阻断息肉血流，使其颜色变紫后再电切（图 3-1-9）（视频 3-1-8）。

c. 息肉基底部注射 1∶10 000 肾上腺素盐水，可收缩息肉供血血管，同时可抬举息肉，预防穿孔可能（图 3-1-10）（视频 3-1-9）。

视频 3-1-7　视频 3-1-8　视频 3-1-9

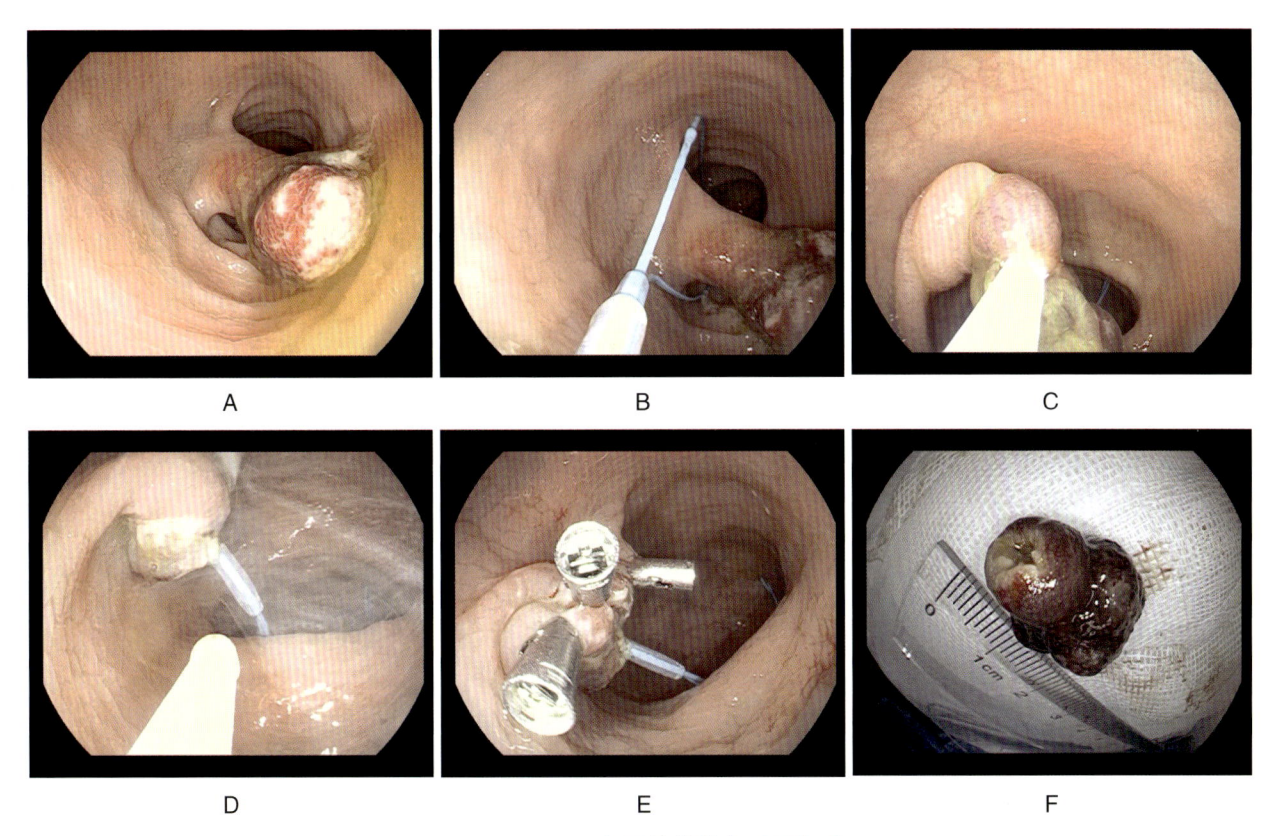

图 3-1-8 尼龙圈结扎蒂部后再切除
A. 粗长蒂息肉。B. 先用尼龙圈结扎蒂部。C. 圈套器在息肉底部电切。D. 息肉切除后的残蒂。E. 用金属夹夹闭残端。F. 切下的息肉标本

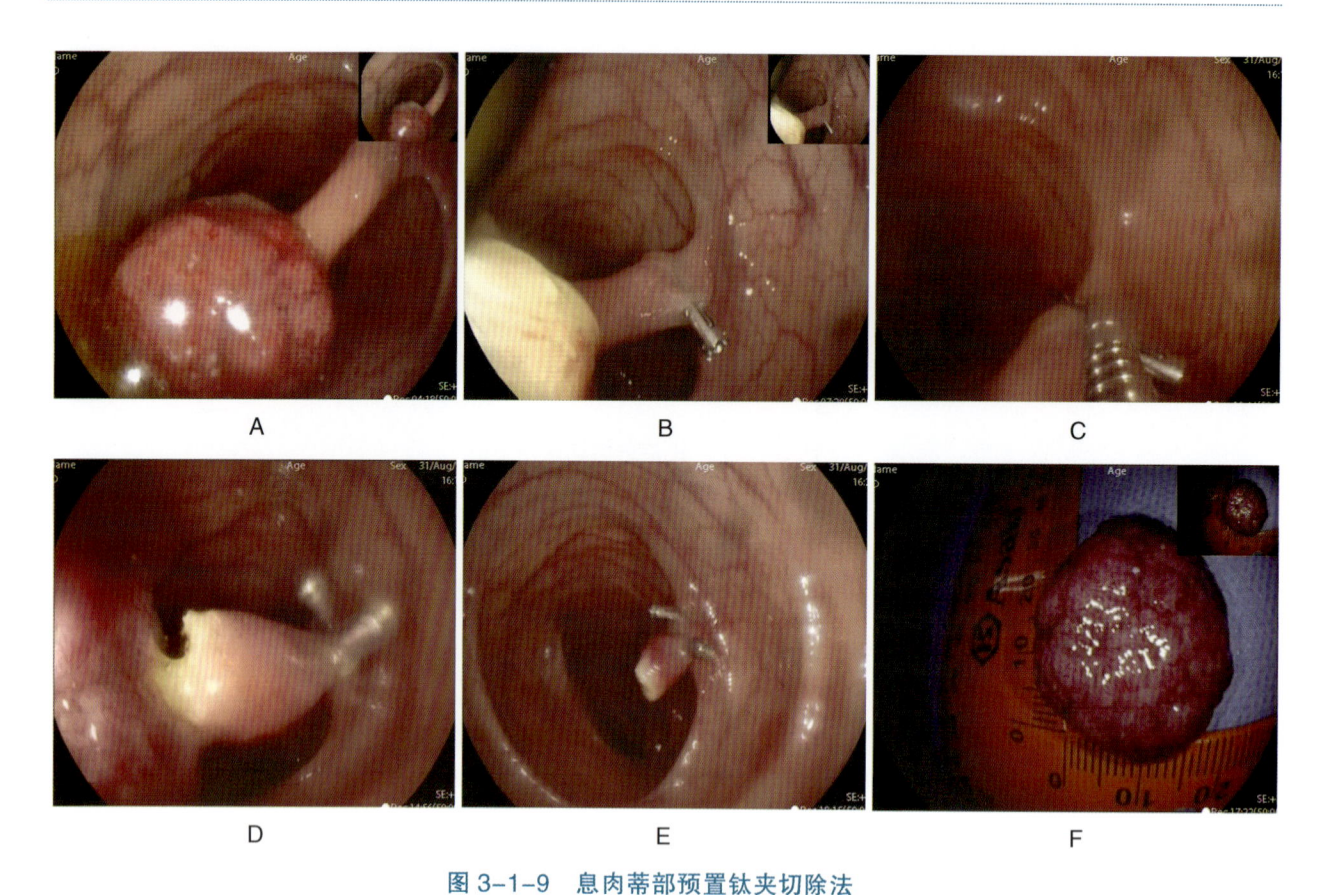

图 3-1-9 息肉蒂部预置钛夹切除法

A. 长蒂息肉。B. 钛夹钳夹蒂部。C. 粗蒂需多个钛夹完全夹闭蒂部。D. 电切息肉。E. 切除后的残蒂。F. 息肉标本

图 3-1-10 蒂部注射肾上腺素盐水切除法

A. 长蒂息肉。B. 蒂部注射。C. 注射后显示的蒂部。D. 电切息肉。E. 切除后的残蒂

（2）冷切除术

圈套器息肉冷切除术（cold snare polypectomy，CSP）是应用圈套器对结直肠小息肉进行物理切割，不采用高频电切除的内镜下治疗技术。与圈套器息肉热切除术（hot snare polypectomy，HSP）或内镜黏膜切除术（EMR）相比，CSP 完整切除率更高，且息肉回收率并无明显降低，无肠道穿孔风险，还可以减少迟发性出血，缩短手术时间。

适应证：长径 < 10 mm 的无蒂/扁平结直肠息肉，尤其是长径 6~9mm 的息肉（图 3-1-11、图 3-1-12）（视频 3-1-10）。

视频 3-1-10

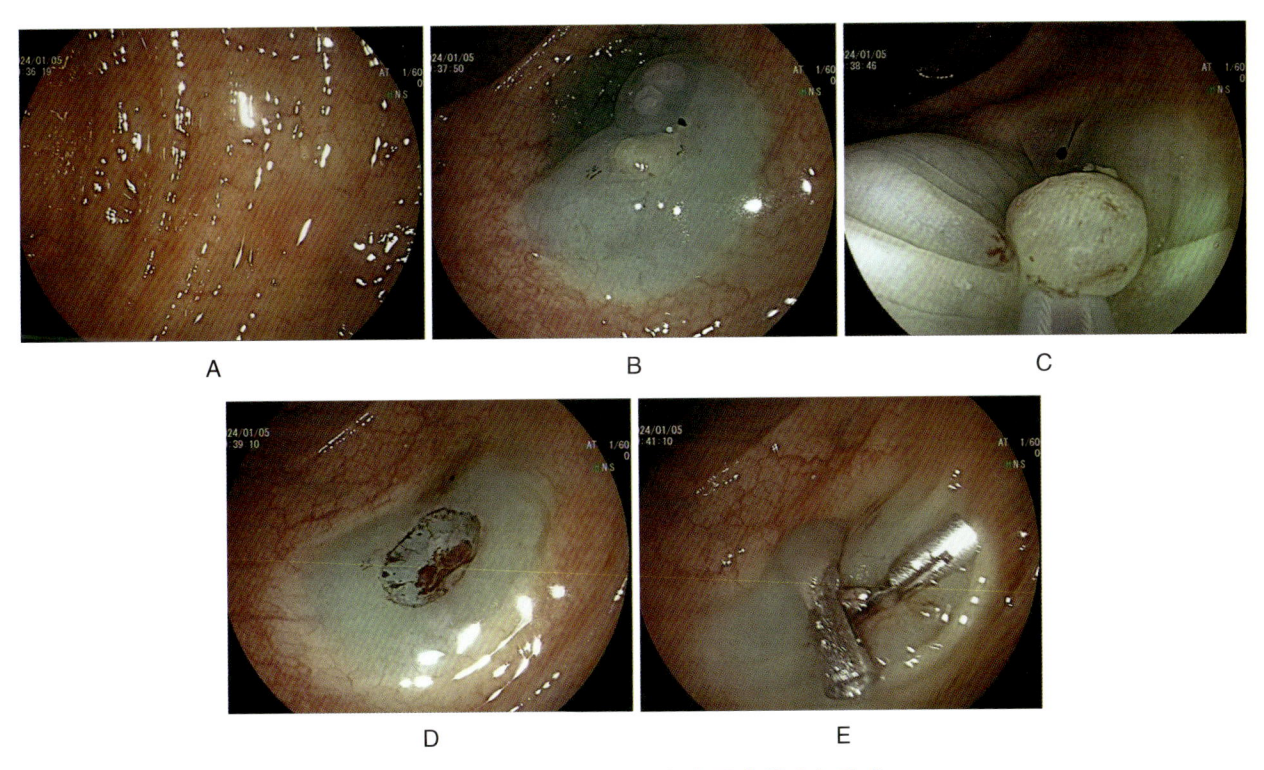

图 3-1-11 内镜下结肠息肉圈套器冷切除术

A.乙状结肠可见一大小约0.5cm扁平息肉。B.亚甲蓝生理盐水注射后息肉隆起明显。C.圈套器捕获息肉,行冷切除。D.息肉完全切除,创面光滑,少量渗血,黏膜下肠壁组织结构完整。E.创面以2枚钛夹夹闭

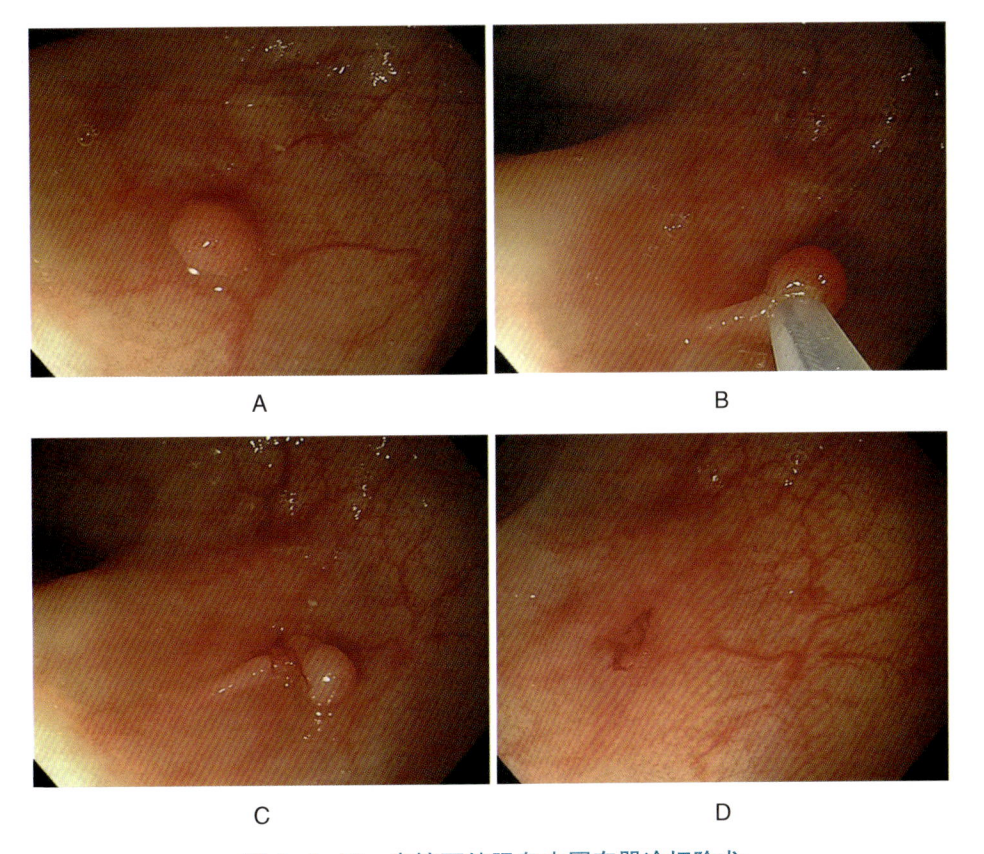

图 3-1-12 内镜下结肠息肉圈套器冷切除术

A.乙状结肠可见一大小约0.5cm扁平息肉。B、C.圈套器捕获息肉,行冷切除。D.息肉完全切除,创面光滑,少量渗血,黏膜下肠壁组织结构完整

（3）注水法切除术

传统内镜黏膜切除术是通过结肠内注入气体，进行黏膜下切除息肉，注水内镜黏膜切除术（underwater endoscopic mucosal resection，UEMR）是以水代替气体注入肠道，将息肉浸于水中进行切除（图3-1-13）（视频3-1-11）。

视频3-1-11

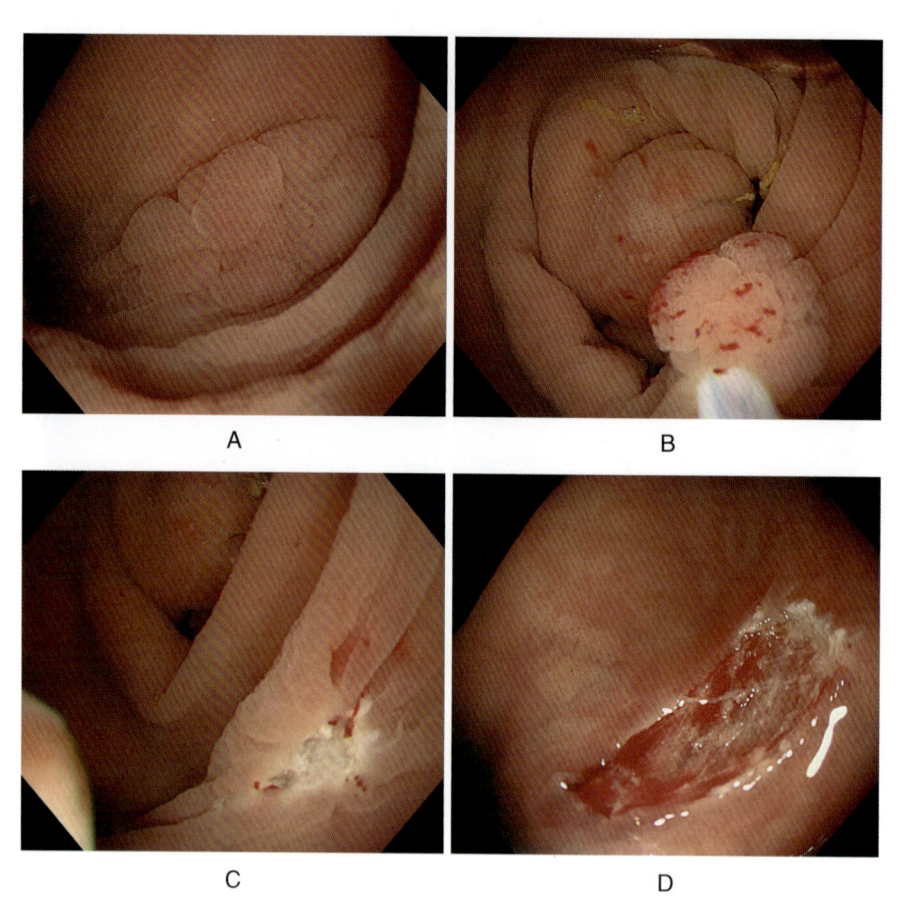

图 3-1-13　注水内镜下结肠息肉切除术

A. 乙状结肠可见一大小约1.8cm扁平息肉。B. 圈套器捕获息肉，行冷切除。C、D. 注水内镜、常规内镜下观察，息肉完全切除，创面光滑，少量渗血，黏膜下肠壁组织结构完整

（五）并发症及防治

1. 出血

出血为内镜下治疗最常见的并发症，大多数为少量渗血，极少数患者可出现消化道大出血，甚至危及生命。先予内科保守治疗（参见有关章节），极少数患者可出现大出血而内镜下治疗无效，此时可寻求外科手术治疗。

少数患者可于术后 2~3d 出现迟发性出血，量少时给予药物治疗和观察。量大者可行内镜下诊断及止血治疗。

2. 穿孔

常见的原因主要为切除时圈套器、热活检钳等距离基底部过近，或将正常组织过多圈套、视野不清盲目电切导致圈套器等与正常肠壁接触而通电、使用电凝过度等。极少数患者可因肠道过度充气而导致创面局部破裂、穿孔。

息肉底部注射亚甲蓝盐水，可使黏膜层的病变与肌层充分分离，提高病变的视野清晰度，使圈套器、活检钳等易于捕获病变，同时可避免圈套器等电流累及肌层而减少穿孔风险。因此，切除前应充分注射使息肉充分隆起。穿孔处理见有关章节。

3.感染

结肠息肉治疗术后极少出现感染。创面较大、局部分别残留较多及患者免疫力低下患者可能出现。对于此类患者可应用抗生素预防术后感染。

（六）随访

不同国家的息肉切除后随访时间间隔不同，我国 2014 年制定的指南中，随访时间如表 3-1-1 所示，2023 年《中国结直肠癌及癌前病变内镜诊治共识》沿用了这个意见。

表 3-1-1　随访时间

初次结肠镜检查结果	结肠镜随访间隔（年）
无息肉	3~5
1~2 个，＜10mm 的管状腺瘤	2~3
3~10 个管状腺瘤	1~2
≥10 个腺瘤	1
≥1 个，＞10mm 的管状腺瘤	1~2
≥1 个绒毛状腺瘤	1~2
腺瘤伴高级别上皮内瘤变	1~2
锯齿状病变	
＜10mm、无上皮内瘤变的无蒂锯齿状息肉	2~3
≥10mm 或伴有上皮内瘤变的无蒂锯齿状息肉或传统的锯齿状腺瘤	1~2
锯齿状息肉病综合征	1

（李　永　王进海）

第 2 节　大肠出血止血术

（一）概述

大肠出血是临床常见的症候群，是由多种疾病导致的回盲瓣和肛门之间的出血，占全消化道出血的 20%~30%。大肠出血好发于老年人，多数患者出血为自限性，但严重时也可危及生命。我国大肠出血的主要病因包括结直肠癌（24.4%）、息肉（24.1%）结肠炎（16.8%）、肛门直肠疾病（9.8%）及炎症性肠病（9.5%）等。西方国家高发的结肠憩室在我国较为少见，可能与东西方人群的遗传背景及饮食结构差异有关。但我国结直肠肿瘤和炎症性肠病的发病率不断增高，逐渐和欧美国家趋同。近年来开展的息肉切除、EMR、ESD 等治疗引起的迟发性出血也是大肠出血的原因之一。

大肠出血的临床表现通常取决于出血部位、出血量和病因。左半结肠急性出血往往导致鲜红色血便；而右半结肠出血在肠腔内停留时间相对较长，其颜色更暗，少数患者甚至为黑便；直肠或者肛门出血可表现为鲜血便、便中带血或便后滴血。肠内容物成形于乙状结肠和直肠，因此近端结肠出血时血液与粪便往往混合，而远端结肠或直肠出血时血液与粪便分开。需要注意的是，有10%~15%的患者由于出血速度较快，也可表现为鲜血便，此时多伴有血流动力学不稳定。

结肠镜可直视下观察黏膜病变并取活检是诊断大肠出血病因的最佳方法。除了可以明确病因外，部分病例还可以在内镜下止血。基于这些优势，目前结肠镜已经成为大肠出血的首选诊疗手段。

（二）适应证和禁忌证

（1）适应证

有鲜血便或黑粪但上消化道镜检未发现出血病灶者；持续活动性出血或再出血可能性大者；不愿手术或无法手术者。

（2）禁忌证

患者呼吸循环不稳定，结肠镜检查禁忌者。

（三）术前准备

同结肠镜检查，聚乙二醇安全性较好，不增加再出血风险，是首选清肠剂，推荐剂量为3~4L。带有注水功能和大直径工作钳道的治疗内镜的使用日益普遍，在一定程度上也减少了对肠道准备的依赖，有学者认为急诊结肠镜不一定都需要肠道准备。下述情况可不用清肠剂而直接试行结肠镜。

1. 病情不允许肠道准备，例如出血速度较快而导致血流动力学不稳定。
2. 预先掌握了出血部位和原因，例如息肉切除术后出血。
3. 估计出血位于直肠或左半结肠，且医生有一定把握在内镜下止血。

（四）止血方法

1. 机械止血法

机械止血主要包括内镜止血夹止血法和结扎止血法。

（1）止血夹止血法

止血夹止血法是临床常见的内镜下止血方法，主要是利用止血夹夹闭时产生的机械力作用于出血的血管，使其血流被止血夹阻断，止血夹还能起到一定的缝合创面的作用，利于创面的修复。该方法主要用于内镜下波动性出血或喷血、活动性出血以及有裸露的血管残端等较大出血量者，但不宜用于大面积弥漫性出血及周围组织硬化的情况。

常用的止血夹可分为非降解材料止血夹和可吸收高分子止血夹。非降解材料止血夹为金属夹，其中钛夹为临床手术中常用的止血夹（图3-2-1）。钛夹有一定的缺陷：①容易导致炎症反应；②导电性可能会增加电凝风险；③影响术后影像学检查；④增加患者的经济负担和身心负担（视频3-2-1）。

可吸收高分子止血夹以Lapro-Clip夹和ABSOLOK结扎钉夹为主。可吸收高分子止血夹有优秀的生物降解性和物理机械性能，这些材料的使用对术者操作要求较高，费用较高也是其缺点之一。

视频3-2-1

近年来临床上出现可旋转的止血夹给操作者更宽泛的操作范围，更容易对齐出血的血管。对于

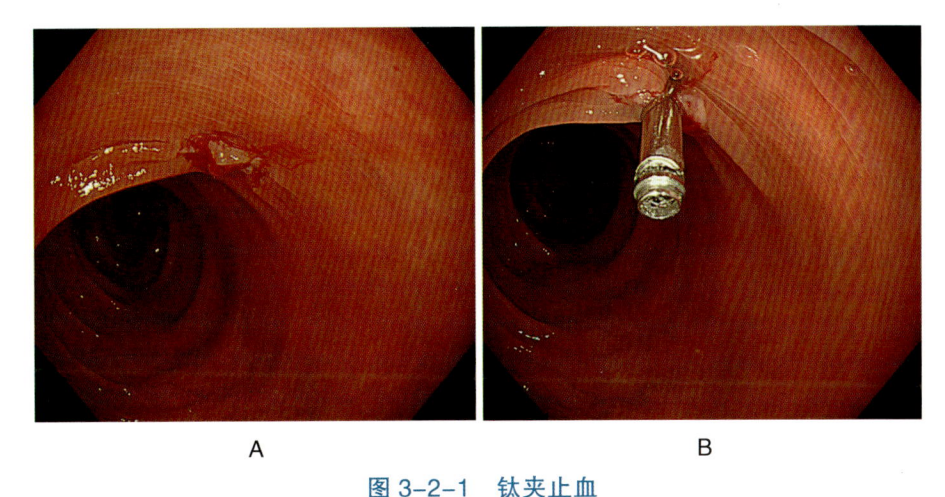

图 3-2-1 钛夹止血
A. 结肠息肉圈套器冷切后创面渗血。B. 用钛夹夹闭创面，渗血止住

憩室出血的患者，特别是右结肠的病变，推荐使用止血夹止血。对大血管严重出血或大纤维溃疡的患者，OTSC夹（the over the scope clip）可以克服标准夹子或热凝在高危出血病灶中的局限性，提高治疗成功率，降低再出血率，是一种有效的一线止血方式。OTSC夹完全可以适用于大肠出血，但其成本较高（图3-2-2）。

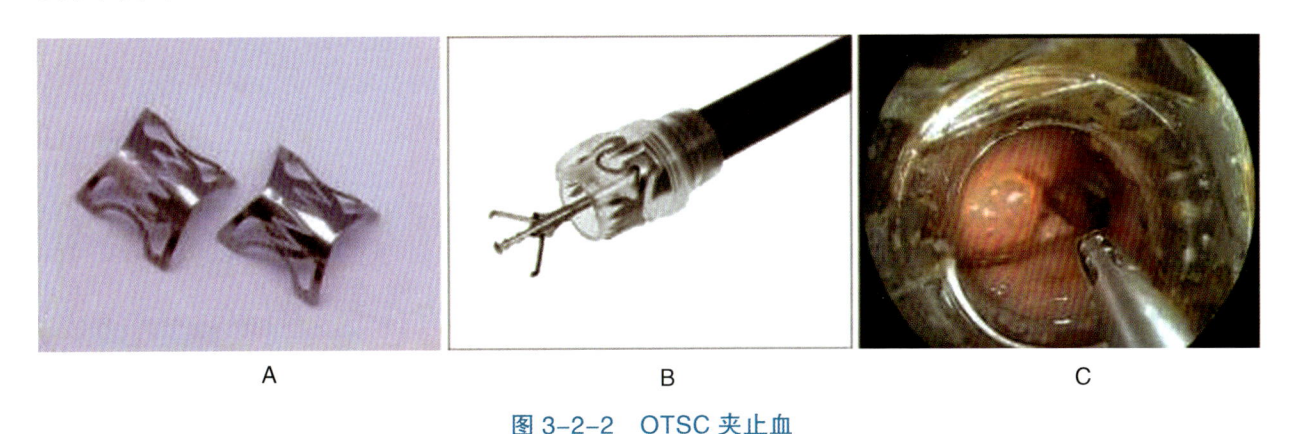

图 3-2-2 OTSC 夹止血
A. 由镍钛诺制成的 t 型和 gc 型 OSTC 夹。B. 安装在内窥镜顶端的 OTSC 系统，使用 Twin Grasper 作为辅助工具。C. 使用 OTSC 系统夹闭病变部位［引自 Kato M. Endoscopic Therapy for Acute Diverticular Bleeding. Clin Endosc, 2019, 52（5）: 419-425.］

（2）结扎止血法

结扎止血法是在第一次进镜明确出血部位后，将标记夹放置在最近的点，退出内镜，准备内镜结扎装置，再将内镜贴近出血点，并用透明帽对准病变负压吸引出血点，释放橡皮圈，送气并缓慢退镜，使被结扎的组织脱离，观察结扎后是否继续出血，可重复操作（图3-2-3）。此种方法适用于出血量较少且有充分视野的憩室出血情况。

选择结扎还是夹闭取决于可用性，以及器械使用的舒适性和出血憩室的大小。有研究表明结扎止血比夹闭更有效，可避免介入或外科手术。并且对于治疗出血性憩室，结扎更具有优势，因为大多数消化内科医生都熟悉这一技术，并且大量研究表明专家和非专家级别的内镜医生都可以进行结扎治疗出血憩室，两者具有相似的安全性、有效性（100%）和手术时间，并且结扎的复发出血率比夹闭稍低。而对于非结肠憩室出血，有研究表明，结扎止血法也是一种有效且安全的内镜治疗方法。内镜可脱性圈套结扎术是一种新兴的技术，这项技术允许通过钳孔插入结扎圈套，而无须取出内镜，对治疗憩室出血具有优势，但仍需要更多的研究来确定这种技术是否能被广泛应用于治疗下消化道出血。

实用结肠镜学

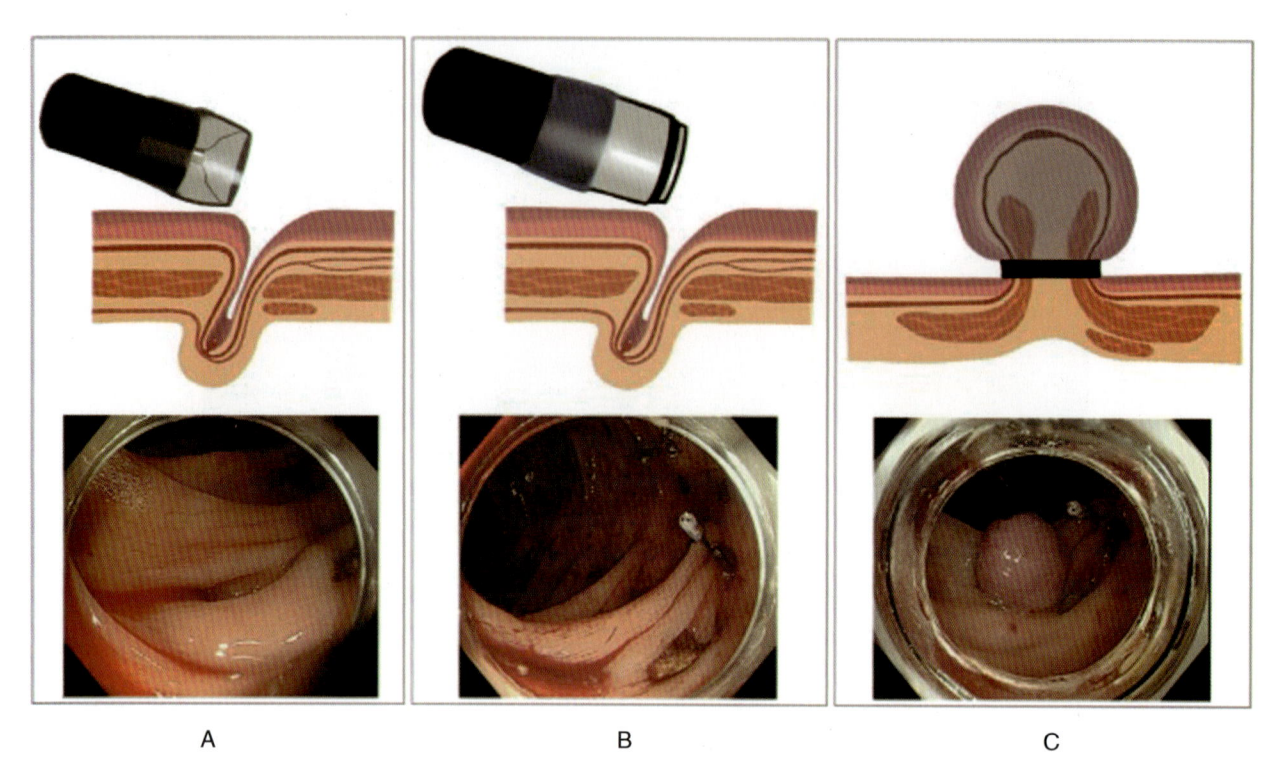

A   B   C

图 3-2-3 内镜下憩室结扎止血

A.在出血憩室附近放置标记夹，然后重新插入带有结扎装置的结肠镜。B.用标记夹轻松识别出血点。C.释放套扎环后的图片，理想情况下结扎包括出血点的两侧肌壁［引自 Kato M. Endoscopic Therapy for Acute Diverticular Bleeding. Clin Endosc, 2019, 52（5）: 419-425.］

2.喷洒止血法

喷洒止血法主要用于出血面积较大但出血量不大的患者，常用的药物包括巴曲酶（立止血）、孟氏溶液、凝血酶、去甲肾上腺素、肾上腺素、多糖可吸收止血材料等。喷洒止血药物会一过性降低内镜的可视性，在止血无效时可能会干扰其他治疗方式。单一喷洒止血法往往可能难以达到止血效果，最好联合其他止血方法进行治疗。多糖可吸收止血材料是一种相对新型的止血材料，包括复合大孔聚多糖可吸收止血材料和复合微孔多聚糖止血粉，当与胃肠道中的湿气接触时，这种粉末会变得具有黏性，从而成为止血的机械屏障，具有促进血细胞凝聚、血小板黏附的功能，对血液吸收速率快、吸收量大，在小动脉性出血时的止血作用更强，可作为一款创伤、急救止血产品，用于体表及内脏止血（图 3-2-4）。

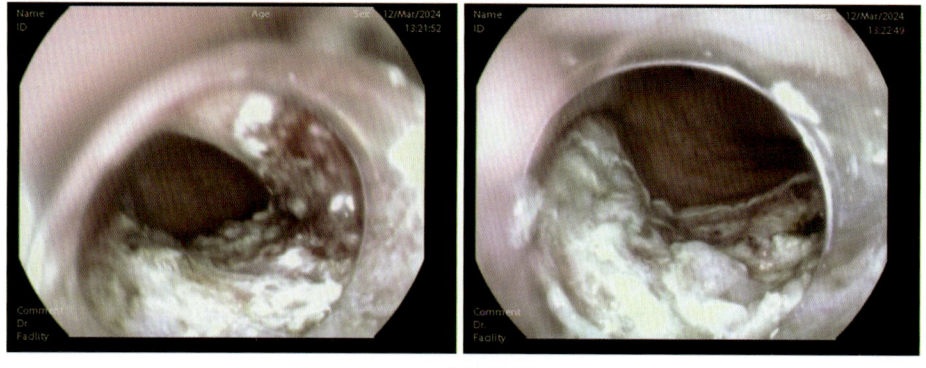

图 3-2-4 喷洒多糖止血粉

3. 注射止血法

注射止血法主要适合局部静脉、小动脉等出血以及息肉切除后止血，常用药物有 1∶10 000 肾上腺素生理盐水、无水乙醇、1% 乙氧硬化醇、5% 鱼肝油酸钠等。临床常用 1∶10 000 肾上腺素生理盐水对病灶周围多点黏膜处进行注射，利用肾上腺素使局部血管收缩，并促进血小板聚集以达到止血目的。但是单一药物治疗的再出血率为 26.1%，且单独使用容易造成灶性黏膜损伤。联合其他治疗法进行注射治疗的效果更好，可选择的联合方法常见的是热凝治疗。一些导致组织硬化的硬化剂（如氨基乙醇、酒精等）注射到血管周围黏膜组织中引起血栓以止血，但易并发穿孔，应在使用前充分评估（图 3-2-5）。

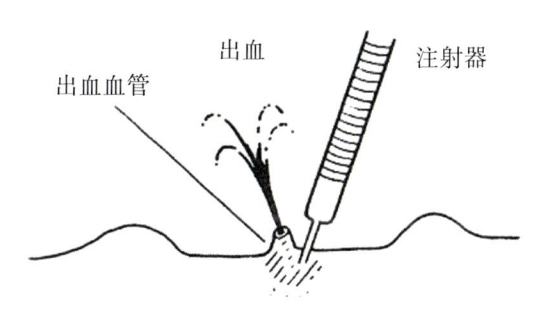

图 3-2-5 注射止血示意图

4. 热凝治疗

热凝治疗是通过压迫出血点和凝固血管以达到止血作用的内镜下止血治疗，可分为接触性热凝固法和非接触性热凝固法。接触性包括单极电凝、双极电凝、多级电凝、热探头等，非接触性包括激光微波、氩等离子体凝固术等。该方法常用于小血管出血，如非动脉非静脉曲张破裂型出血，血管畸形病变出血等出血量不大的弥漫性浅表性出血。这一方法视野清晰，可用于大面积止血；但难控制热凝深度和组织失活程度，易导致穿孔，且电极直接接触组织易导致粘连，影响疗效，并可能引起再出血。注意结肠憩室缺少肌层，双极电凝治疗有穿孔的危险，在该部位通常不使用。

（1）内镜下高频电凝固法

内镜下高频电极接触出血处，使局部组织蛋白凝固，达到止血目的。此法弊端为探头与组织可能有粘连，造成再次出血（视频 3-2-2）。

视频 3-2-2

（2）内镜下氩离子凝固术

内镜下氩离子凝固术（APC）是一种非接触性热凝治疗，具有自限性、自动导向性等优点。该技术利用氩气离子化后传输高频能量凝固组织表层来止血。氩气喷头可不直接接触碰出血部位，与创口间的最佳距离为 2~8mm，因此，此法特别适合于表面治疗，不易粘连且可以防止分离粘连导致的出血。据报道，APC 的穿孔率为 1%。治疗后再出血率高达 34%，许多患者需要持续补充铁质以进行长期随访。大多数患者需要接受不止一个疗程的内镜治疗，并且使用时需要注意将气体流量设置成尽可能低的速率，以减少发生气体栓塞和氩相关性气腹的风险（图 3-2-6）（视频 3-2-3）。

视频 3-2-3

（3）内镜下激光止血法

内镜下激光止血法属于非接触性热凝治疗。该方法利用激光吸收入组织后转变为热能，引起组织蛋白凝固，血管收缩闭塞，血栓形成，使出血停止。将光导纤维插入活检孔，头端不伸出内镜前端，将内镜与光导纤维插入后，送出光导纤维头端，对准病灶进行重复照射，直至直视下出血完全停止，并继续观察 5min，无再出血即可拔镜。激光止血法一般无副作用，若功率过大可能导致全肌层损伤，甚至穿孔，治疗时注入二氧化碳可减少并发症，临床未全面推广应用。

5. 内镜下联合止血

内镜下联合止血常应用于出血量较大的患者，常选择先用止血夹止血，再联合注射法注射肾上腺素生理盐水等，也可以应用热凝、注射、止血夹止血联合治疗，还可以用钛夹联合 APC 或注射药

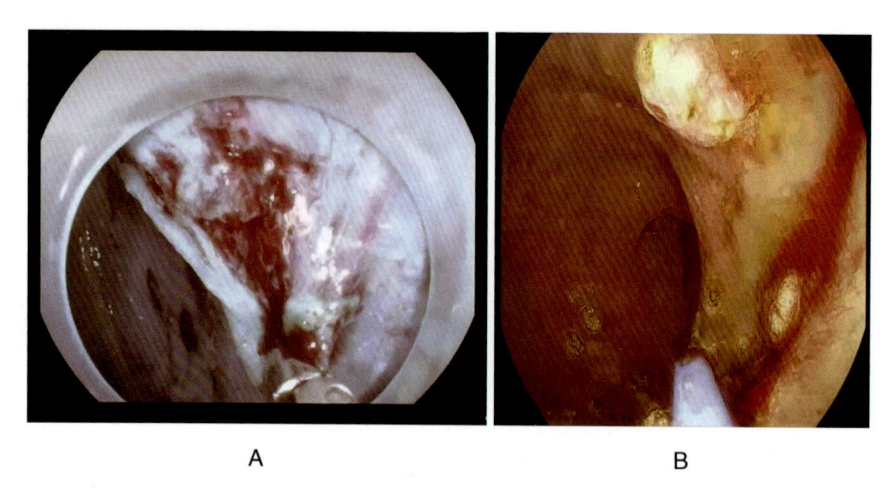

图 3-2-6 凝固止血术
A. 高频电凝止血。B.APC 止血

物联合 APC 止血。联合止血的方案有很多，最主要是要根据每个患者的具体情况选择最适宜的止血方法，若一种止血方法便可达到止血目的，便不必强求联合止血治疗。

（赵菊辉）

第 3 节　内镜黏膜切除术

（一）概述

内镜黏膜切除术（endoscopic mucosal resection，EMR）是指在病灶的黏膜下层内注射药物形成液体垫后切取大块黏膜组织的方法。对于肿瘤病灶使用内镜黏膜切除术，首先用注射针向肿瘤的黏膜下层局部注射生理盐水等液体，然后用圈套器勒紧病变，使用高频电切除。在分片 EMR 技术中，在巨大结节或癌变的区域应该首先做一大块切除，以便用于做精准的组织病理学诊断，然后再将残余的平坦部分小心地一块一块地切下来。

（二）操作方法

（1）患者准备

肠道准备同结肠镜检查。服用抗凝药（如华法林）、抗血小板聚集药（如阿司匹林等）需停药 1 周以上。常规查凝血功能、血常规及心电图等。术前可以注射山莨菪碱（654-2）10mg 或丁溴东莨菪碱 20mg，以抑制肠蠕动。

（2）术中用药

可用于黏膜下注射的药物有生理盐水、葡萄糖注射液、果糖氯化钠注射液、透明质酸钠溶液或 1∶20 000 肾上腺素盐水等。局部止血用药有去甲肾上腺素、血凝酶或凝血酶等。

（3）设备器械

除内镜、高频电发生器外，需要准备透明帽、注射针圈套器、止血钳、止血夹等附件。

（4）常用的内镜黏膜切除方法

1）息肉样切除法　先仔细观察并确定病灶边缘。必要时可使用染色剂喷洒染色可疑部位后再观察，用内镜注射针在病灶基部周围边缘黏膜下分点注射生理盐水或 1∶20 000 肾上腺素盐水使之与黏膜下层分离并明显抬举；圈套器套在病灶的基底部，并确保凝固点以内组织均在圈套钢丝内而肌层未被套扎住；收紧圈套，电凝切除；切除的标本立即回收送病理检查（图 3-3-1）。该方法简单方便，但存在着注射液体在黏膜下层扩散较快、平坦型病变不易圈套、圈套钢丝易滑脱导致切除不完全等问题（视频 3-3-1）。

视频 3-3-1

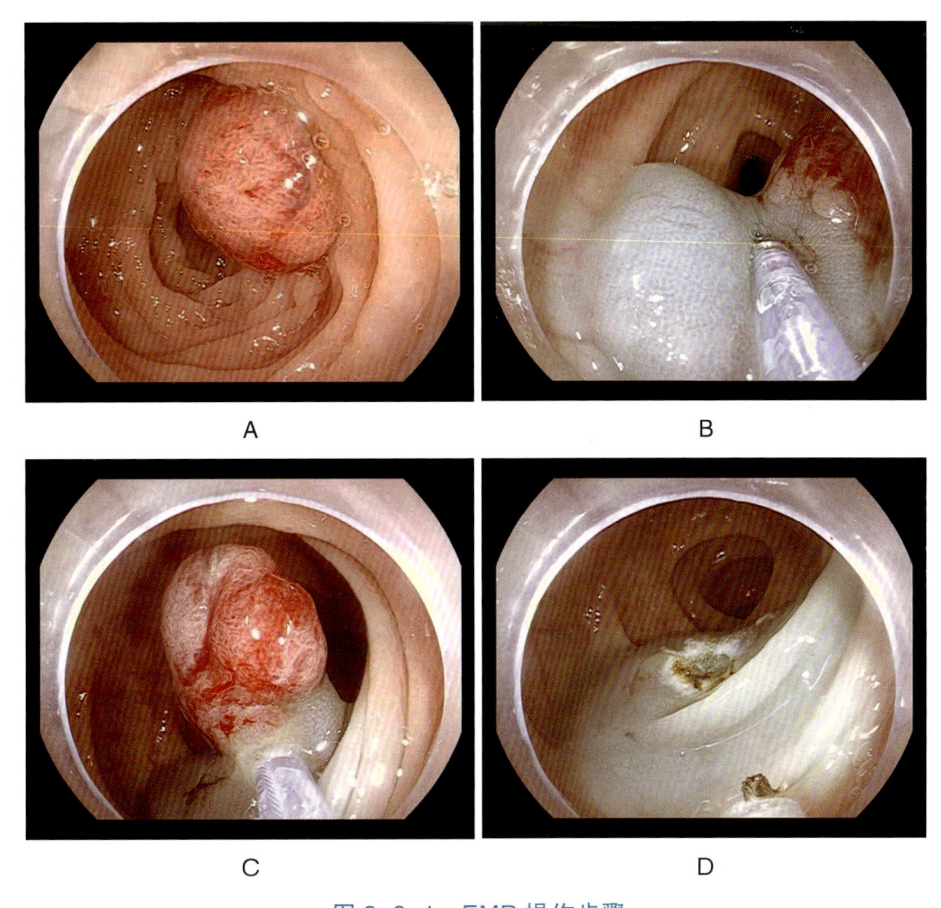

图 3-3-1　EMR 操作步骤

A. 确定病灶范围。B. 病灶黏膜下注射。C. 圈套器凝切。D. 创面

2）尖端锚定法黏膜切除术（Tip-in EMR）　对于一些较大的结直肠病变，尤其是平坦的病变，因为圈套对病变固定不完全，传统的 EMR 方法经常难以整块切除病变，因此产生了一种改良的 EMR 方法，在黏膜下注射后将圈套器尖端（Tip）电切锚定于病变近端的黏膜下层内（in），随后更容易圈套抓取整个病变（图 3-3-2）。研究表明该方法对于中等大小（15~25mm）的病变有更高的整块切除率。

3）水下内镜黏膜切除术（underwater EMR，UEMR）　传统 EMR 为使肠管更好地可视化，通常以充气的方式扩张肠管，但充气会使肠壁变薄从而增加了穿孔风险。水下内镜黏膜切除术方法为肠道中充水，结肠息肉在水下自然起浮，息肉浸入水下时漂浮离开固有肌层形成更致密的组织，因此在不需要黏膜下注射的情况下使息肉更易诱捕和整体切除，故 UEMR 更适用于扁平病变或者纤维化病变的切除，降低了圈套难度和穿孔风险（图 3-3-3）（视频 3-3-2）。

视频 3-3-2

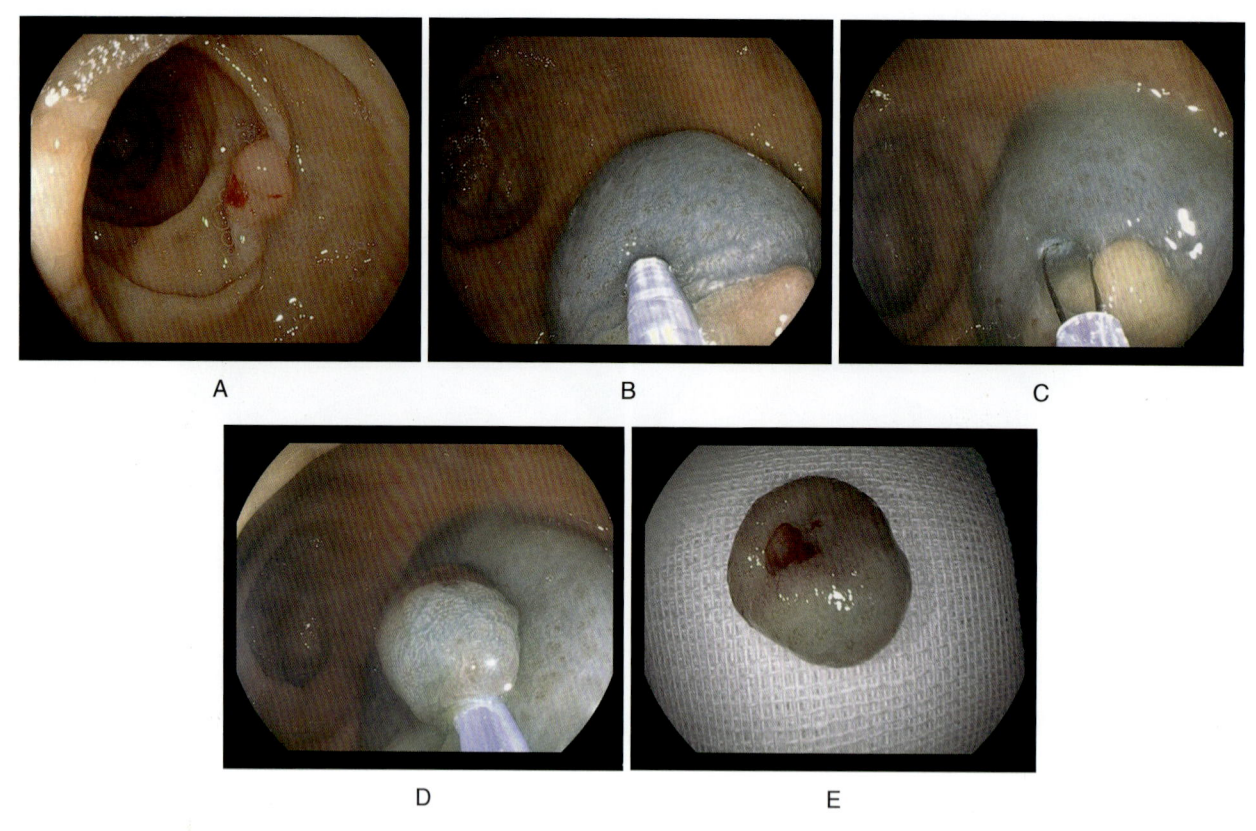

图 3-3-2　Tip-in EMR
A. 病灶。B. 黏膜下注射。C.Tip-in。D. 圈套。E. 标本

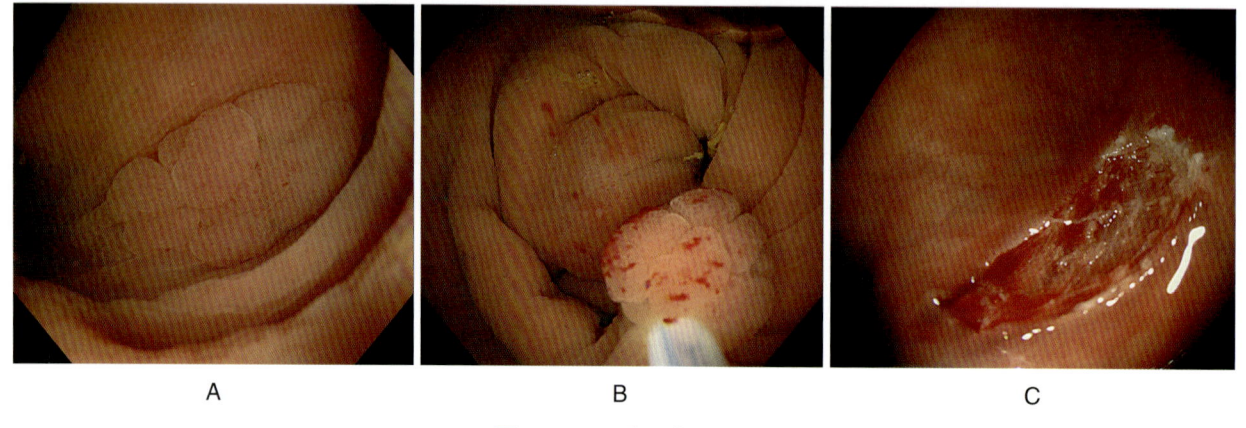

图 3-3-3　水下切除法
A. 病变浸入水下。B. 圈套病变。C. 创面

4）分片黏膜切除术　分片黏膜切除术（endoscopic piecemeal resection，EPMR）适用于较大而平坦病变，一般 EMR 无法一次切除干净，采用 EPMR 分块切除。方法同黏膜下注射法，病变黏膜下注射后，分块多次切除病变。缺点：有肿瘤残留/再发的风险；难以评估组织学治愈性；有浸润性癌遗漏的风险（图 3-3-4）。

5）预切开内镜黏膜切除术（precutting EMR，preEMR）　病灶黏膜下注射后，使用内镜黏膜下剥离术治疗刀或圈套器的顶端切开病变周围黏膜后，不进行黏膜下层剥离而直接进行圈套器切除（图 3-3-5）（视频 3-3-3）。

结肠镜下治疗技术 第3章

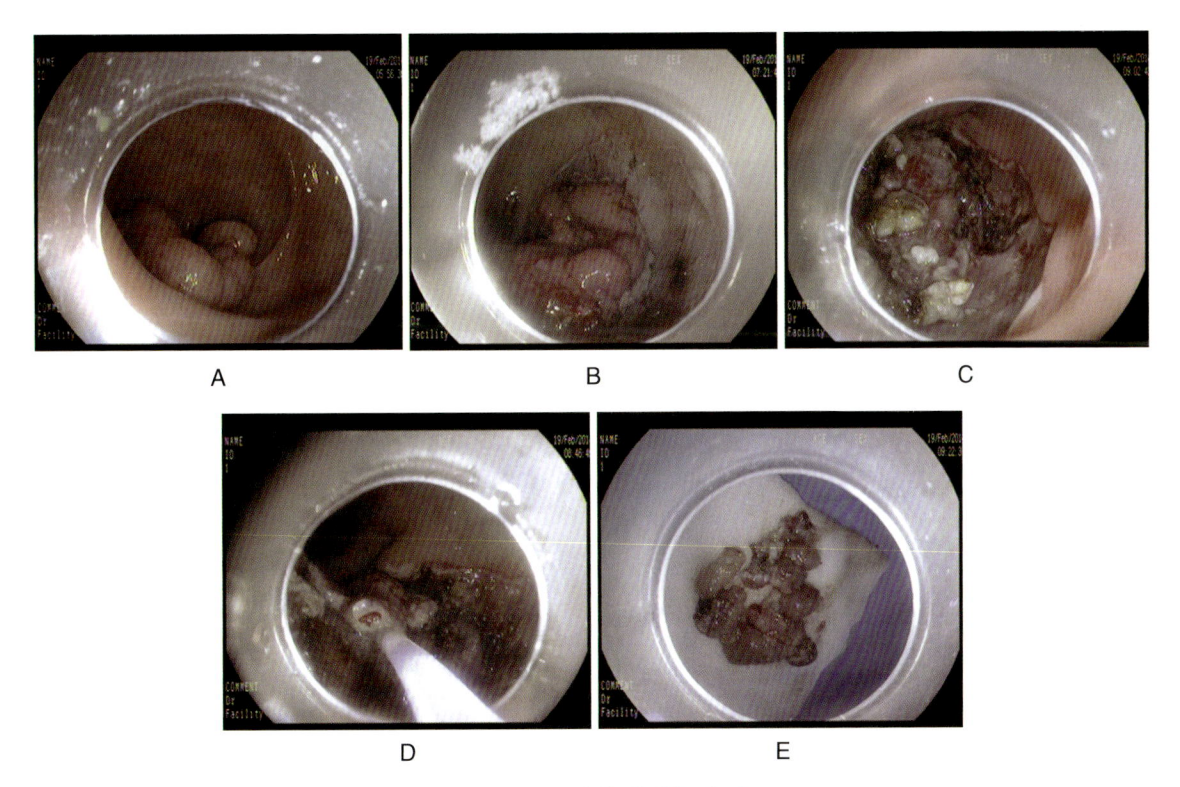

图 3-3-4 分片黏膜切除法
A.显示病变。B.黏膜下注射。C、D.分片切除。E.切除下的标本

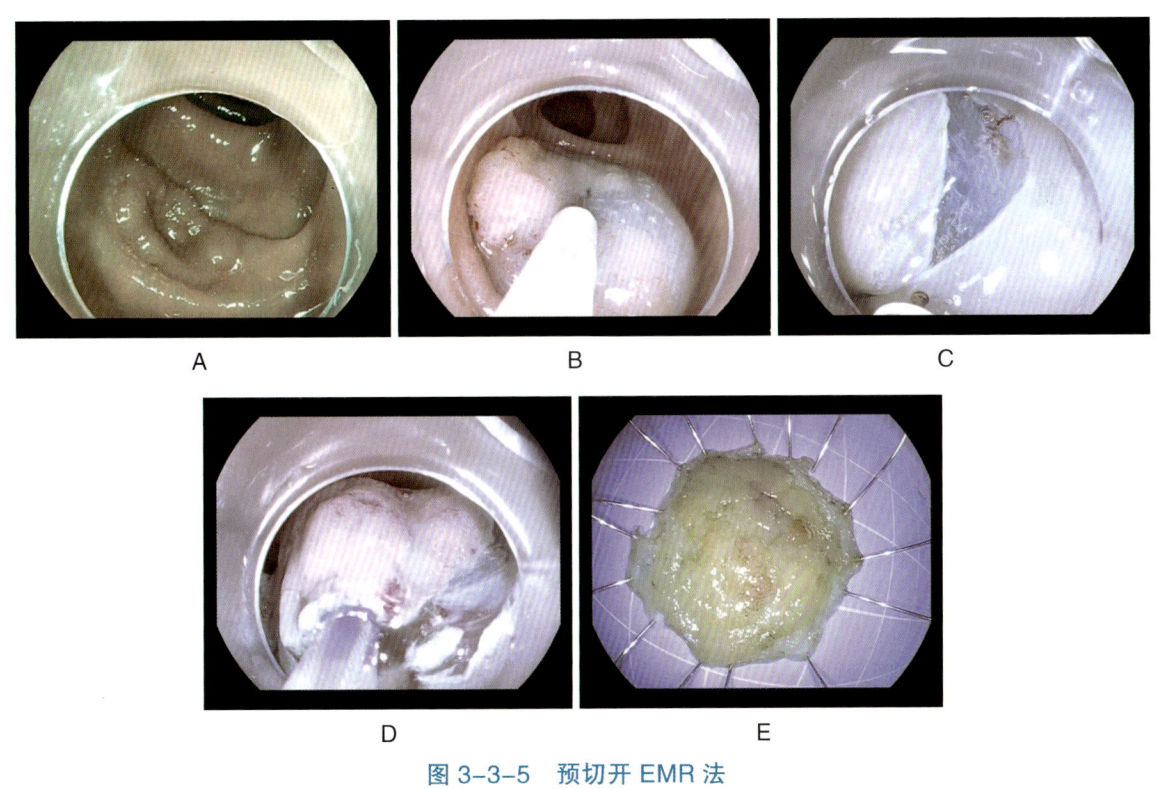

图 3-3-5 预切开 EMR 法
A.显示病变。B.黏膜下注射。C.预切开。D.圈套。E.标本

（三）适应证

1. 结肠息肉。
2. 侧向发育腺瘤性息肉。
3. 结肠早期癌，Ⅰ型、Ⅱa或侧向发育肿瘤＜3cm；Ⅱb病变＜5mm；Ⅱc+Ⅱa或Ⅱa+Ⅱc＜10mm。

（四）禁忌证

1. 严重的心肺肝肾疾病。
2. 血液病、凝血功能障碍及服用抗凝血剂者。
3. 数目较多的多发息肉或息肉病。
4. 肿瘤已浸润至固有肌层，或有淋巴结与血行转移，或注射生理盐水后病变无抬起者。

（五）注意事项

局部注射后如病灶不随注射隆起（所谓隆起征阴性），说明病变已超过黏膜下层，不适合套扎法和黏膜切除术。

（六）术后处理

1. 禁饮食12~24h，卧床休息，观察血压、心率、体温等生命体征及腹部体征；
2. 补液支持，抗生素1~3d，抑酸药，止血药应用；
3. 恢复饮食后进流食，应用结肠黏膜保护剂（如谷氨酰胺制剂等）。

（七）并发症及处理

EMR最常见的严重并发症有出血及穿孔。

（1）出血

出血分为即刻出血（术中出血）和延迟出血（术后出血）。术者必须熟练精通各种镜下止血方法。预防及处理。①术前详细询问病史及服药史，充分评估出血风险及凝血功能。②出血发生时积极内镜下处理包括药物处理：局部喷洒去甲肾上腺素盐水、血凝酶等止血药。热凝处理：氩气、射频及热止血钳凝固止血。局部注射肾上腺素高渗盐水及止血夹夹闭等。③内镜下无法控制的出血需及时外科手术止血。

（2）穿孔

穿孔分为术中穿孔及迟发性穿孔。预防及处理：①充分充气扩张肠道，反复冲洗肠壁，使视野保持清晰。②黏膜下注射充分，使病灶抬举明显。③收紧圈套器时进行感觉判断，可重复收放，使黏膜下肌层组织弹出不被圈套切除。④较大病变应合理安排多次切除。⑤发生穿孔时，冷静应对，随着缝合器械及技术发展，一般穿孔均可在内镜下缝合。常用缝合技术有金属夹吸引缝合、尼龙圈钛夹荷包缝合及近年来研发的OTSC缝合系统等。⑥术后吸完肠腔内气体，必要时肛管排气减压。

（秦　斌）

第4节 内镜黏膜下剥离术

（一）概述

内镜黏膜下剥离术（endoscopic submucosal dissection，ESD）是在结肠镜下黏膜切除术基础上发展而来的一项治疗技术。先用注射针向病变的黏膜下层局部注射生理盐水等液体，然后使用针型刀将病变周围黏膜切开，再进行黏膜下层剥离。这种技术不论病变大小，都可以将病变整块切除。

（二）术前准备

1. 知情同意

术者应在术前向患者及家属详细讲解 ESD 操作过程、可能的结果及存在的风险，并签署知情同意书。日本知情同意书必须包含以下内容：①姓名及诊断；②建议内镜下治疗的原因；③预计的实际操作的细节；④预期的治疗结局；⑤预测的风险；⑥内镜治疗的可替代方案及对比信息；⑦若不接受内镜治疗的预后。如与患者较难进行沟通，则必须由其代理人签署知情同意书。

2. 患者准备

确认无消化道狭窄后，须进行饮食准备（少渣流质或半流质饮食），服用泻剂准备肠道（准备同结肠镜检查）。全身麻醉时应在术前 6h 停止喝水。

3. 关于术前用药及镇静

由于肠道蠕动可能干扰治疗，如有可能，只要确认无禁忌证（青光眼，前列腺肥大和心律失常），可予静脉或肌内注射解痉药（东莨菪碱、丁溴莨菪碱）。术前须行凝血功能检查，包括血小板计数、凝血酶原时间或国际标准化比等，指标异常可能增加内镜黏膜下剥离术术后出血的风险，应在纠正后实施内镜黏膜下剥离术。服用抗凝药的患者，需要心内科医生评估原发病的风险大小并酌情停药。如认为患者存在较高的栓塞风险，即使患者要行内镜黏膜下剥离术也不应停用阿司匹林单药治疗，栓塞风险低的患者可停药 3~5d。当内镜下确切止血后，可恢复使用已停用的抗凝药。恢复用药后应密切观察以防术后出血。

4. 麻醉与监护

内镜黏膜下剥离术手术耗时较长，患者在清醒状态下难以耐受，国内一般在全麻、气管插管的状态下进行。术前应对患者的病情及全身状况进行全面评估，以便决定所采用的麻醉方式，镇静药/镇痛药可根据内镜医生的评估及患者意愿使用。日本内镜学会建议，在结直肠 ESD/EMR 中宜避免深度镇静，因为术中常须改变患者体位。使用二氧化碳气泵可减轻腹胀，从而减少镇静剂的用量。

5. 药物准备

染色剂：靛胭脂液。黏膜下注射用药：0.9% 氯化钠注射液、葡萄糖注射液、果糖氯化钠注射液、透明质酸、肾上腺素、亚甲蓝注射液。

6. 器械准备

内镜及相关设备：有副送水功能的治疗内镜，高频电治疗系统、送水泵、二氧化碳送气装置。

手术器械：透明帽，注射针，切开刀，剥离刀（针状刀、Hook 刀、IT 刀系列、Dual 刀），止血钳，止血夹，和谐夹。

（三）操作方法及操作过程

（1）常规（狭义的）内镜黏膜下剥离术

不使用圈套器完成的黏膜下剥离术。

常规内镜黏膜下剥离术操作过程如下。①确定病变范围和深度：首先行常规内镜检查，结合染色和放大内镜检查，确定病灶部位、大小、形态范围、性质、浸润深度。②标记：结直肠病灶大多为隆起病灶，界限清楚，可不做标记。部分边界欠清楚平坦病灶，染色确定边界后需做环形标记。③黏膜下注射：注射液体包括生理盐水、甘油果糖、透明质酸钠等。于病灶边缘标记点外侧行多点黏膜下注射，将病灶抬起，与肌层分离，有利于内镜黏膜下剥离术完整地切除病灶，而不容易损伤固有肌层，减少穿孔和出血等并发症的发生。④切开：沿标记点或标记点外侧缘切开病变周围部分黏膜，再切开周围全部黏膜。首先切开的部位一般为病变远侧端，如切除困难可用翻转内镜法。切开过程中一旦发生出血，冲洗创面明确出血点后电凝止血。⑤黏膜下剥离：在进行剥离前，要判断病灶的抬举情况。随着时间延长，黏膜下注射的液体会被逐渐吸收，必要时可反复进行黏膜下注射以便维持病灶的充分抬举，按病灶具体情况选择合适的治疗内镜和附件。⑥创面处理：病变剥离后，对创面上所有可见血管行预防性止血处理；对可能发生渗血部位采用止血钳、氩离子体凝固术等处理，必要时用金属夹夹闭；对局部剥离较深、肌层有裂隙者应予金属夹夹闭。⑦标本处理：将标本浸泡于福尔马林前应展平、染色、测量大小、拍照，并用细针固定标本的 4 周（图 3-4-1）（视频 3-4-1）。

视频 3-4-1

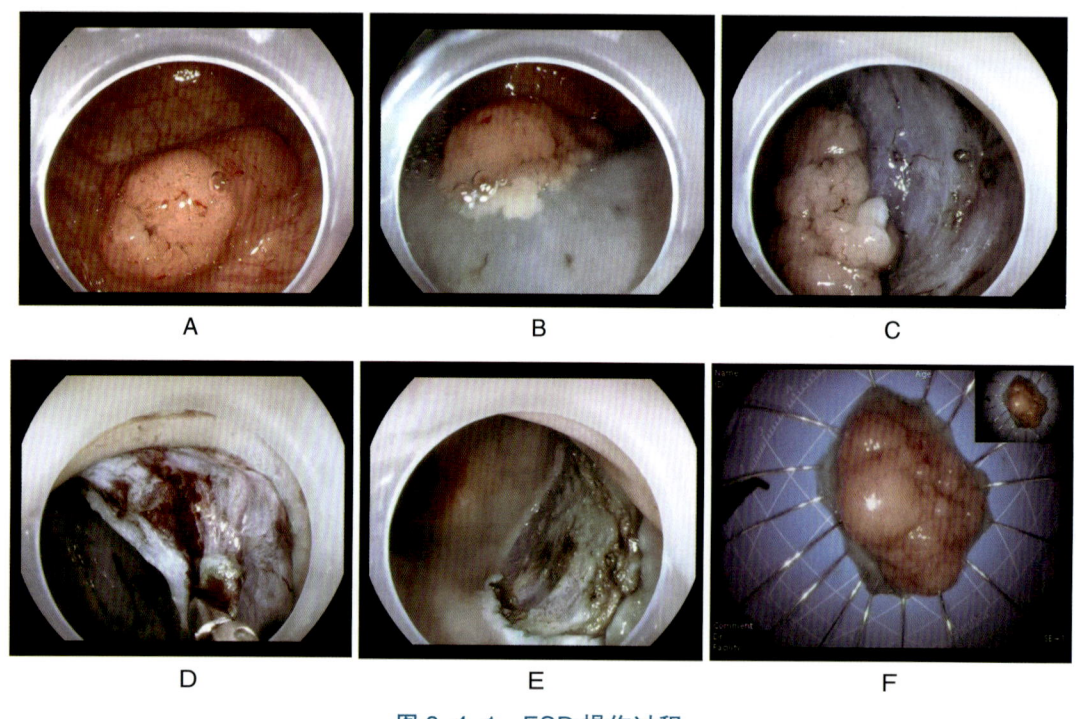

图 3-4-1　ESD 操作过程

A. 病变。B. 黏膜下注射。C. 剥离。D. 创面止血。E. 创面。F. 标本处理

（2）混合型内镜黏膜下剥离术

实施内镜黏膜下剥离术时，用治疗刀或圈套器的顶端切开病变周围黏膜后，进行环周黏膜下剥离，充分剥离后使用圈套器切除（图3-4-2），这种混合切开刀和圈套器的方法可以节省操作时间，适用于一些纤维化明显或剥离困难的病变（视频3-4-2）。

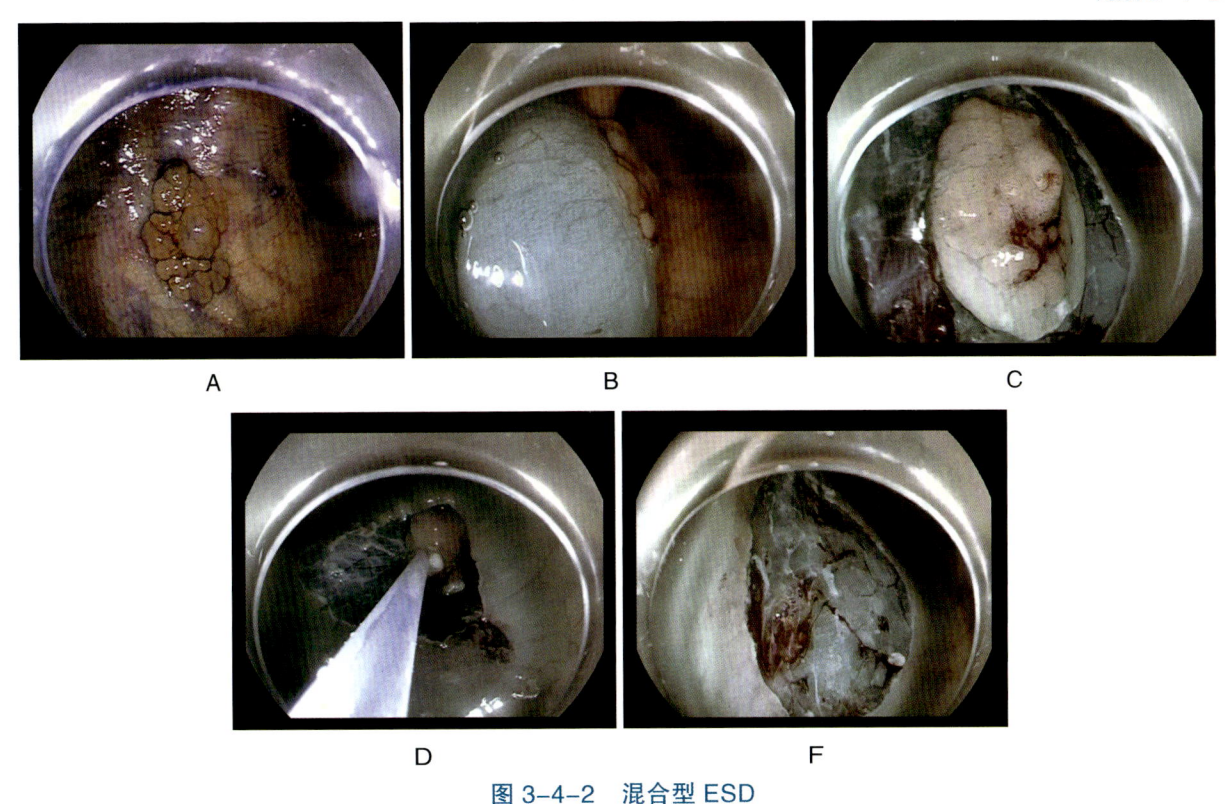

图 3-4-2　混合型 ESD
A 病变。B 黏膜下注射。C 环周剥离。D 圈套。E 创面

（四）适应证

1. 中国内镜黏膜下剥离术专家共识规定的下消化道适应证

长径 > 20 mm、难以使用 EMR 行一次性完全切除、抬举征阴性的病变，以及 > 10 mm 的 EMR 残留或治疗后复发再次行 EMR 治疗困难的病变，推荐使用内镜黏膜下剥离术进行处理。

2. 日本内镜学会建议的适应证

①内镜黏膜下切除术难以圈套整块切除的病变（如 LST-NG），尤其是非颗粒性侧向发育型腺瘤假凹陷型（LST-NG-PD），pit pattern 为Ⅵ型的病变，黏膜下浅层浸润癌（T1），巨大凹陷型肿瘤，可疑为癌的巨大隆起型病变。②黏膜下纤维化的黏膜层肿瘤。③慢性炎症（如溃疡性结肠炎）背景下的散发局限性肿瘤。④内镜下切除术后局部残留或复发的早期癌。

（五）禁忌证

国内目前较为公认的内镜切除禁忌证：①明确淋巴结转移的早期癌；②癌症侵犯固有肌层；③患者存在凝血功能障碍。此外，内镜黏膜下剥离术的相对禁忌证还包括抬举征阴性，即指在病灶基底部的黏膜下层注射 0.9% NaCl 溶液后局部不能形成隆起者，提示病灶基底部的黏膜下层与肌层之间已有粘连；若术前判断病变浸润至黏膜下深层（SM1 以下），原则上应行外科手术治疗；一般情况差、无法耐受内镜手术者。

（六）术中并发症处理

1. 术中出血

急性少量出血是指术中创面渗血或喷射性出血持续 1min 以上，内镜能成功止血；急性大量出血是指术中活动性渗血或喷射性出血且内镜下止血困难，需中断手术和（或）需要输血治疗。出血处理：对裸露血管进行预防性止血，预防出血比止血更重要；对较小的黏膜下层血管，可用各种切开刀或 APC 进行直接电凝；对较粗血管，用止血钳钳夹后电凝。若上述止血方法不成功，可采用金属夹夹闭出血点，但常影响后续黏膜下剥离操作，急性大出血内镜下止血困难，需及时行外科手术治疗。

2. 术中穿孔

术中内镜下发现穿孔、皮下气肿、气腹，术后腹部平片或 CT 提示纵隔下有游离气体存在，术中造影见造影剂外溢或临床上可见腹膜刺激征，上述情况应考虑为穿孔。有的手术（如结肠镜下全层切除术）为人工造成的穿孔，进行局部夹闭缝合即可。有的因内镜手术（如 ESD）引起的穿孔也可予以夹闭观察。当穿孔较大时，大量气体进入腹腔，形成气腹，可引起生命体征（如血压、脉搏、呼吸等）发生变化，出现腹腔间隙综合征。一旦腹腔内大量积气，可应用空针经皮穿刺抽气，以缓解腹腔内压力。内镜黏膜下剥离术操作中，采用 CO_2 代替空气注气可能减少穿孔导致的气腹症发生率，可用金属夹缝合裂口后继续剥离病变，也可先行剥离病变再缝合裂口。内镜黏膜下剥离术操作时间长，消化道内积聚大量气体，压力较高，有时较小肌层裂伤也会造成穿孔，医生应时刻注意抽吸肠道腔内气体（视频 3-4-3，视频 3-4-4）。

视频 3-4-3　视频 3-4-4

3. 其他

内镜黏膜下剥离术治疗后可出现短暂菌血症，但一般无感染相关症状和体征，无须特殊处理。普遍认为内镜黏膜下剥离术用于老年人是安全有效的。

（七）操作报告

操作完毕后，术者应及时书写操作报告，详细描述治疗过程中的发现，全面叙述所采取的治疗方法、步骤及其初步结果；如有必要，还应介绍操作中的异常情况、可能发生的并发症及其处理建议。操作者应及时提供完整的书面报告，医疗文书应存档管理。

（八）防治并发症

操作后第一个 24h 是最易发生并发症的时段，应密切观察症状及体征变化。手术当日应卧床休息、禁食、静脉补液，以后根据病情逐步恢复饮食。怀疑创面出血时，建议尽早内镜介入，寻找出血部位并予止血处理。术中并发穿孔时，术后胃肠减压，予以禁食、抗炎等治疗，严密观察腹部体征；对保守治疗无效者（体温升高、腹痛程度加剧等）应立即予以外科手术治疗（建议有条件者接受腹腔镜探查修补穿孔）。

（九）术后抗生素与止血药的应用

内镜黏膜下剥离术术后应用抗生素旨在预防手术创面可能引发的全身性感染。对内镜黏膜下剥离术范围大、操作时间长、可能引起消化道穿孔者，应进行术前评估，特别是结直肠病变，可考虑预防性使用抗生素。药物的选择可参照抗生素使用原则：结直肠 ESD 选用第二代头孢菌素或头孢曲松或头孢噻肟，可加用甲硝唑。术后用药总时间不应超过 72h，对穿孔、大量出血、高龄及免疫缺陷患者，可酌情延长治疗时间。内镜黏膜下剥离术术后可酌情使用止血药物。

（秦　斌）

第 5 节　内镜下隧道技术

（一）概述

内镜下隧道技术（tunnel endoscopy，TE）起源于内镜黏膜下剥离术和经自然腔道内镜手术（natural orifice transluminal endoscopic surgery，NOTES），是利用结肠镜在结直肠黏膜下建立一条位于黏膜肌层与固有肌层之间的通道，通过该通道进行黏膜层侧、固有肌层侧及穿过固有肌层到消化管腔外的一种结肠镜诊疗技术。

（二）适应证

横径＞2cm 的结直肠早期癌症及癌前病变；横径＜3cm 的直肠黏膜下肿瘤。

（三）禁忌证

有明确淋巴结转移的早期癌、癌症侵犯固有肌层，患者存在凝血功能障碍。一般情况差、无法耐受内镜手术者。对于固有肌层来源的结肠黏膜下肿瘤（submucosal tumor，SMT），目前尚无隧道内镜技术的临床应用病例，因此隧道技术不能用于固有肌层来源的结肠黏膜下肿瘤的治疗。

（四）术前准备

1. 知情同意

术前应向患者及家属详细讲解结肠镜下隧道技术的操作过程、可能的结果及存在的风险，并签署知情同意书。日本知情同意书必须包含以下内容：①姓名及诊断；②建议内镜下治疗的原因；③预计的实际操作细节；④预期的治疗结局；⑤预测的手术风险；⑥内镜治疗的可替代方案及对比信息；⑦若不接受内镜治疗的预后。如与患者沟通困难，则必须由其代理人签署知情同意书。

2. 患者准备

确认无消化道狭窄后，需进行饮食准备（少渣流质或半流质饮食），服用泻剂准备肠道以确保手术视野清晰；术前 6h 停止饮水。

3. 术前用药及镇静

由于肠道蠕动会干扰手术操作，如条件允许，患者无禁忌证（青光眼、前列腺肥大、心律失常等）时可予静脉或肌肉注射解痉药物（东莨菪碱、山莨菪碱）。术前需完善凝血功能检查，包括血小板计数、凝血酶原时间或国际标准化比等，指标异常可能增加术后出血的风险，应纠正后再实施手术。服用抗凝药物的患者，需心内科医生评估原发病的风险大小，并酌情调整或停药。如认为患者存在较高的血栓栓塞风险，即使行内镜下隧道手术，也不应停用阿司匹林；栓塞风险较低的患者可停 3~5d。当内镜下确切止血后，可恢复使用已停用的抗凝药物，并密切观察以防止术后出血。

4. 麻醉与监护

结肠镜下隧道技术需要在全麻、气管插管的状态下进行以保障患者安全。术前麻醉师应对患者的病情及全身状况进行全面评估，以便决定所采用的麻醉方式。建议在结直肠隧道手术中避免深度镇静，因为术中常需要改变患者体位。使用二氧化碳气泵可减轻腹胀，从而减少镇静剂的用量。

5. 药物准备

染色剂（如靛胭脂）；黏膜下注射用药，包括 0.9% 氯化钠注射液或葡萄糖注射液或果糖氯化钠注射液、透明质酸、肾上腺素、亚甲蓝注射液。

6. 器械准备

内镜及相关设备，包括有副送水功能治疗内镜，高频电治疗系统、送水泵、二氧化碳送气装置。手术器械包括透明帽、注射针、切开刀（针状刀、Hook 刀、IT 刀系列、Dual 刀）、止血钳、止血夹、和谐夹等（同 ESD）。

（五）手术方法及步骤

1. 黏膜下注射

在结肠镜的引导下，找到目标病变部位。在病变部位的黏膜下层注射含有一定浓度的靛胭脂的生理盐水，以便于后续切开黏膜层和建立隧道。注射量可根据病变大小及手术需要而定。

2. 黏膜层切开

使用针状刀系列或 TT 刀等专用切开刀，在黏膜下注射部位进行纵行切开，切开长度约 2cm，暴露出黏膜下层。切开过程中需注意控制切开深度和范围，避免损伤肌层或穿破肠壁。

3. 黏膜下层分离及隧道建立

采用类似 ESD（内镜黏膜下剥离术）的方法，使用 TT 刀或 Hook 刀等工具，自上而下分离黏膜下层，逐步建立黏膜下"隧道"。在分离过程中，密切关注隧道走行方向及深度，确保隧道在黏膜下层内延伸。同时，对于黏膜下遇到的大血管应及时进行电凝止血，以防止术中出血。

4. 隧道内操作及病变处理

当隧道建立至足够长度后，可在隧道内进行进一步的操作，如剥离病变组织、止血、缝合等。具体操作步骤根据病变性质和手术目的而定。在处理完病变后，需要仔细检查隧道内有无残留病变组织或出血点，并根据具体情况进行相应的处理。

5. 隧道口封闭及手术结束

完成隧道内操作（如剥离黏膜病变）后，需要处理创面血管及出血点，缝合关闭创面；如切除较小的黏膜下层或固有肌层病变，应对隧道口进行封闭处理，以防止术后发生肠瘘等并发症。封闭方法可采用缝合、夹闭等方式。最后，退出结肠镜并观察患者恢复情况，确保手术安全结束（图 3-5-1）（视频 3-5-1）。

视频 3-5-1

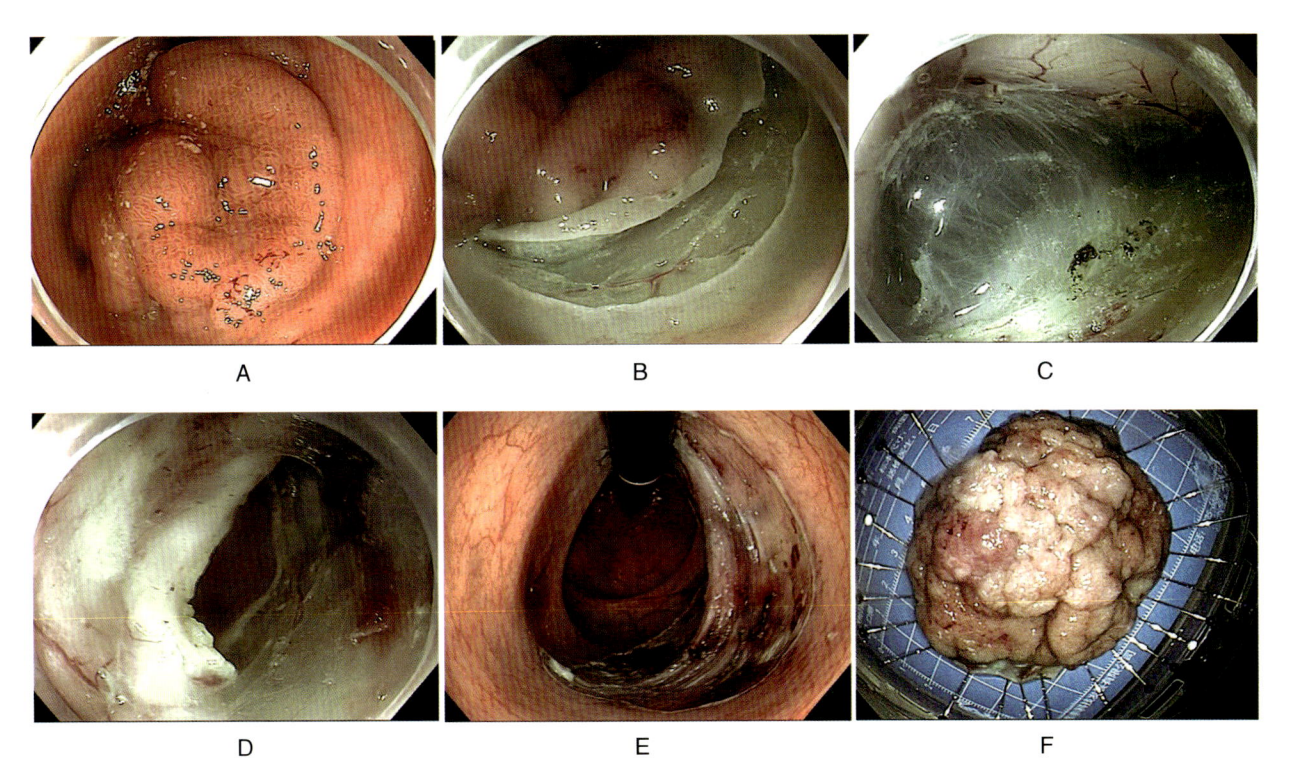

图 3-5-1 结肠镜隧道技术的关键步骤

A. 位于直肠肛侧 8cm 处的侧向发育型肿瘤，大小为 6cm×7cm。B. 在肿瘤肛侧 C 型切开黏膜及黏膜下层。C. 在黏膜和肌层间建立黏膜下隧道。D. 在内镜直视下切除肿瘤。E. 肿瘤切除后的创面。F. 切除的肿瘤

（六）术中并发症处理

1. 术中出血

急性少量出血是指术中创面渗血或喷射性出血持续 1min 以上，内镜能成功止血；急性大量出血是指术中活动性渗血或喷射性出血且内镜下止血困难，需中断手术和（或）输血治疗。出血处理：对裸露血管进行预防性止血，预防出血比止血更重要；对较小的黏膜下层血管，可用各种切开刀或 APC 进行直接电凝；对较粗血管，用止血钳钳夹后电凝。若上述止血方法不成功，可采用金属夹夹闭出血点，但常影响后续隧道下剥离操作；而急性大出血内镜止血困难，需要及时的外科手术治疗。

2. 术中穿孔

术中内镜下发现穿孔、皮下气肿、气腹，术后腹部平片或 CT 提示纵隔下有游离气体存在、术中造影见造影剂外溢或临床上可见腹膜刺激征，上述情况应考虑为穿孔。当穿孔较大时，大量气体进入腹腔，形成气腹，可引起生命体征（如血压、脉搏、呼吸等）发生变化，出现腹腔间隙综合征。一旦腹腔内大量积气，可应用空针经皮穿刺抽气，以缓解腹腔内压力。内镜下隧道技术操作中，全程应用 CO_2 气体可有效减少穿孔导致的气腹症发生率，可用金属夹缝合裂口后继续剥离病变，也可先行隧道下剥离再缝合裂口。

（七）术后处理

1. 手术报告

操作完毕后，术者应及时书写操作报告，详细描述治疗过程，全面叙述所采取的治疗方法、步

骤及其初步结果；如有必要，还应介绍操作中的异常情况、可能发生的并发症及其处理建议。操作者应及时提供完整的书面报告，医疗文书应存档管理。

2. 防治并发症

操作后第 24h 是最易发生并发症的时段，应密切观察症状及体征变化。手术当日应卧床休息、禁食、静脉补液，以后根据病情逐步恢复饮食。怀疑创面出血时，建议尽早内镜介入，寻找出血部位并予止血治疗；术中并发穿孔时，术后胃肠减压，予以禁饮食、抗感染等治疗，严密观察腹部体征；对保守治疗无效者应立即予外科手术治疗。

3. 术后抗生素与止血药的应用

内镜下隧道技术术后应用抗生素旨在预防手术创面可能引发的全身性感染。对手术范围大、操作时间长、可能引起消化道穿孔者，应进行术前评估，特别是结直肠病变，可考虑预防性使用抗生素，用药时间不超过 72h，对穿孔、大量出血、高龄及免疫缺陷者，可酌情延长治疗时间并使用止血药物。

（全晓静　邹百仓）

第 6 节　内镜全层切除术

（一）概述

内镜全层切除术（endoscopic full-thickness resection，EFR）是为完整切除消化道管壁来源，特别是固有肌层深层的病变，须将肿瘤连同消化道管壁全层一并切除的内镜切除方法。美国胃肠内镜学会（American society for gastrointestinal endoscopy，ASGE）根据 EFTR 操作过程中病灶切除和浆膜闭合的先后顺序将其分为开放型和闭合型。先闭后切的术式为闭合型，多见于器械先进的欧美国家；而我国则以技术要求高的开放型 EFTR 为主，即先切出病灶后闭合浆膜。

（二）适应证

难以建立隧道的黏膜下肿瘤或肿瘤最大横径 > 3.5 cm 而不适合经黏膜下隧道内镜肿瘤切除术者，肿瘤突向浆膜下或部分腔外生长、术中发现瘤体与浆膜层紧密粘连而无法分离者可选用 EFR 进行内镜下治疗。

（三）禁忌证

①明确发生淋巴结或远处转移的病变；②对于部分明确发生淋巴结或远处转移的 SMT，为获取病理需要大块组织活检，可视为相对禁忌证；③经过详细的术前评估，确定为一般情况差、无法耐受内镜手术者。

（四）术前准备

（1）所有患者术前均需要完善血常规、凝血功能、心电图检查，必要时完善动态心电图、超声心动图、肺功能检查，排除凝血功能障碍、严重心肺功能障碍等禁忌证，口服抗凝血药患者应停药至少 7d，原发病高危风险患者需经专科医生评估后酌情停药并参考相关指南做出相应处理。所有患者术前均签署知情同意书，告知可能获得的益处和存在的风险及术后可能需追加外科手术等其他治疗。

（2）结直肠 SMT 拟行 EFR 术者应行静脉麻醉或气管插管麻醉。对不具备上述麻醉要求的单位，不主张开展结直肠 SMT 的 EFR 治疗。如肿瘤术前诊断累及固有肌层拟行全层切除或隧道内镜下切除者在麻醉诱导期应预防性使用抗生素。

（3）SMT 的内镜治疗过程中可能出现穿孔，气体进入纵隔、胸和腹腔，严重时可影响呼吸和循环情况。因 CO_2 比混合空气弥散吸收速度快，术中采用 CO_2 供气可有效减少患者术中和术后纵隔、皮下气肿的发生，并减轻可能出现的气胸、气腹等症状。

（五）操作过程

1. 黏膜层切开

确定病变形态、部位、范围、深度和大小，环周标记病变，黏膜下注射含亚甲蓝的生理盐水抬举黏膜，使用 Hook 刀或 TT 刀等专用切开刀，在肿瘤周边采用环形"掀盖"的方式切开黏膜及黏膜下层。

2. 黏膜下剥离

逐步分离黏膜及黏膜下层，必要时将圈套器切除覆盖在 SMT 上方的黏膜层以充分暴露固有肌层肿瘤；沿瘤体环周切开固有肌层，剥离病灶后全层切除病变，尽可能保留浆膜层，但过深的黏膜下病变往往与浆膜层紧密相连，需"主动"穿孔后全层切除，切除后取出病灶。

3. 金属夹缝合创面

金属夹缝合术是 EFR 术中修补最基础的缝合技术，在内镜直视下应用金属夹自创面两侧向中央完整对缝创面。由于金属夹跨度有限，不能一次性将穿孔夹闭，需要适当吸引消化道腔内气体，充分缩小穿孔，利用多个金属夹夹闭穿孔，即"吸引-夹闭缝合"。如果创面较大，无法关闭，可负压吸引大网膜进入消化腔，应用金属夹沿创面边缘夹闭大网膜和黏膜闭合创面，为"网膜垫缝合"技术；亦可用尼龙绳联合金属夹的"荷包缝合"方法（图 3-6-1），经活检孔道置入尼龙绳圈于肠壁切缘，然后用多枚金属夹夹闭切缘黏膜组织和尼龙绳。最后收紧尼龙绳关闭创面。近年来，亦有采用靶状金属夹闭合系统（over the scope clip，OTSC）修补结直肠 EFR 术后的消化道损伤。

（六）术后处理

1. 操作报告

操作完毕后，术者应及时书写操作报告，详细描述操作过程中的发现和治疗方法、步骤及结果，如有必要还应描述操作过程中出现的特殊情况。

2. 复苏与观察

采用深度镇静或麻醉的患者应按规定予以复苏，建议设立专门的复苏区由麻醉医生照看，密切监测记录患者生命体征，待意识清醒后转至病房。

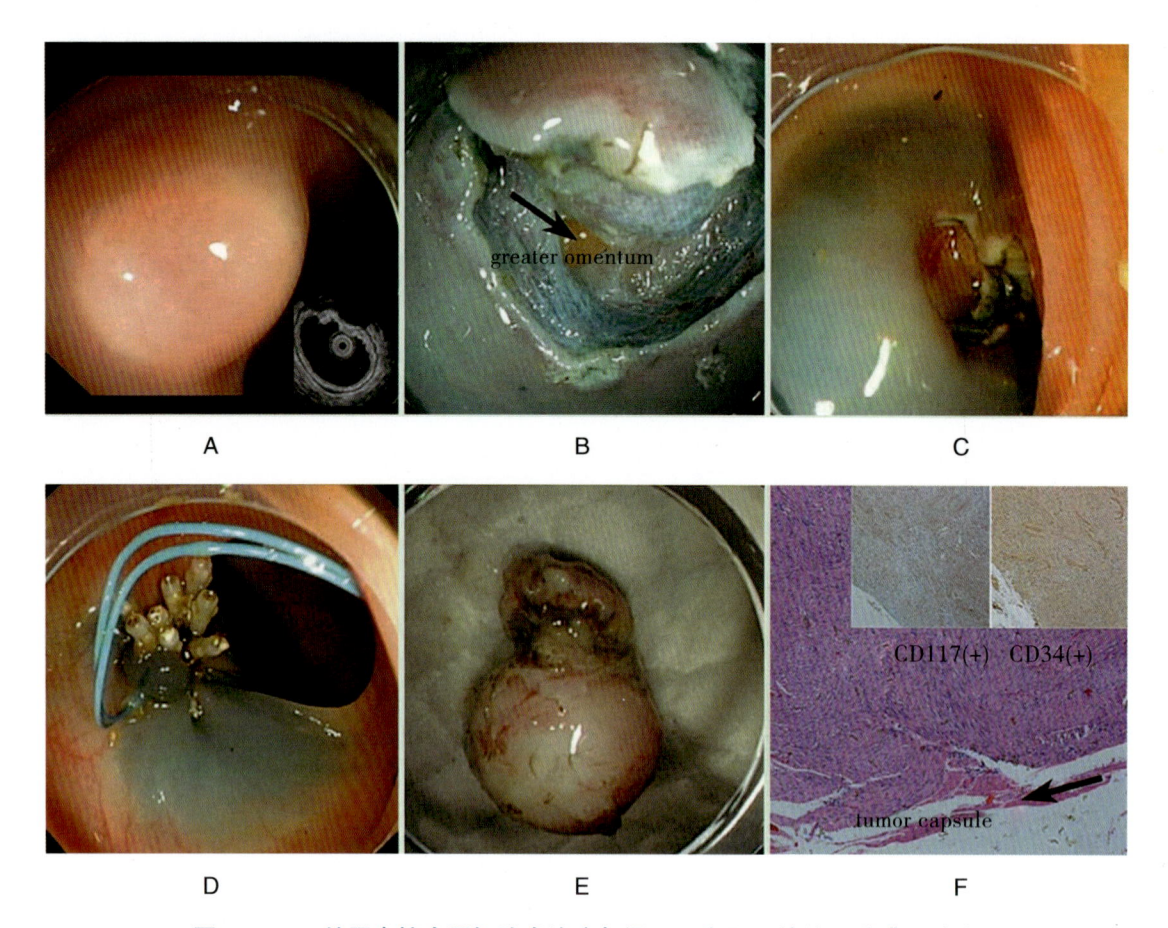

图 3-6-1　结肠内镜全层切除术治疗起源于固有肌层的结肠黏膜下肿瘤

A. 黏膜下肿瘤。B、C. 在不破坏肿瘤包膜和主动穿孔的情况下切除肿瘤，箭头所示为大网膜（greater omentum）。D. 使用金属夹联合尼龙绳关闭创面。E. 完整切除的标本。F. 完整切除病变组织病理学结果显示为切缘阴性的消化道间质瘤（HE 染色，放大倍数为 50 倍）；免疫组化结果显示为 CD117 和 CD34 阳性（放大倍数为 50 倍）；箭头所示为肿瘤包膜（tumor capsule）［引自 Xu M, Wang XY, Zhou PH, et al. Endoscopic full-thickness resection of colonic submucosal tumors originating from the muscularis propria: an evolving therapeutic strategy. Endoscopy, 2013, 45（9）: 770-773］

3. 术后用药

EFR 术后需常规使用抗生素，目的在于预防手术创面周围的后腹膜或游离腹腔的感染及术后可能发生的全身性感染，特别是操作范围较大、操作时间长或并发消化道穿孔和大量出血者。术后用药时间一般不超过 72 h，如伴有全身感染、穿孔或免疫力低下者可酌情延长用药时间。目前并无临床证据表明止血药物可降低出血的发生率，对术中出血较多、术后出血风险较大的患者可酌情应用止血药物。根据术后病理诊断决定是否进行其他药物治疗。

4. 术后标本处理

术后对整块切除的标本进行冲洗和展平，观察、测量并记录新鲜标本的大小、形状、SMT 的肉眼所见（大小、形状、颜色、硬度、包膜完整程度等），再将标本浸泡于甲醛中送病理学检查。

5. 病理评估

病理学的最终诊断关系到后续治疗方案的选择，是诊断 SMT 性质、鉴别良恶性病变的金标准，故切除肿瘤及获取准确、完整的病理诊断是必要的。规范化的病理报告需包括：标本类型、病变肉眼下形态及大小、组织学类型、标本包膜是否完整、标本的侧切缘及基底切缘的状态、被覆黏膜有无病变。对于有恶性潜能的 SMT，如胃肠道间质瘤和神经内分泌肿瘤等疾病的病理评估更应准确、仔细。

（七）操作相关并发症及其处理

EFR 治疗 SMT 的主要并发症多为出血、穿孔和气体相关并发症等，一般并不严重，多可经保守治疗或内镜治疗后痊愈。少数患者经保守或内镜治疗无效，应立即完善术前准备，尽快行腹腔镜或开放手术探查。

1. 术中出血

术中出血是指导致患者血红蛋白下降 20 g/L 以上的出血。为了预防术中大量出血，在手术过程中充分显露较大血管，有利于电凝止血。术中出血可使用各种切开刀、止血钳或金属夹等治疗，剥离过程中对裸露的血管进行预防性止血。

2. 术后出血

术后出血表现为黑便或便血等，严重者可有失血性休克的表现，多发生于术后 1 周内，但也可出现于术后 2~4 周。如黑便量较多，色较鲜艳，血红蛋白下降较明显，应及时行内镜检查，仔细检查创面，若发现有活动性出血，用热电咬钳或金属夹夹闭止血。术后出血往往与术后血压控制不佳、低位直肠等因素有关。

3. 术后延迟性穿孔

有积气或积气较前增多，多与创面缝合不佳、过度电凝、过早起床活动、过早进食、血糖控制不佳等因素有关。为减少术后延迟性穿孔的发生，如创面大、深或者创面出现裂隙样改变，术后应适当延长卧床时间和禁食时间，对于糖尿病患者应严格控制血糖。对于穿孔较小、腹腔感染程度较轻者，给予禁食、抗感染等治疗，对于有积液者可行腹腔穿刺置管等保持引流通畅；经保守治疗仍无法局限感染或合并严重的腹腔感染时，应尽早在外科腹腔镜探查下行穿孔修补、腹腔引流术。

4. 气体相关并发症

气体相关并发症包括皮下气肿、气腹等。术中皮下气肿（表现为面部、颈部、胸壁、阴囊等）常无需特殊处理，气肿一般会自行消退。术中明显气腹者，通过气腹针于右下腹麦氏点穿刺放气并留置穿刺针至术毕，确认无明显气体排出时再拔除。

5. 其他并发症

SMT 经内镜下切除后，消化道狭窄及肿瘤残留、复发较少见。一旦发生消化道狭窄，可通过球囊扩张、回收支架置入等方法予以治疗。

（全晓静　邹百仓）

第 7 节　内镜逆行阑尾炎治疗术

（一）概述

急性阑尾炎的主要病因是阑尾管腔阻塞，而粪石形成和阑尾腔狭窄是导致阻塞的最常见因素，这与急性化脓性胆管炎因胆管结石造成胆管梗阻而致病相类似。内镜逆行胰胆管造影术（ERCP）的临床应用，使急性化脓性胆管炎的治疗方法从外科手术为主转变为以内镜下治疗为主，治疗效果较外科手术有了极大的提高，患者死亡率也大大下降。2012 年我国学者受到 ERCP 治疗急性化脓性胆管炎的启发，提出了一种全新的阑尾炎内镜微创治疗方法——内镜逆行阑尾炎治疗术（endoscopic retrograde appendicitis therapy，ERAT）。

（二）适应证和禁忌证

1. 适应证

（1）急性非复杂性阑尾炎

几乎所有急性非复杂性阑尾炎，特别是伴有粪石、管腔狭窄的患者，均是 ERAT 的最佳适应证。

（2）临床拟诊为急性阑尾炎或急性阑尾炎不能排除者

根据患者临床表现、血液化验、影像学检查结果，临床拟诊为急性阑尾炎或急性阑尾炎不能排除者，在排除 ERAT 禁忌证之后，均可行 ERAT，术中通过直观的内镜下影像及内镜逆行阑尾造影（endoscopic retrograde appendicography，ERA）进行诊断及鉴别诊断，并进一步治疗。

（3）急性复杂性阑尾炎

伴有穿孔、腹腔脓肿的急性复杂性阑尾炎的 ERAT 仅建议在 ERAT 经验丰富的内镜中心开展。

（4）慢性阑尾炎急性发作

由于内镜治疗后较易复发，仅在患者充分知情同意的前提下酌情开展。慢性阑尾炎的发病机制与急性阑尾炎不尽相同，疼痛机制也更为复杂，特别是不伴有阑尾粪石梗阻、管腔狭窄者，不建议行 ERAT 治疗。

2. 禁忌证

（1）有下消化道内镜检查禁忌证者　如下消化道梗阻、严重的心肺功能不全者、急性心肌梗死、精神失常对检查不能合作者。

（2）凝血机制严重障碍者。

（3）造影剂过敏为相对禁忌证，在子镜配合下可进行阑尾腔的直接观察，从而免除造影过程。

（4）妊娠为相对禁忌，若病情需要，可在充分知情同意的基础上采用子镜观察阑尾，免除造影过程。

（三）操作方法

1. 术前准备

（1）器械准备

ERCP手术室及器械（导丝、造影管、切开刀、取石球囊、网篮、胆道塑料支架等）。电子结肠镜及相关内镜器械（透明帽、内镜用注水泵等）。由于术前采用清洁灌肠作为肠道准备，回盲部肠腔内清洁度欠佳，故建议使用注水泵对回盲部进行冲洗，便于手术操作。

（2）患者准备

签订知情同意书。术前以1500mL生理盐水分3次清洁灌肠做肠道准备。术前半小时给予抗生素静脉注射。

2. 操作方法

患者取侧卧位或仰卧位躺于ERCP检查台上，给予常规静脉麻醉或无需麻醉。按照"插管–造影–取石–支架"四步进行操作，具体方法如下（图3-7-1）。

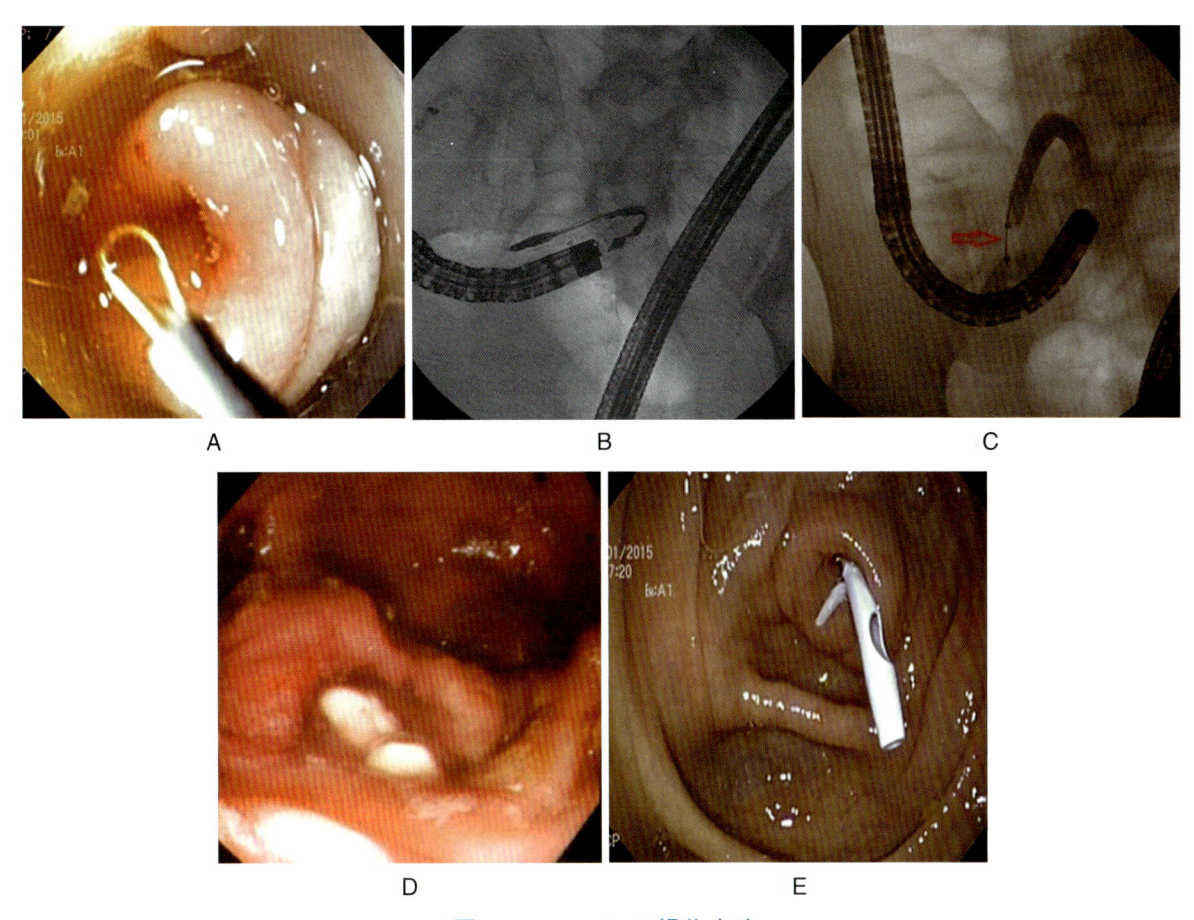

图 3-7-1　ERAT 操作方法

A. 内镜下阑尾腔插管（使用圈导丝）。B. 内镜逆行阑尾腔造影（ERA）。C. 取阑尾粪石（箭头示取石球囊）。D. 取出的粪石。E. 放置阑尾支架

（1）内镜下阑尾腔插管

结肠镜检查均循腔进镜至回肠末端，仔细观察回肠末端及回盲部黏膜，特别是阑尾内口及周围黏膜，并注意排除回肠末端及回盲部其他病变。采用内镜透明帽技术推开格拉赫氏（Gerlach）瓣、暴露阑尾开口，在内镜直视阑尾开口条件下，导丝（LoopTip带圈导丝或普通直头导丝）配合ERCP

造影导管或切开刀对阑尾腔进行插管。

（2）内镜逆行阑尾腔造影（ERA）

阑尾腔插管成功后，首先抽吸出脓液，迅速降低阑尾腔内压力，接着在X线监视下向阑尾腔内注入造影剂，观察阑尾腔内径、内壁、走行等阑尾的形态特征，显影阑尾腔内粪石梗阻位置或管腔狭窄处。

（3）内镜下阑尾腔冲洗和取石

以生理盐水冲洗出阑尾腔内的脓液，粪石则以ERCP取石球囊或网篮取出。

（4）内镜下阑尾支架置入

对于阑尾腔内脓液较多或造影可见阑尾腔狭窄的患者，在X线及内镜监视下，沿导丝置入塑料支架，支架引流脓液并对管腔狭窄处起到支撑作用，持续减轻阑尾腔内压力。支架引流1周左右后（患者往往已治愈出院），于门诊结肠镜下拔除阑尾支架（视频3-7-1）。

视频3-7-1

（5）子镜探查阑尾

近年来，由于子镜设备的问世及改进，部分单位已经将其应用于ERAT诊疗过程中。通常需要在原有置入阑尾腔内导丝的引导下引入子镜，也可尝试直接将子镜插管通过阑尾开口进入阑尾腔内观察。子镜观察可见阑尾腔内广泛白色脓苔附着，局部黏膜或有充血发红，或可见瘢痕纠集（图3-7-2）。另外，目前子镜下配套的附件有圈套器和取石网篮，可辅助用于阑尾粪石的取出。子镜辅助ERAT操作一般适合于儿童、孕妇等特殊人群，或者常规ERAT无法成功套取阑尾腔内结石的情况（视频3-7-2）。

视频3-7-2

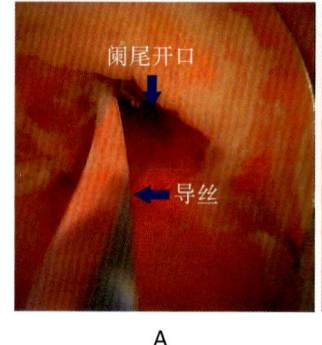

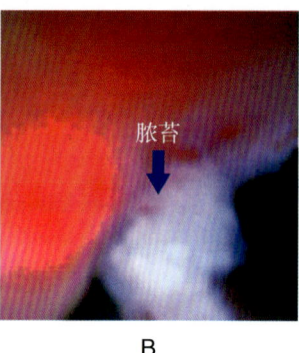

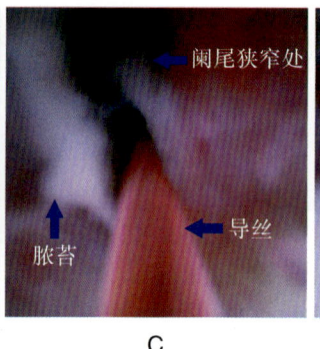

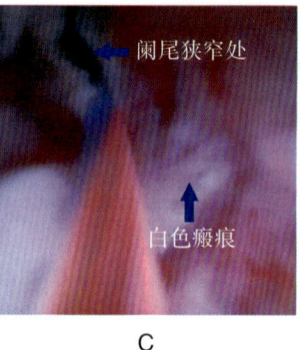

图3-7-2 子镜观察阑尾腔

A.子镜视野下于盲肠处观察阑尾开口（视野中央为导丝）。B.可见阑尾黏膜充血及脓苔附着。C、D.阑尾局部黏膜有脓苔附着并可见白色瘢痕纠集，多提示慢性阑尾炎急性发作

（四）术后处理

1. ERAT术后，患者腹痛明显缓解，除个别患者术后需卧床观察外，绝大多数患者均由手术室步行回病房，术后不要求卧床。

2. 术后禁食24h。

3. 术后注意监测体温、腹部体征及血常规变化。

4. 给予抗感染、补液等治疗。

5. 术中放置阑尾支架者，引流1周左右后，于结肠镜下拔除阑尾支架。

6. 术中经结肠镜下观察及ERA检查，未发现急性阑尾炎的内镜和X线表现，排除急性阑尾炎诊断者，应积极进行相关检查，尽快明确诊断。

（赵　刚　厉英超）

第 8 节　内镜下狭窄扩张及切开术

（一）概述

大肠狭窄根据病因可分为恶性狭窄及良性狭窄，恶性狭窄多系结肠恶性肿瘤所致，良性狭窄多由炎性病变、术后吻合口狭窄引起。结肠狭窄患者常有排便困难及伴不全梗阻，结肠镜常不能通过（结肠镜外径 13~13.6mm）。结肠良性狭窄多采用扩张治疗，若反复扩张治疗效果不佳可采取切开术。恶性狭窄多在扩张后需植入金属支架（见第 9 节）。

（二）适应证和禁忌证

1. 适应证

炎性狭窄、吻合口狭窄、肿瘤引起的狭窄。

2. 禁忌证

重度内痔或肛门周围静脉曲张出血期；急性炎症、溃疡性结肠炎出血期；出血倾向或凝血功能障碍；心肺衰竭；有小肠广泛粘连梗阻者。

（三）操作方法

1. 术前准备

（1）普通 X 线检查通过腹部透视或腹部立位平片了解梗阻程度和梗阻部位。
（2）钡剂灌肠造影检查以小剂量钡剂行气钡双重造影观察梗阻部位、程度和有无结直肠肿瘤。
（3）CT、B 超等检查了解病变部位和周围情况，有无腹水及腹水量。
（4）结肠镜检查获取病理证据，进一步了解病变范围及狭窄程度。
（5）肠道准备术前 3~7d 禁食，必要时胃肠减压，清洁灌肠每天 1~2 次。

2. 球囊扩张术（endoscopic balloon dilation，EBD）

结肠镜下扩张球囊常用的有 2 种：一种为导丝一体式球囊，可经结肠镜活检孔直接插入（through the scope，TTS 球囊）；另一种为先经结肠镜活检孔插入导丝，待导丝通过狭窄段后，退出结肠镜，沿导丝再插入球囊（over the wire，OTW 球囊），临床上较常用的进行扩张治疗的是 7F 经结肠镜活检孔直接插入的球囊。两种球囊扩张治疗方法如图（图 3-8-1~ 图 3-8-3）（视频 3-8-1）。

视频 3-8-1

3. 结肠狭窄切开术

结肠狭窄切开术（endoscopic stricterotomy，EST）主要适用于位于肛门周围、远端结肠且长度 ≤ 7 cm 的狭窄，相比 EBD，EST 更适合于非向心性、非均匀性狭窄。具体操作方法如下：插入内镜至狭窄远端，从内镜工作通道送入 IT 刀，直视下用 IT 刀对吻合口分 4 点进行放射状切开，术中注意尽可能保持 2 个切口间组织的完整性，切开深度以到达固有肌层表面或切口底部位于狭窄两端黏膜连线构成的平面上为宜，切开完成后退出 IT 刀，将结肠镜通过吻合口，检查创面有无出血及穿孔（图 3-8-4，图 3-8-5）。

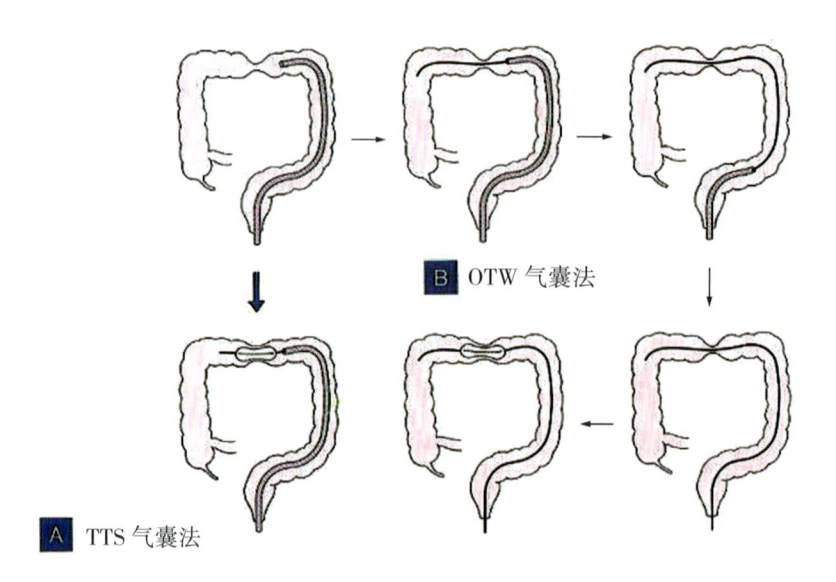

图 3-8-1 球囊扩张术示意图

（引自山中恒夫、原田容治. 大肠の治疗内视镜. 东京，メジカルビカュ－，2002.）

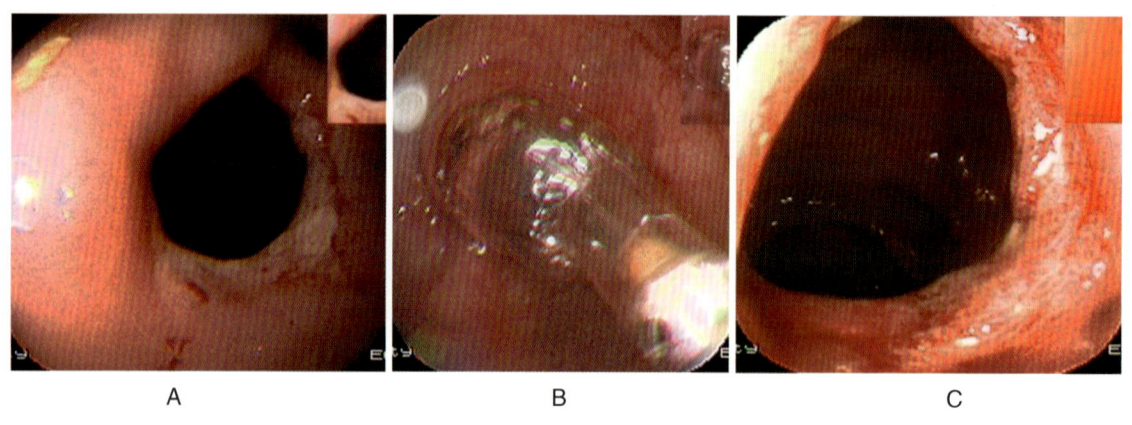

图 3-8-2 肠吻合口狭窄的扩张治疗

A. 扩张前。B. 扩张中。C. 扩张后

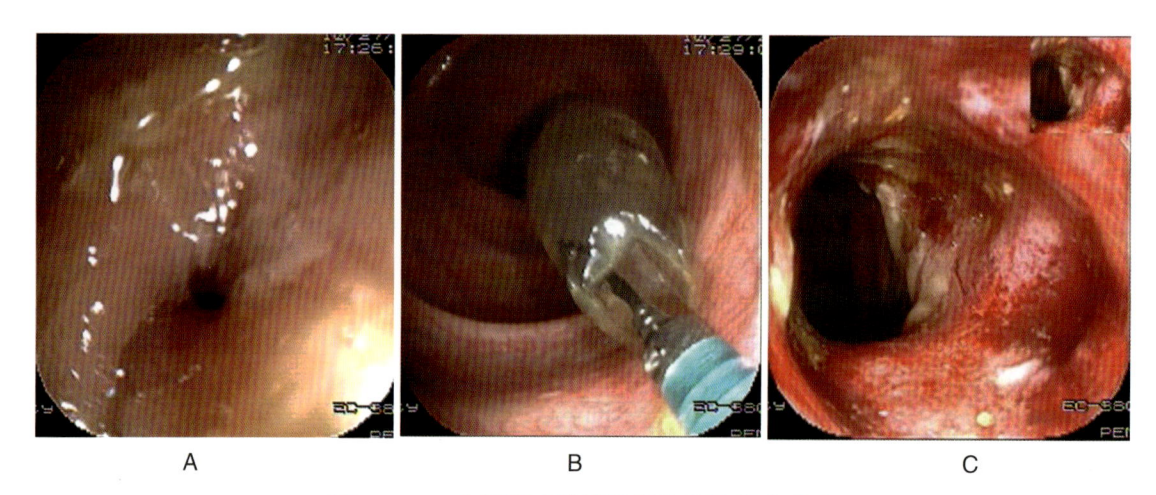

图 3-8-3 克罗恩病致横结肠狭窄的扩张治疗

A. 扩张前。B. 扩张中。C. 扩张后

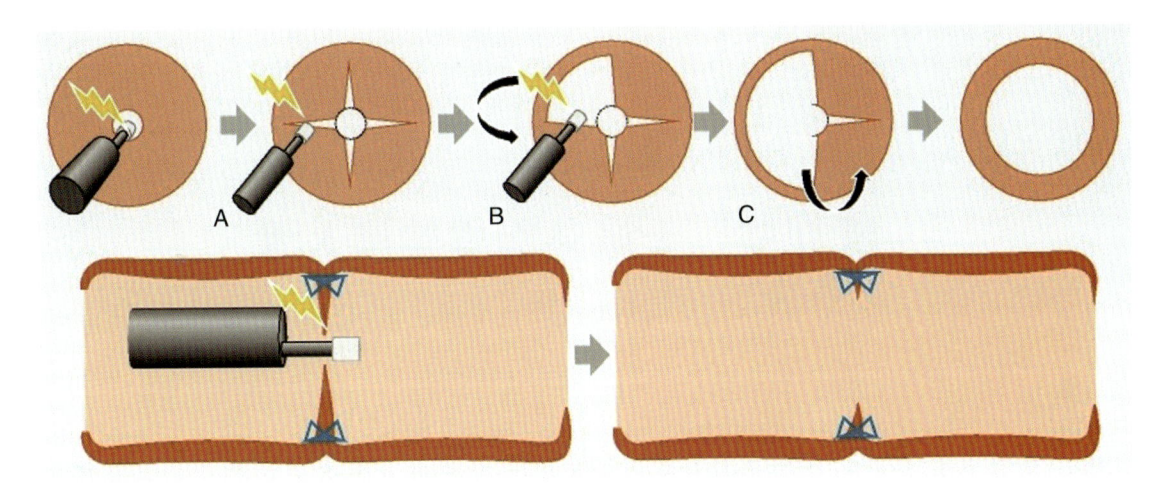

图 3-8-4 结肠狭窄切开术示意图

A. 利用 IT 刀呈放射状切开 4 个或多个切口。B. 切除切口形成的皮瓣。C. 瘢痕组织从切口沿管腔呈弧形切除〔引自 Asayama N, Nagata S, Shigita K, et al. Effectiveness and safety of endoscopic radial incision and cutting for severe benign anastomotic stenosis after surgery for colorectal carcinoma: a three-case series. Endosc Int Open, 2018, 6（3）：E335–E339.〕

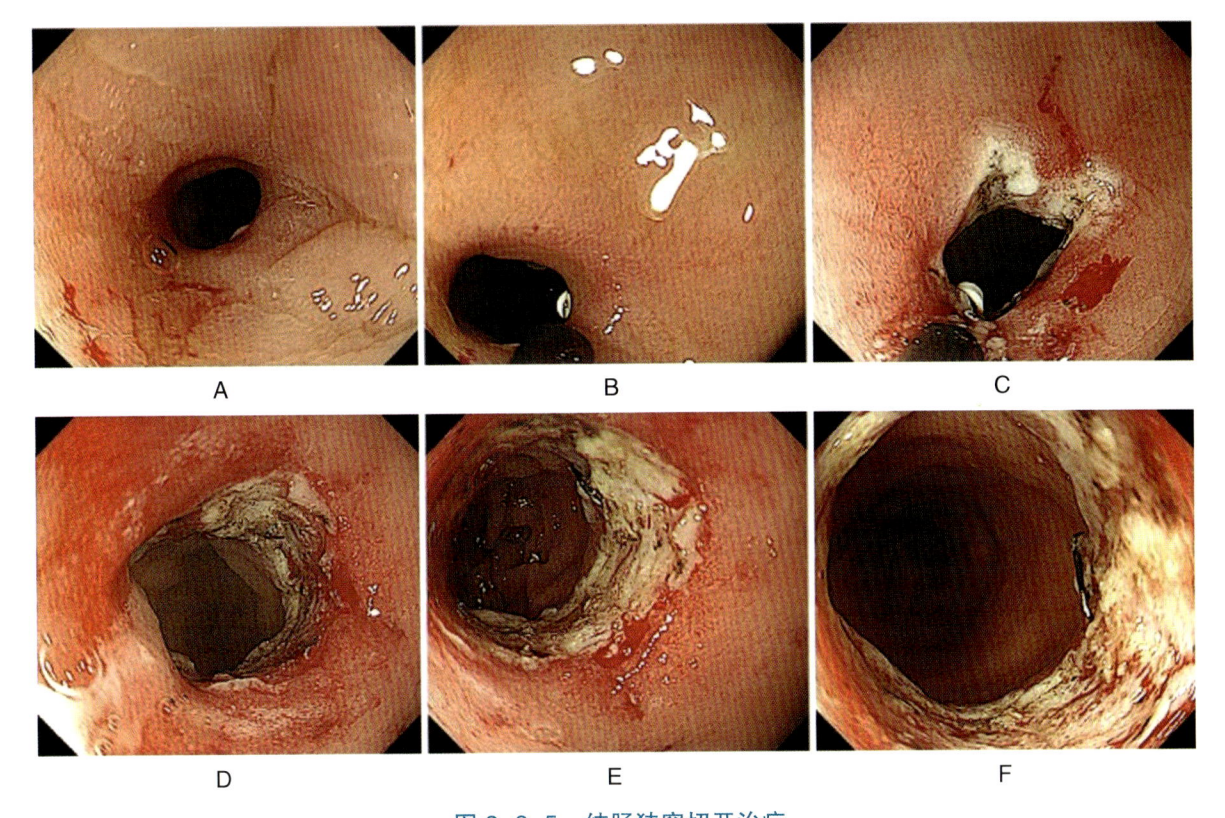

图 3-8-5 结肠狭窄切开治疗

A~C. 利用 IT 刀呈放射状切开。D~F. 切除切口形成的皮瓣〔引自 Asayama N, Nagata S, Shigita K, et al. Effectiveness and safety of endoscopic radial incision and cutting for severe benign anastomotic stenosis after surgery for colorectal carcinoma: a three-case series. Endosc Int Open, 2018, 6（3）：E335–E339.〕

（四）术后处理

术后应禁饮食，注意观察腹部情况，如无穿孔等并发症，且肠道通畅，患者可少量进全流食。

（乔　璐　万晓龙）

第 9 节 大肠狭窄支架植入术

（一）概述

大肠支架植入术通常用于结肠恶性狭窄，尤其适用于不能进行外科手术的结直肠恶性梗阻患者。目前，大肠支架被推荐作为晚期肿瘤姑息性治疗的首选方式。

（二）适应证和禁忌证

1. 适应证

恶性肿瘤浸润压迫引起结肠、直肠狭窄或阻塞而致排便不畅、排便障碍，不能手术或不愿手术者；外科术前过渡期的应急治疗。

2. 禁忌证

严重凝血功能障碍，严重心肺衰竭，有小肠广泛粘连梗阻。

（三）操作方法

常用支架输送器有 2 种，一种是可通过结肠镜活检孔道的输送器，外径多为 7~8F，且多为推送式，优点为操作简便，但支撑力差，且价格昂贵；另一种是不能通过结肠镜活检孔道的支架输送器，大约 14F，操作难度较大，但支撑力好，价格相对便宜。可用推送式支架输送器，亦可用捆绑式支架输送器。根据使用球囊及支架输送器不同，操作方法分以下两种。

1. 经肛门进镜至狭窄段远端，经结肠镜活检孔插入球囊导丝一体式球囊扩张器，必要时 X 线及内镜双重监视，扩张持续 1~3min，反复扩张，直至结肠镜可通过，扩张后通过结肠镜了解狭窄段长度。经结肠镜活检孔送入支架输送器，后退内镜至狭窄段远端，将支架输送器前端装金属支架部分完全送出内镜活检孔，定位准确后，释放支架（图 3-9-1）。

（2）经肛门进镜至狭窄段远端，X 线透视下经结肠镜活检孔插入 ERCP 造影导管，在斑马导丝配合下越过狭窄段，退出导丝；经导管推注泛影葡胺或其他非离子造影剂造影以确定狭窄段长度及部位，再次进入导丝退出导管，沿导丝进入球囊扩张，扩张持续 1~3min，反复扩张 2~3 次。留置导丝，沿导丝送入支架输送器，定位准确后，释放支架。支架释放后内镜及 X 线透视观察是否通畅，位置是否合适，支架是否展开，必要时可进入球囊在支架内扩张（图 3-9-2）（视频 3-9-1）。

视频 3-9-1

（四）术后处理

术后处理与结肠狭窄扩张及切开术大致相同，术后患者禁饮食，注意观察腹部情况，如无穿孔等并发症，且肠道通畅，患者可少量进流食。

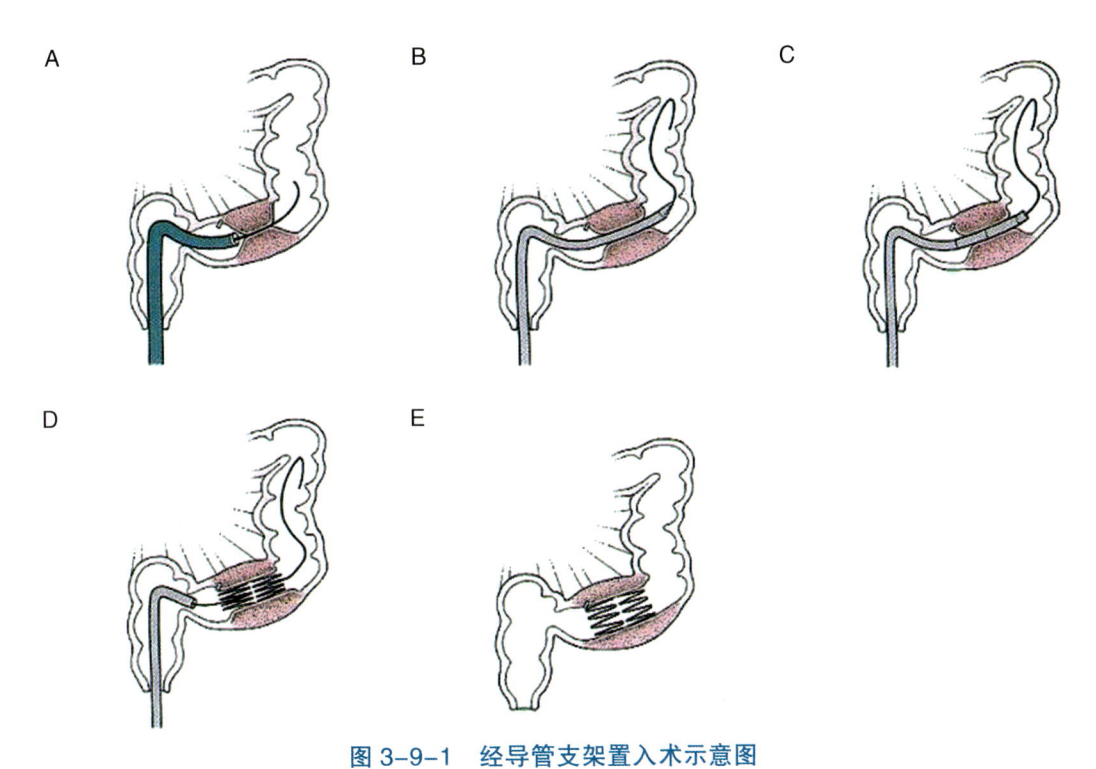

图 3-9-1　经导管支架置入术示意图

［引自山中恒夫、原田容治．大腸の治療内視镜．東京，メジカルビカユー，2002.］

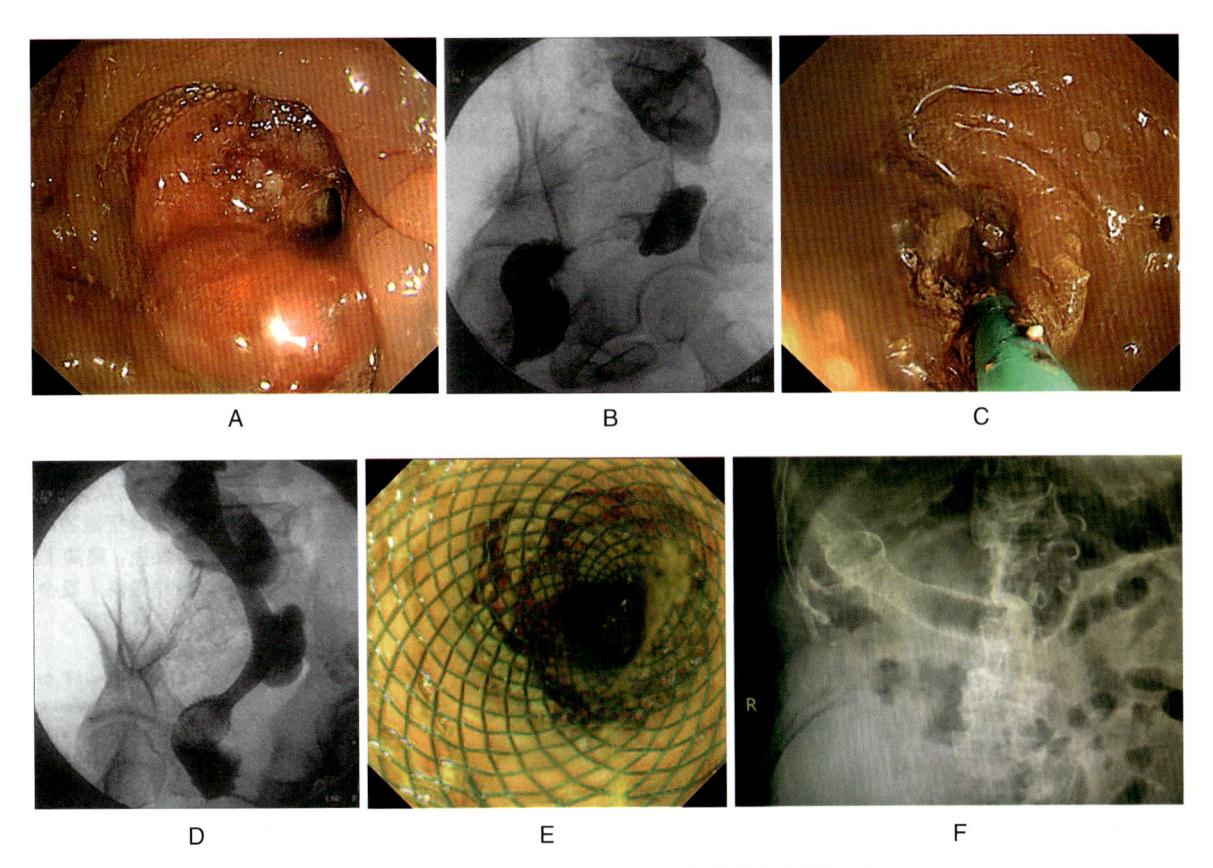

图 3-9-2　乙状结肠癌性狭窄支架置入术

A. 乙状结肠癌引起的肠腔狭窄。B. 狭窄处插入导管造影。C. 通过导丝插入球囊扩张。D. 置入支架显示肠管通畅。E. 肠镜显示的支架近肛侧。F. 另一例横结肠肠癌置入支架后的 X 线片显示

（乔　璐　万晓龙）

第10节 痔的硬化和套扎治疗

（一）概述

痔是十分常见的肛肠疾病，好发于20~65岁的中青年人群，临床表现主要是出血、脱垂、肿胀、疼痛、瘙痒、肛周不适及排便困难等，严重影响患者的生活质量。内痔加重可并发血栓、嵌顿和绞窄，痔的反复发作可出现继发性贫血，严重的甚至会导致出血性休克，对患者的生命健康造成威胁。

目前，Goligher分类法在内痔的划分中占据着主流地位，它依据痔的脱垂程度，将内痔精准地划分为Ⅰ度~Ⅳ度（图3-10-1），为临床诊断和治疗提供了有力的参考依据。Goligher分类法简便易行，能有效指导治疗方案的选择（表3-10-1）。

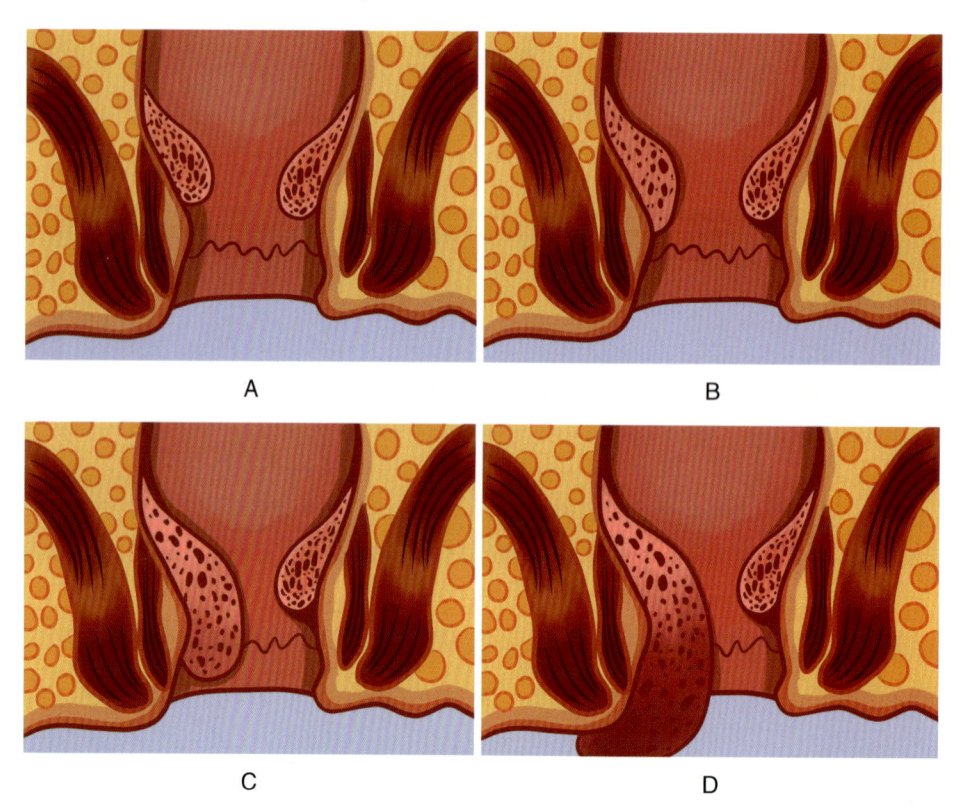

图 3-10-1　内痔分度示意图
A. Ⅰ度。B. Ⅱ度。C. Ⅲ度。D. Ⅳ度

表 3-10-1　内痔 Goligher 分类法

分度	描述
Ⅰ度	明显的血管充血，但不脱垂
Ⅱ度	痔在用力时从肛门脱垂，但可自行还纳
Ⅲ度	痔在用力时从肛门脱垂，不能自行还纳，需要人工还纳
Ⅳ度	持续脱垂，不能复位，出现慢性炎性改变，黏膜萎缩、溃疡易见

随着治疗技术发展，内镜下内痔治疗不断推广。令狐恩强教授为首的团队针对内痔的内镜下表现，提出"LDRF 分类"，体现了内镜下观察到的痔核直径和风险因素，对内痔的内镜下治疗有指导意义（表3-10-2）。

表 3-10-2 内痔 LDRF 分类

解剖特点 /L	痔核直径 /D	风险因素 /RF
Lr：直肠	D：痔核直径（cm）	RF0：红色征阴性 RF1：红色征阳性，无糜烂、血栓、活动性出血 RF2：表面黏膜有糜烂、血栓、活动性出血

有症状的痔可行内镜下微创治疗，目的是减轻和消除脱垂、出血、嵌顿和血栓形成导致的症状。内镜下微创治疗技术包括注射、套扎以及两者联合。注射治疗根据注射试剂不同，分为硬化剂注射法和软化萎缩剂注射法，以注射硬化剂为主。镜下治疗具有操作简单，术中出血不多、并发症少，疗效可靠，患者依从性高等优点，其临床应用越来越广泛。上述三种方法我国都在应用，以硬化治疗为主。而欧美、日本等国以套扎治疗为主。内痔微创治疗术后 1 年、3 年症状缓解率分别在 80% 和 60% 以上。

（二）痔的镜下治疗

1. 术前准备

治疗前应完善相关的检查，充分评估病情，并重视治疗前与患者的沟通。对于准备接受治疗的患者，应详细询问病史，排除治疗的相关禁忌；关注生命体征，常规行肛门直肠指检和（或）肛门镜检查，有预警症状（如胃肠道肿瘤病史、黑便、便血等）应常规先行肠镜检查；常规治疗前辅助检查应包括心电图、血尿常规和凝血功能检查；对于妊娠期、产后早期、免疫缺陷、凝血功能障碍或炎性肠病活动期的患者，慎用注射治疗；治疗前应排空粪便。治疗前必须取得患者的知情同意。

2. 治疗适应证及禁忌证

内镜下硬化注射和套扎的适应证几乎相同。硬化治疗操作简便，术中及术后疼痛少，更适合Ⅰ、Ⅱ度以出血为主的内痔。套扎治疗维持疗效时间长，操作难度相对大，术后疼痛发生率高，适合于脱垂严重Ⅲ度内痔尤其是肛垫下移明显者。

（1）适应证

1）Ⅰ度、Ⅱ度内痔及部分Ⅲ度内痔伴有出血、脱垂等症状。

2）Ⅰ度~Ⅲ度内痔饮食及药物治疗无效。

3）内痔手术后复发，肛门反复手术后不能再次手术者。

4）恐惧外科手术，担心住院时间长，痛苦大的患者。

5）高龄、高血压、糖尿病和严重的系统性疾病，不能耐受外科手术者。

6）排除了肛周疾病、结直肠癌等疾病。

（2）禁忌证

1）Ⅳ度内痔、混合痔外痔部分及外痔。

2）Ⅰ度~Ⅲ度内痔伴有嵌顿、血栓、溃烂、感染等并发症。

3）严重心、脑、肺、肝、肾衰竭不能耐受内镜治疗。

4）伴有肛周感染性疾病、肛瘘、放疗史及炎症性肠病活动期等。

5)凝血功能障碍或正在使用抗凝或抗血小板药物。

6)妊娠期妇女。

7)硬化剂过敏者(针对硬化治疗)。

3. 注射治疗

(1)使用器械及药品

1)胃镜或结肠镜 推荐使用胃镜,因胃镜前端较短,倒镜操作方便且易于安装附件。透明帽。一次性内镜用注射针,推荐使用长度 4~6mm 的黏膜注射针。

2)注射剂 硬化剂有聚多卡醇注射液、聚桂醇注射液、消痔灵注射液、硫酸铝钾鞣酸注射液、5%石炭酸杏仁油溶液、矾藤痔注射液、无水乙醇、鱼肝油酸钠注射液。软化萎缩剂有芍倍注射液。

聚桂醇(Lauromacrogol)的主要成分为聚氧乙烯月桂醇醚,是聚多卡醇同类的国内上市制剂,是一种乙醚类化合物,具有麻醉镇痛作用,最初被用于局部麻醉。由于聚桂醇具有良好的发泡性能,注射后可有效扩大注射部位的接触面积,且不对周围组织造成重大损害。与同类硬化剂相比,聚桂醇具有用量少,维持疗效更长的优点。可加入亚甲蓝示踪剂显示硬化剂弥散范围。

(2)治疗机制

基本原理是通过将药物注射到痔黏膜下层的痔组织内及周围组织中,使痔核凝固引起轻度化学性炎性反应,从而诱发痔血管闭塞、组织纤维化而使痔组织萎缩和出血停止。

(3)治疗方法

完成全结直肠检查后,直肠下段倒镜,评估内痔分度及分类,退镜安装透明帽,经活检孔道插入一次性内镜用注射针,于痔核基底部口侧及肛侧 1~6 个位点注射,每点适宜剂量以拔针后穿刺孔流出液体颜色判断(蓝色指示液或淡红色血液流出,则为适宜治疗剂量;鲜红色血液流出,则提示剂量少,需注射点旁补充注射,直至拔针后流出淡红色血液),每点不超过 1.5mL,硬化剂推注速度 0.1mL/s。一般来说硬化剂纯液注射剂量为 0.5~1.5mL,一次总量应控制在 10mL;泡沫硬化剂由于被空气稀释,注射剂量可适当增加(图 3-10-2)(视频 3-10-1)。

视频 3-10-1

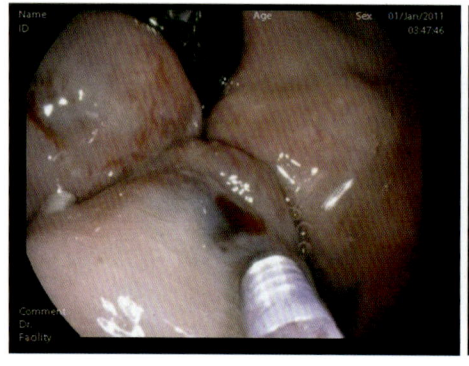

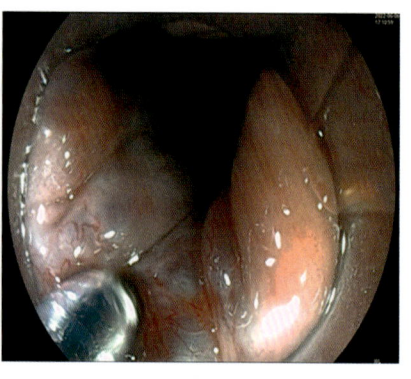

图 3-10-2 内镜下内痔硬化剂注射治疗
A. 倒镜下注射。B. 顺镜下注射亚甲蓝聚桂醇硬化剂

(4)注意事项

1)Ⅰ度及Ⅱ度内痔建议采用倒镜方式治疗。由于痔核体积比较小,其位置在肛管以上直肠下端壶腹部,倒镜可暴露痔核全貌,且注射角度更易调整,痔核黏膜下或痔核内注射率高。

2)Ⅲ度及Ⅳ度内痔建议采用倒镜和顺镜结合治疗方式。由于痔核体积相对较大,且脱垂更为明显，仅倒镜注射并不能渗透到痔核全部，顺镜下在脱垂处补充注射可使硬化剂浸润到痔核全部。

3）熟悉各注射剂型的用法用量。注意不应把药物注入直肠肌层和黏膜上皮层，应高度关注截石位 11 点的注射，应控制药物剂型的注射总量。

4. 套扎治疗

（1）使用器械

胃镜或结肠镜，推荐使用胃镜。透明帽，多环套扎器。

（2）治疗机制

应用橡皮圈对内痔进行弹性结扎，将胶圈套入到内痔的根部，利用胶圈弹性阻断痔的血供，从而使痔块发生缺血、坏死、脱落而愈合。

（3）治疗方法

套扎部位一般有三种，痔核套扎、痔上黏膜套扎、痔核及痔上联合套扎。套扎方式可选择倒镜套扎和顺镜套扎。推荐倒镜套扎，因反转内镜时视野广阔，齿状线易于辨认，能够看清痔核全貌且操作更为灵活。

治疗过程：完成全结直肠检查并评估分度及分类后，更换胃镜，安装多环套扎器，负压吸引调至 300 mmHg（1 mmHg=0.133 kPa，确保每个套扎点有效吸引，即"满堂红"），倒镜后仔细观察齿状线的位置，选择在齿状线上方至少距离 2cm 处，或在肛直线附近进行吸引和套扎（图 3-10-3）（视频 3-10-2）。因齿状线上没有痛觉神经，套扎环脱落通常是没有感觉的，套扎环一般在一周左右随大便摩擦自行脱落。

视频 3-10-2

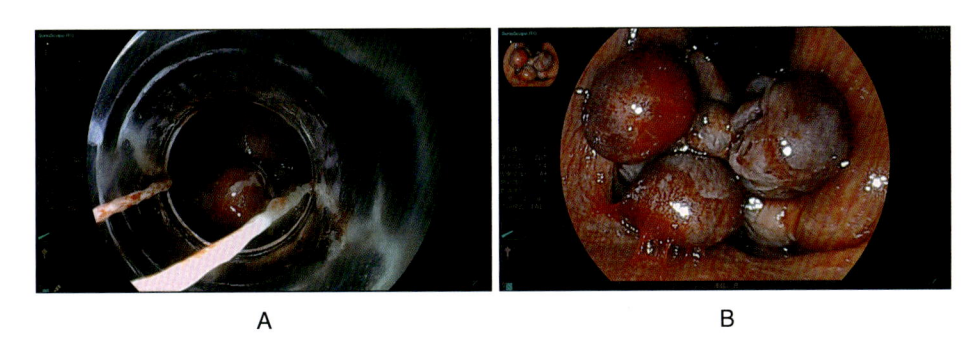

图 3-10-3 内镜下内痔套扎治疗
A. 透明帽辅助套扎。B. 套扎后

（4）注意事项

1）套扎结束后应确保齿状线未被套入，如被套入建议拆除套扎环。

2）尽量避免同时套扎三处内痔柱，最常见的三处内痔柱位于右前壁、右后壁及左侧壁，选择两处最严重的痔柱进行套扎，这样患者的不适感会减轻，同时，盆腔脓毒症的发生率也会减少。

3）对于轻度内痔，由于痔核体积相对较小，不应该全部套扎痔核，过度治疗可能会导致肛门关闭不全。

4）建议先套扎低位痔核，然后套扎更高位的痔核，以免遮蔽视野，影响后续治疗。

5. 硬化和套扎联合治疗

套扎法完成后，如残留痔核仍有红色征，则行硬化剂痔核基底部 2 点~3 点注射，每点不超过 0.5 mL（图 3-10-4）。

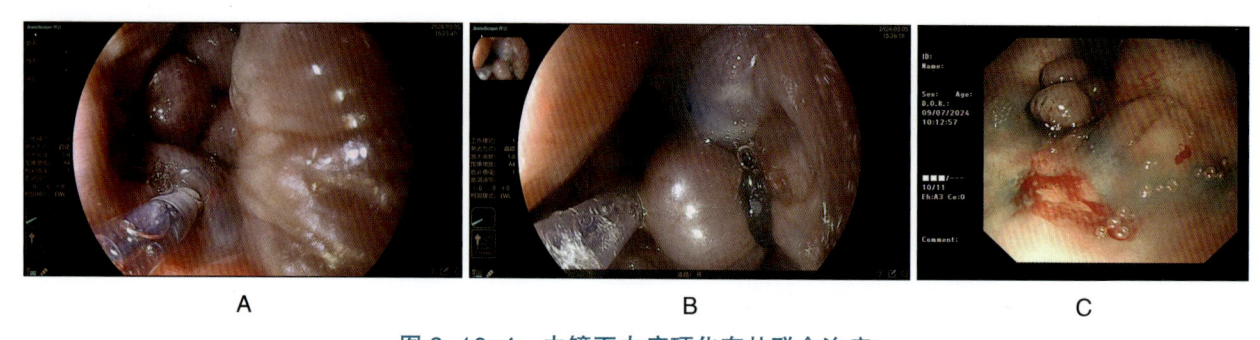

图 3-10-4　内镜下内痔硬化套扎联合治疗

A、B.显示内痔套扎。C.完成后在痔核基底部注射美兰聚硅醇硬化剂

（三）镜下治疗的并发症及处理

1. 肛门坠胀及疼痛

肛门部位的神经分布以齿状线为界限，齿状线以上分布自主神经，是手术无痛区，齿状线以下为脊神经，痛觉敏感，内镜治疗时操作位置距离齿状线太近，便会出现严重的肛门坠胀及疼痛感。肛门轻微疼痛者，一般不需药物干预治疗；直肠胀痛、肛门局部或全身发热者可甲硝唑灌肠，并给予左氧氟沙星胶囊口服；注射后休息片刻，以防虚脱等反应。

2. 出血

母痔区的痔核进行套扎后可能仍有少量痔核残余，尤其是子痔，会造成术后迟发性出血，还有部分患者术后早期胶圈脱落，也容易发生术后出血。少量出血者，局部应用消炎止血软膏或者太宁栓剂；胶圈滑脱导致的大出血，需要急诊内镜止血，严重者需要外科缝扎。

3. 溃疡形成

使用聚桂醇硬化剂治疗内痔时，如果注射深度、注射剂量、注射部位等操作不规范，会使黏膜组织缺血坏死，溃疡形成。肛管是污染区域，溃疡一旦发生感染，即使愈合也易形成瘢痕致直肠肛管狭窄。因此临床医生需严格注意操作规范。

4. 尿潴留

尿潴留可能与套扎术后肛管容受器和神经受到的刺激、麻醉对膀胱逼尿肌功能的影响、术后会阴部的不适、术后患者床上排便不适及术中补液过多有关。短暂尿潴留者，给予热水局部热敷；严重尿潴留者酌情导尿处理。

5. 感染

与肠道清洁度、治疗时穿刺针道感染等有关，预防性使用抗生素 24~48h 可降低发热、菌血症等感染的发生率。

6. 排便困难

局部注射硬化剂弥散，对于肛管黏膜和血管、神经产生刺激，导致局部炎症，腺体分泌黏液减少，因此在治疗时，避免单点注射剂量过大可减少术后排便困难的发生。

7. 直肠阴道瘘

女性患者前壁注射不宜过深、过量，避免导致直肠阴道瘘，院内的术后护理、出院后延续性护理较为重要。

（四）术后疗效评价及随访

疗效判断包括临床症状改善，镜下痔核缩小，表面黏膜充血水肿减轻，红色征或血泡征减少或消除。建议术后1月、6月及1年甚至以上行肠镜检查评估痔恢复情况（图3-10-5）。

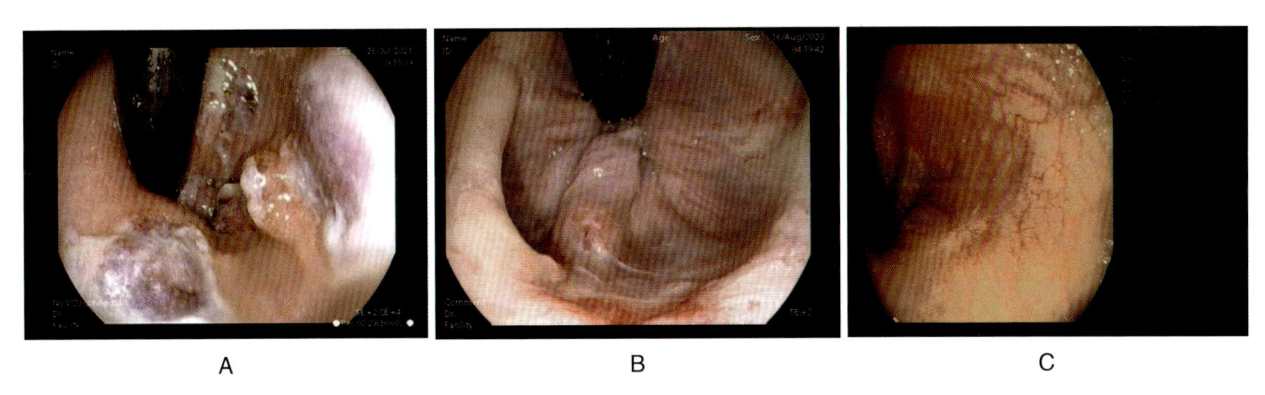

图 3-10-5 内镜下痔硬化治疗术后复查

A.治疗术后1周局部见溃疡形成。B.治疗术后1个月痔核较前缩小，溃疡好转。C.治疗术后6个月痔核明显缩小，可见局部治疗瘢痕。

疗效判定标准如下。
- 治愈：症状消失，痔核消失，或全部萎缩，创面完全愈合。
- 显效：症状明显改善，痔核明显缩小，或萎缩不全，创面基本愈合。
- 有效：症状轻度，痔核略有缩小或萎缩不全，创面基本愈合。
- 未愈：症状体征均无变化，或创面未愈合。
- 复发：再次出现出血、脱出等症状，需再次药物或手术治疗，经肛门指诊或内镜观察再次出现痔核。

（程 妍 董 蕾）

第 4 章

大肠疾病的内镜诊断及治疗

第 1 节 大肠息肉

（一）概述

大肠包括结肠和直肠，息肉是指所有从大肠黏膜上皮来源的、突出到肠腔的隆起性病变；包括肿瘤性息肉和非肿瘤性息肉，前者是癌前期病变，与癌发生关系密切，后者与癌发生关系较少。肿瘤性息肉统称为腺瘤，也有较多分类见下述。

息肉可为单发或多发，以直肠、乙状结肠多见，也可见于降结肠、横结肠、升结肠。结肠息肉临床表现不一，大部分病例临床症状常不明显或在体检结肠镜时发现，部分病例可出现某些消化道症状，如腹胀、腹泻、便秘、便血、大便带血、黏液血便。

（二）分类及分型

1. 大肠息肉的分类方法很多，根据息肉数目可分为单发和多发，但目前国内外较广泛应用的是以 Morson 的组织学分类法为基础，将大肠息肉分成肿瘤性、错构瘤性、炎症性和增生性（表 4-1-1）。

2. 大肠息肉在内镜下的形态分类可按日本山田对隆起性病变的分类方法分为四型（图 4-1-1）：Ⅰ型呈丘状息肉，Ⅱ型为无蒂息肉，Ⅲ型为亚蒂息肉，Ⅳ型为有蒂息肉。

表 4-1-1　大肠息肉的分类（Morson 法）

	单发	多发
肿瘤性	腺瘤	腺瘤病
	腺管状	家族性多发性腺瘤病
	绒毛状	Cardnen 综合征
	混合性	Turcot 综合征
		散发性腺瘤病（多发性腺瘤）
错构瘤性	Peutz-Jeghers（波伊茨－耶格）息肉	Peutz-Jeghers 综合征（黑斑息肉综合征）
幼年性	幼年性息肉	幼年性息肉
炎症性	炎症性息肉	假性息肉病
增生性	增生性息肉	多发性增生性息肉
其他	黏膜肥大性赘生物	
	Cronkhite-Canada 综合征	
	炎性纤维增生性息肉	

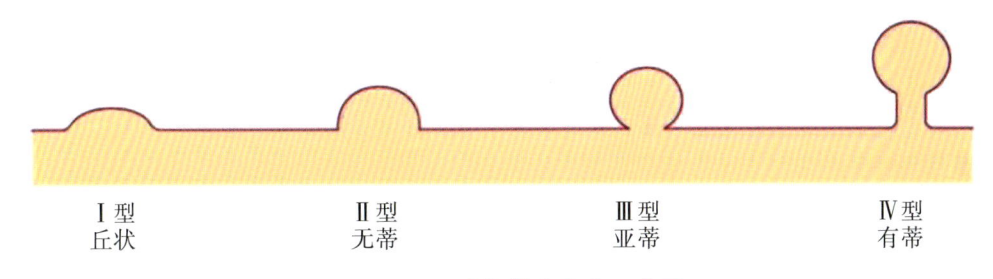

Ⅰ型　　　　　　Ⅱ型　　　　　　Ⅲ型　　　　　　Ⅳ型
丘状　　　　　　无蒂　　　　　　亚蒂　　　　　　有蒂

图 4-1-1　隆起性病变山田分型

（三）腺瘤性隆起病变

根据内镜及组织学特征将腺瘤性隆起性病变分为腺瘤样息肉和锯齿状腺瘤，前者根据绒毛结构占比不同可分为管状腺瘤、绒毛状管状混合腺瘤和绒毛状腺瘤；后者又包括传统锯齿状腺瘤、无蒂锯齿状病变和浅表锯齿状腺瘤。结直肠腺瘤通常无症状，多发现于因无关症状或结直肠癌筛查而进行的结肠镜检查。

1. 腺瘤样息肉

腺瘤样息肉是最常见的结直肠癌前病变，可分布于结肠各段，主要好发于直肠和乙状结肠，50岁以后发病率明显升高。结肠镜下腺瘤呈半球状或分叶状，也可呈扁平状或结节状，其中管状腺瘤最多见。管状腺瘤（绒毛结构不超过25%）多为有蒂型或亚蒂型，无蒂少见，常多发。绒毛状管状混合腺瘤（绒毛结构占25%~75%）可为有蒂或无蒂型。绒毛状腺瘤（绒毛结构超过75%）绝大多数为无蒂或亚蒂型，瘤体蔓延面积较大，直径一般＞2.0cm。

腺瘤性息肉根据大体形态可分为带蒂（0-Ⅰp，图 4-1-2A）、亚蒂（0-Ⅰsp，图 4-1-2B）、息肉状（0-Ⅰs，图 4-1-2C）和轻微隆起（0-Ⅱa），后者中有一种特殊类型沿肠腔水平生长，直径大于1cm，称为侧向发育肿瘤（LST）。LST又分为颗粒型（图 4-1-3A）和非颗粒型（图 4-1-3B）。

根据染色和放大内镜，管状腺瘤表面结构以Ⅲ-L型常见（图 4-1-4A），而绒毛状腺瘤及绒毛管状腺瘤表面结构以Ⅳ型为主（图 4-1-4B）。

2. 传统锯齿状腺瘤

传统锯齿状腺瘤（traditional serrated adenoma，TSA）与增生性息肉、无蒂锯齿状病变同属于锯齿状病变，是其中最少见的类型（发生率为1%~5%），多见于乙状结肠和直肠；在结肠镜下表现多变，

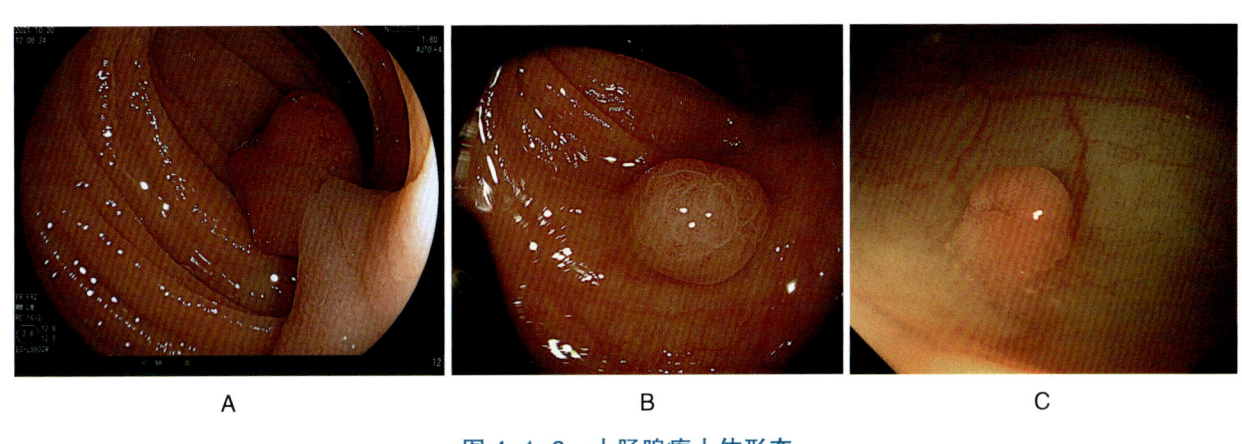

图 4-1-2　大肠腺瘤大体形态
A. 带蒂。B. 亚蒂。C. 息肉状

多数为有蒂的息肉,平均直径＞1cm,表面发红,呈松荫状或枝状珊瑚状,也可呈绒毛状。色素内镜下呈ⅢH、ⅣH型腺管的情况多见。NBI 检查:TSA 与增生性息肉和无蒂锯齿状病变不同,呈现出"蕨类"叶子以及"松塔样"的特征性表现(图 4-1-5)。

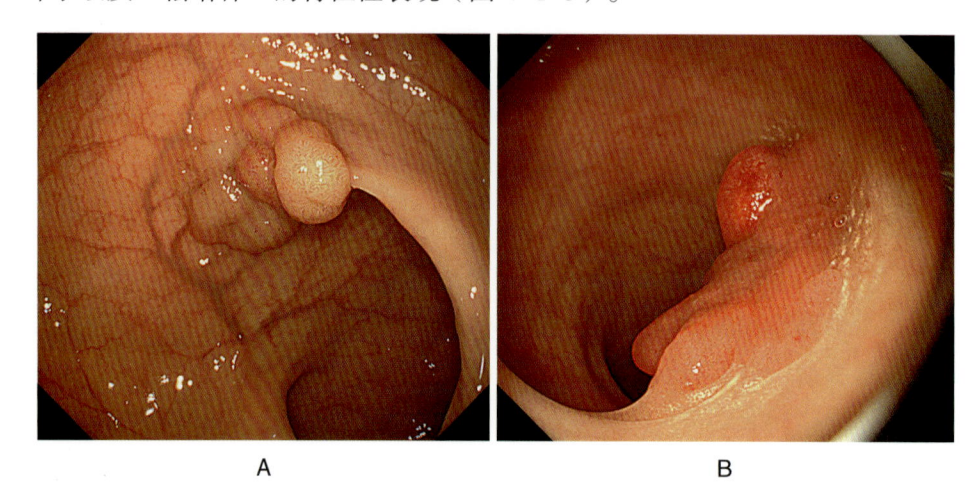

图 4-1-3 大肠侧向发育肿瘤
A. 颗粒型。B. 非颗粒型

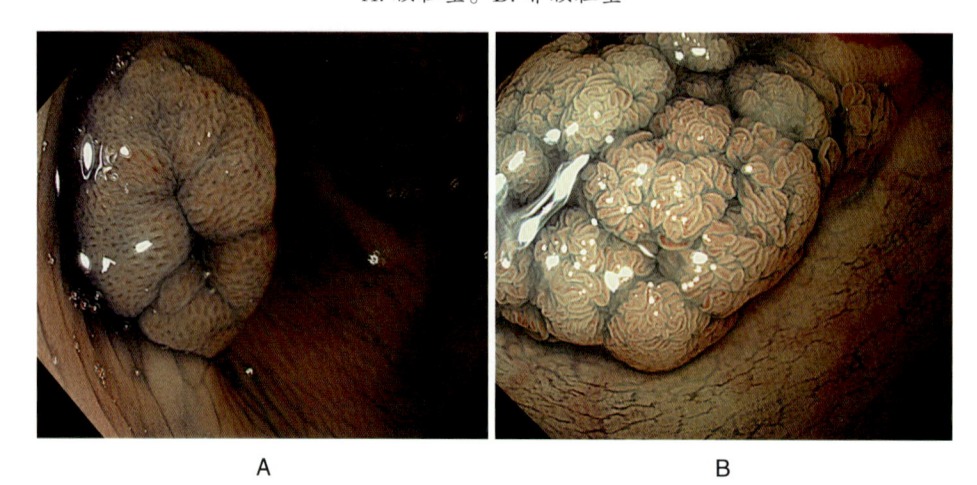

图 4-1-4 腺瘤性息肉病理类型
A. 管状。B. 管状绒毛状

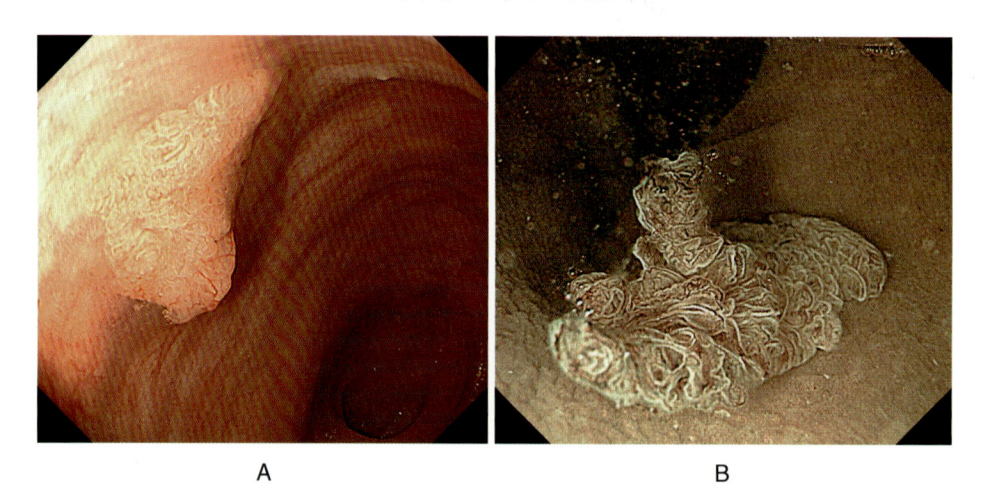

图 4-1-5 传统锯齿状腺瘤
A. 表面呈松塔状。B. Ⅳ-H 样开口(放大不够,Ⅳ-H 不典型)

3. 无蒂锯齿状病变

无蒂锯齿状病变（sessile serrated lesion，SSL）是一种具有恶性可能的结直肠腺瘤，约占所有锯齿状腺瘤的20%，多发生在右半结肠。无蒂锯齿状病变通常难以诊断，结肠镜下表现与增生性息肉相似，多表现为平坦或稍隆起的白色病灶。与增生性息肉不同的是，无蒂锯齿状病变直径多大于5mm，且超过90%的病灶表面覆有可以冲洗去除的黏膜帽。在NBI内镜下，无蒂锯齿状病变的隐窝开口处经常出现小黑点（提示隐窝扩张），这有助于该类型的内镜下诊断。白光成像可见被黏液或粪便覆盖的厚褶皱，可见云雾状的表面图案和网状血管；靛胭脂染色内镜下整个病变的边界和Ⅱ-O样开口清晰可见（图4-1-6）。

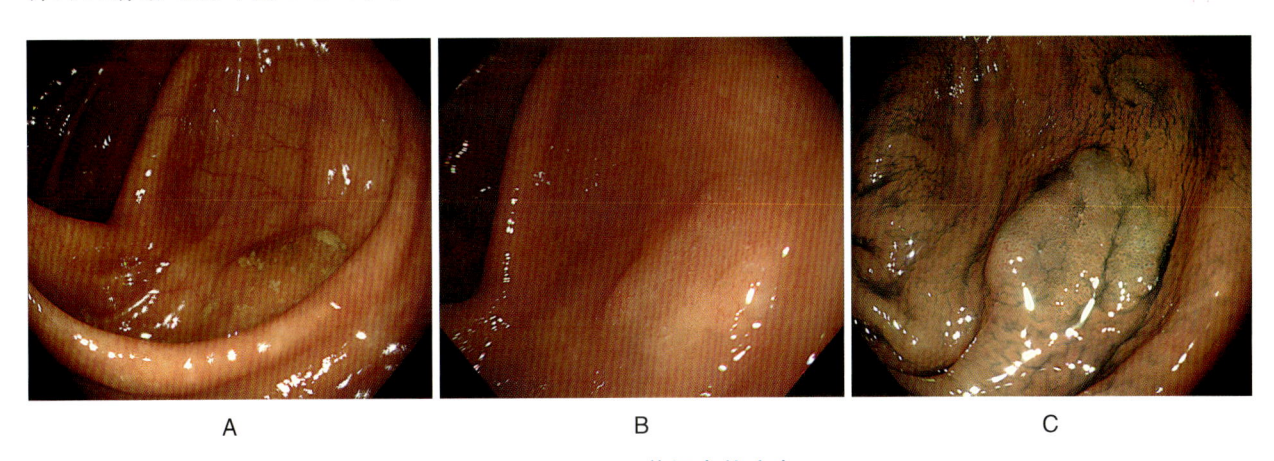

图 4-1-6 无蒂锯齿状病变
A. 表面黏液附着。B. 云雾状外观。C. Ⅱ-O样开口

4. 浅表锯齿状腺瘤

浅表锯齿状腺瘤（superficially serrated adenoma，SuSA）是最近几年日本学者提出的一种结直肠锯齿状病变新亚型，主要位于直肠和乙状结肠，平均直径为6mm。大多数病变呈白色，且表现为平坦或轻微隆起的病变，没有黏液帽。大多数病变显示不规则边缘，分叶状结构也很常见，窄带光成像模式下，大多数结构为细长且分枝状的pit，具有锯齿特征，与Ⅲ H型 pit或Ⅱ型相对应（图4-1-7）。还有一部分SuSA和TSA相关，表现出典型的双层隆起外观，由底部的白色成分和更高的红色成分组成，分别对应SuSA和TSA。

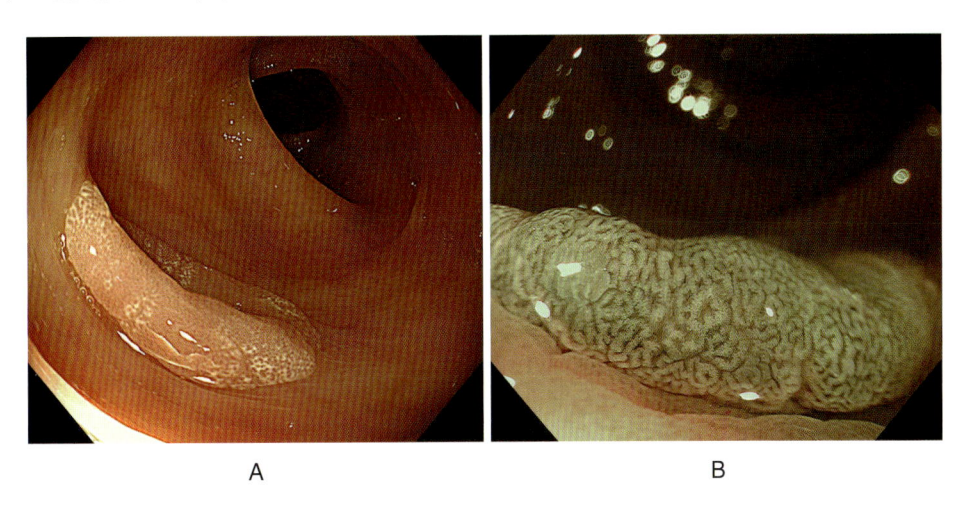

图 4-1-7 浅表锯齿状腺瘤
A. 乙状结肠白色隆起。B. Ⅲ-H样开口（图片来自西安市人民医院消化科）

5. 进展期腺瘤

进展期腺瘤是直径＞10mm和（或）含有绒毛结构和（或）有高级别上皮内瘤变的腺瘤，每年进展为结直肠癌的发生率约为5%（图4-1-8）。

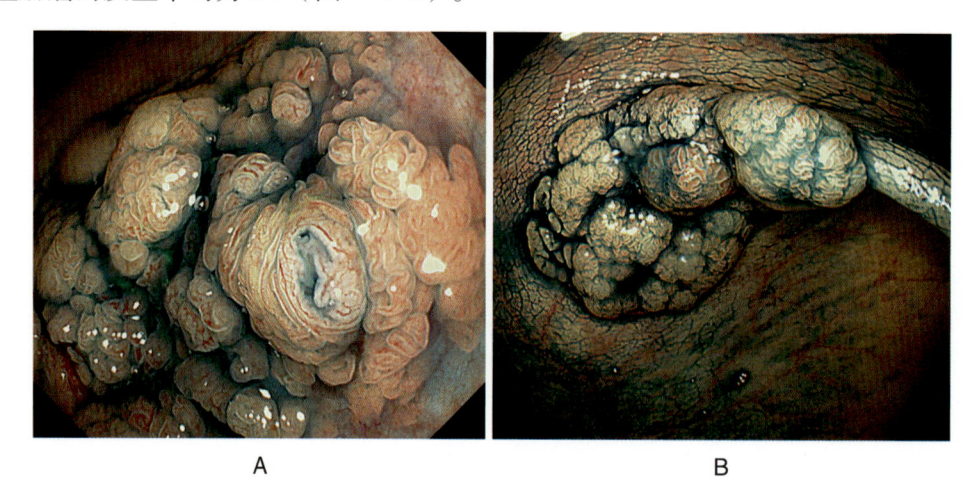

图4-1-8　进展期腺瘤
A.腺瘤伴绒毛结构。B.腺瘤伴高级别瘤变

（四）鉴别诊断

大肠息肉需与早期大肠癌、黏膜下肿瘤、乳头型回盲瓣、脂肪瘤、肠道气囊肿病等相鉴别。

（1）早期大肠癌其扁平隆起型与息肉的外形相似，要特别注意加以鉴别。早期大肠癌多无蒂或有宽广的亚蒂，体积多较大，形态不规则，顶部可有溃疡或糜烂，表面明显结节样不平，质脆或硬，易出血。活检病理组织学检查可诊断。

（2）黏膜下肿瘤多呈山田Ⅰ型隆起，隆起的起始部界限不分明，表面黏膜光滑，颜色与周围黏膜颜色一致，部分较大者瘤体顶端可出现充血糜烂或溃疡。超声内镜检查可诊断。

（3）乳头型回盲瓣其很像一息肉样隆起，但其形态是可变的，有开口，结肠镜可经开口处进入回肠末端，其下方可见盲肠的Y型皱襞和阑尾口。

（4）脂肪瘤多呈半球形微黄色息肉样隆起，表面黏膜光滑，质地柔软，靠垫征阳性。超声内镜检查可诊断。

（5）肠道气囊肿多呈半球形息肉样隆起，无蒂、广基，表面黏膜光滑，呈透明或半透明状，部分呈淡蓝色，反光强，多发性。活检钳钳破时肿块塌陷。多发病变时腹部X线平片检查可见大小不等气泡状透明区，沿肠管分布。

（五）治疗

大肠息肉处理原则是发现息肉通常先取活检送病理检查，根据息肉类型做相应处理。发现腺瘤性息肉应尽可能在内镜下切除，若病变较大难以切除干净或肠道穿孔风险较大时应考虑外科手术切除。大肠息肉内镜下切除方法参见有关章节。内镜、腔镜或开腹手术联合治疗法适用于超大或特殊类型的息肉（腺瘤或癌变），发挥联合治疗优势，增加治疗安全性，同时扩大内镜治疗的视野，避免传统开腹手术的创伤。

（秦　斌　李　红）

第 2 节 遗传性大肠息肉病

（一）黑斑息肉综合征

1. 概述

黑斑息肉综合征（Peutz-Jeghers syndrome，PJS）又称家族性黏膜皮肤色素沉着胃肠道息肉病，是一种常染色体显性遗传病，大部分由 STK11（LKB1）基因突变引起，小部分由新生的基因突变引起。表现为伴有黏膜、皮肤色素沉着的全胃肠道多发性息肉综合征。黑色素斑是本病的主要特征之一，多见于口唇、颊黏膜、面部、手指、手掌、脚底等，也可发生在鼻、肛门周围和生殖器，极少数发生在肠道。通常呈褐色，也可呈蓝黑色，扁平状，不高出皮肤，大小为 1~5mm，皮肤黏膜色素沉着可随时间逐渐变大、增多。胃肠道息肉大多发生在空肠，其次是回肠、结肠、胃、直肠；也可能发生在肾盂、膀胱、肺、鼻咽等胃肠道之外的位置。内镜检查常可发现散在多发息肉，少数单发，息肉大小差异明显，小的数毫米，大的数厘米。多数有蒂或亚蒂，少数无蒂，息肉表面不光滑，有许多小叶状突起。取材进行组织病理学检查可发现属于错构瘤。息肉一般在 0~9 岁形成，大部分患者在 10~30 岁出现症状。约半数患者在确诊时无症状，部分患者有腹痛、腹泻、腹部包块、便血、呕血、便秘等。

2. 诊断

满足以下任何一项可以诊断：①患者有任意数量的 Peutz-Jeghers 息肉，且近亲中有黑斑息肉综合征病史。②患者有 2 个及 2 个以上经组织病理学检查确认的 Peutz-Jeghers 息肉。③患者有特征性皮肤黏膜色素沉着，且近亲中有黑斑息肉综合征病史。④患者有特征性皮肤黏膜色素沉着，且有任意数量的 Peutz-Jeghers 息肉。在符合诊断的患者，可以进行基因检测，确定是否有相关基因突变（图 4-2-1，图 4-2-2）。

3. 治疗

缓解症状、提高生活质量、避免严重并发症。治疗方法有内镜治疗、手术治疗等。

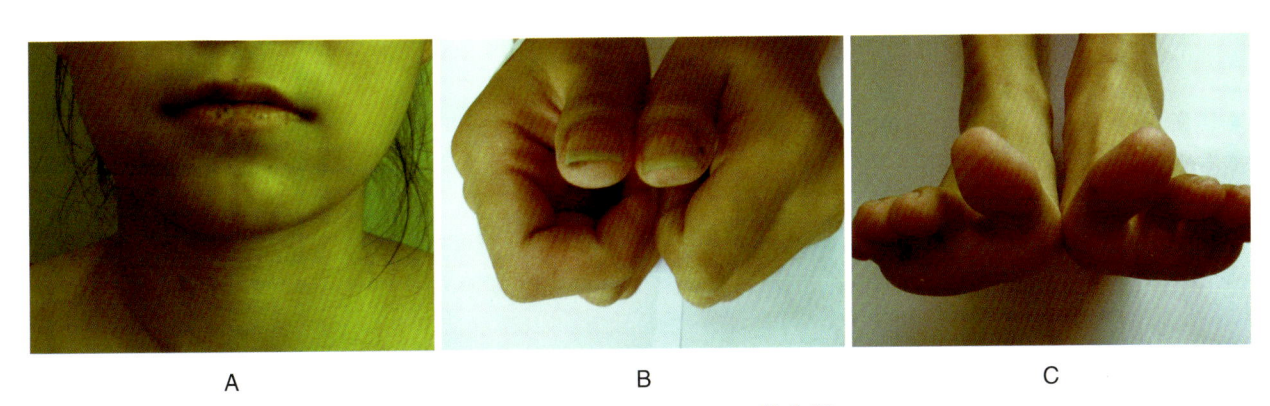

图 4-2-1 Peutz-Jeghers 综合征
A. 口唇黑斑。B. 手指甲旁皮肤黑斑。C. 脚掌侧皮肤黑斑

A　　　　　　　　　　　　B　　　　　　　　　　　　C

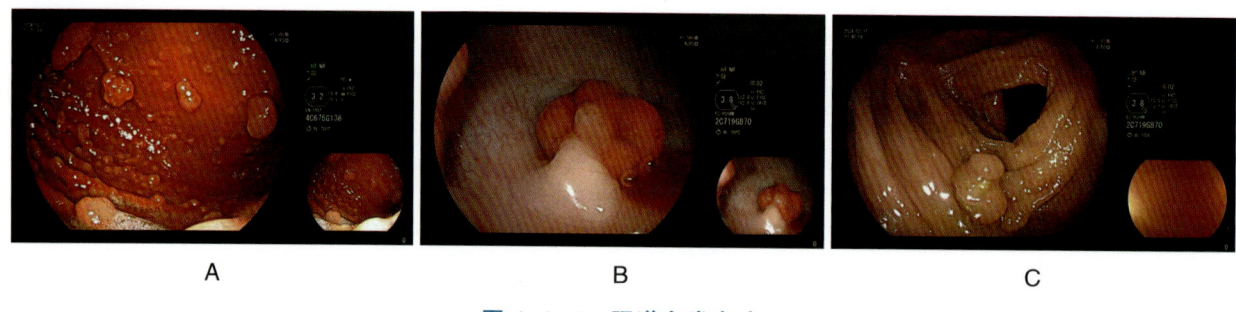

图 4-2-2　肠道多发息肉
（图片由西安市儿童医院消化内科提供）

（1）内镜治疗
①直径＜0.5cm 的息肉，可随诊观察，每隔 1~2 年做结肠镜检查。
②直径≥ 0.5cm 的息肉，符合内镜下息肉切除术条件者可以在内镜下切除。
（2）手术治疗
若息肉较大或较多，或出现肠套叠或肠梗阻，则需要进行手术切除病变，解除并发症和防止恶变。若息肉发生癌变，需进行根治性切除术，并根据情况进行下一步治疗。

预后与并发症密切相关。多发息肉易引起肠梗阻、肠出血等并发症，影响患者生活质量。部分患者因癌变而死亡。

（二）遗传性家族性息肉病

1. 概述

遗传性家族性息肉病是一种常染色体显性遗传性疾病。主要病理变化是大肠内广泛出现数十到数百个大小不一的息肉，严重者从口腔一直到直肠肛管均可发生息肉，息肉数量可达数千个。息肉自黄豆大小至直径数厘米不等，常密集排列，有时成串、成簇。直径一般 2cm 的息肉通常有蒂。组织学类型包括管状腺瘤、管状绒毛状腺瘤或绒毛状腺瘤，以管状腺瘤最多见，呈绒毛状腺瘤结构的十分少见。息肉越大并且越呈绒毛状，发生局灶性癌的可能性越大。

该病一般在 15~25 岁前后出现症状，初起时息肉为数不多，后随着年龄增长而增多。常见的症状是腹部隐痛、腹泻、黏液血便或少量血便，偶有大量便血，便血多为间歇性，肛门部下坠感，常误诊为内痔或慢性结肠炎。息肉逐渐增大、增多，上述症状加重。个别患者由于息肉较大，出现肠套叠，可有腹痛、腹胀、恶心、呕吐等肠梗阻症状。有的肠套叠可自行复位，症状可以缓解，但肠套叠可反复出现。患者由于长期腹泻、黏液血便，可出现贫血、乏力、低蛋白血症等症状。如息肉癌变，患者出现大便次数增多、腹痛、血便或黏液血便等症状，病情可进一步加重并出现消瘦等。

2. 诊断

内镜检查是诊断家族性腺瘤性息肉病的较好方法，不仅可以明确息肉的大小、分布及形态，还可以活检明确息肉的性质。内镜下见大肠息肉多如黄豆大小，即≤ 0.5cm；半球形或广基底，息肉密集分布的肠段难以看到正常黏膜，在小息肉之间常可看到散在的＞ 1.0cm 的短蒂或宽基底蒂息肉存在，呈分叶状或绒毛状，常有充血、水肿、糜烂、出血（图 4-2-3）。

3. 治疗

遗传性家族性息肉病多在 40 岁左右出现癌变，故一经诊断应积极行内镜下微创或外科手术治疗。

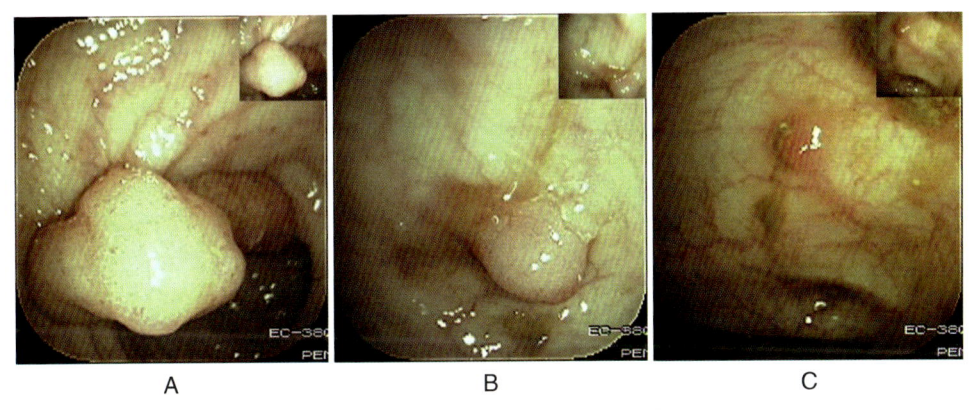

图 4-2-3 家族性腺瘤性息肉病的镜下所见

A. 乙状结肠。B. 降结肠。C. 横结肠

（三）幼年性息肉病

1. 概述

幼年性息肉病主要发生在儿童，多数见于 10 岁以下，成人少见。直肠和乙状结肠多见，该病病因不明确，主要有五种推测。①慢性炎症刺激：肠道的慢性炎症使局部黏膜发生溃疡，结缔组织或肉芽组织形成，表皮、腺上皮及下层组织增生。②慢性机械刺激：坚硬的粪便、肠道寄生虫等非炎症因素长期刺激，导致黏膜、腺上皮和黏膜下组织局限性增生。③胚胎组织异位：机体某一器官内正常组织在发育过程中出现错误的组合排列而形成病变。④病毒感染。⑤遗传因素。幼年性息肉病症状主要表现为无痛性血便，少数病例便后自肛门滴鲜血数滴。息肉可自行突然脱落而引起大出血。高位的大息肉可因肠蠕动受阻或蒂柄牵引肠壁引起腹痛甚至肠套叠。低位的息肉排便时可将息肉推出肛门外，可见肛门处一红色圆形肿块，如不及时将其送回，可发生嵌顿坏死。

2. 诊断

肠镜检查为主要检查方法，息肉一般为单发，多为有蒂型，蒂多细长。内镜下可见息肉多呈直径为 1~2cm 大小球形，表面光滑或呈结节状，也可有分叶，常伴有糜烂或浅溃疡。息肉的组织学特性属错构瘤（图 4-2-4）。

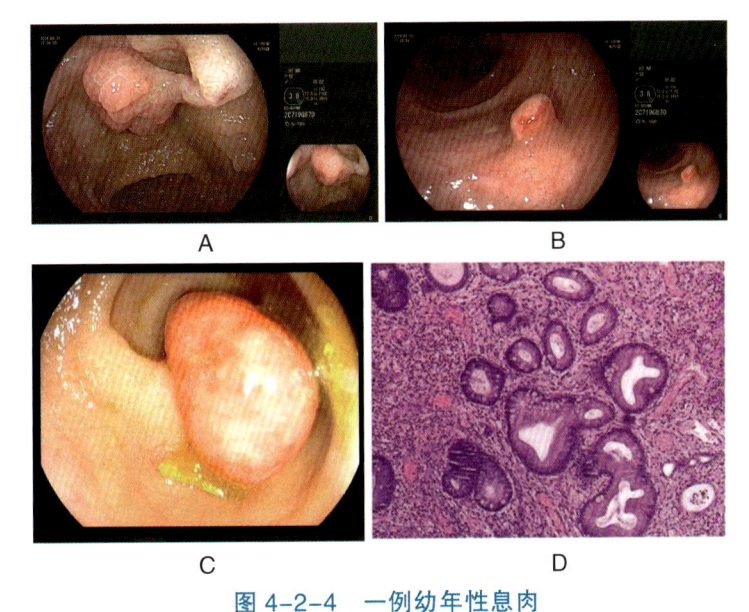

图 4-2-4 一例幼年性息肉

A、B、C. 多部位直结肠息肉。D. 病理示错构瘤（图片 A、B 由西安市儿童医院消化内科提供）

3. 治疗

幼年性息肉病可有家族遗传性，亦可无遗传性。低位息肉直肠指检能触及者可门诊手法摘除，非低位息肉应积极内镜下微创或外科手术治疗。定期复查结肠镜。

（李　红）

第3节　大肠黏膜下肿瘤

（一）大肠脂肪瘤

1. 概述

脂肪瘤是因成熟的脂肪细胞增殖形成的病变，无恶变倾向，是大肠内较少见的非上皮性良性肿瘤，好发于升结肠，特别是回盲瓣周围。脂肪瘤通常位于黏膜下，属黏膜下良性肿瘤，少数向腔外生长位于浆膜下，也有位于肌层的壁间型，还有黏膜下脂肪组织弥漫性浸润生长的混合型。一般单发，也有多发性和弥漫性的。大肠脂肪瘤可发生于任何年龄，包括1岁儿童，但50~69岁为高发年龄段。女性多于男性。该病可能与脂肪代谢紊乱和肠营养不良有关。脂肪瘤直径＜2cm时，一般多无症状。直径＞2cm的脂肪瘤因牵拉有可能引起肠套叠、肠梗阻，脂肪瘤表面有糜烂者可引起出血，少数情况下可表现为腹部肿块。

2. 结肠镜下特点

结肠镜下大肠脂肪瘤呈突向肠腔的黄色或乳黄色、质软的圆形或椭圆形丘状隆起，凸起于黏膜下，大小多在1~3cm。表面黏膜多光滑完整，半透明，可有蒂或无蒂，富有弹性，压之可出现凹陷，呈软垫征阳性（图4-3-1）；个别较大脂肪瘤由于血供障碍，顶部黏膜可有充血糜烂。较大的黏膜下脂肪瘤常常突入肠腔，少部分有蒂，可形成肠套叠或脱出于肛门外。深挖活检有时可见黄色脂肪样物流出。病理可见成熟的脂肪细胞和纤维性间质组织包缠其间。超声内镜下脂肪瘤表现为位于黏膜下层（第3层）内边界清晰规则的高回声均匀肿块（图4-3-2）。虽然巨大脂肪瘤有糜烂出血，易误诊为平滑肌瘤及肠癌，但结肠镜下巨大大肠脂肪瘤也有其特点：①大肠脂肪瘤出血坏死的瘤体头部位于肠腔中央，其后是光滑完整的瘤体的体部及蒂部黏膜，无巨大火山口样溃疡；②瘤体规则无增生，无菜花样改变，黏膜下组织稍发黄；③多次取活体组织检查不能查到癌细胞。

3. 鉴别诊断

诊断主要靠结肠镜检查发现。应与平滑肌瘤、肠气囊肿病、淋巴管瘤、肠壁外病灶压迫肠壁等相鉴别。平滑肌瘤质硬，可滑动，弹性差，超声内镜下平滑肌瘤为黏膜肌层（第2层）或固有肌层（第4层）的低回声均匀肿块。肠气囊肿病是浆膜下或黏膜下气体潴留于肠壁，隆起很软，局部表面较薄，压之可变形。淋巴管瘤亦为柔软的黏膜下肿瘤，但色调略灰白，有透光性，可随体位变动而变形，有波动，超声内镜在第3层可见有分隔的囊包，局部穿刺可抽出淋巴液。肠壁外压性病变一般质地较硬，不易活动，有顶突感，超声内镜可明确为壁外病变，易鉴别。

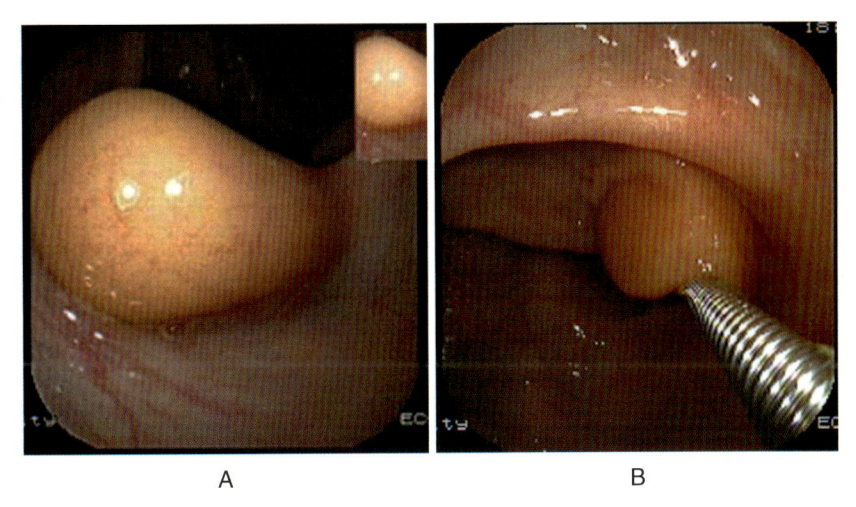

图 4-3-1　脂肪瘤的肠镜下所见
A.肠镜下所见。B.软垫征阳性

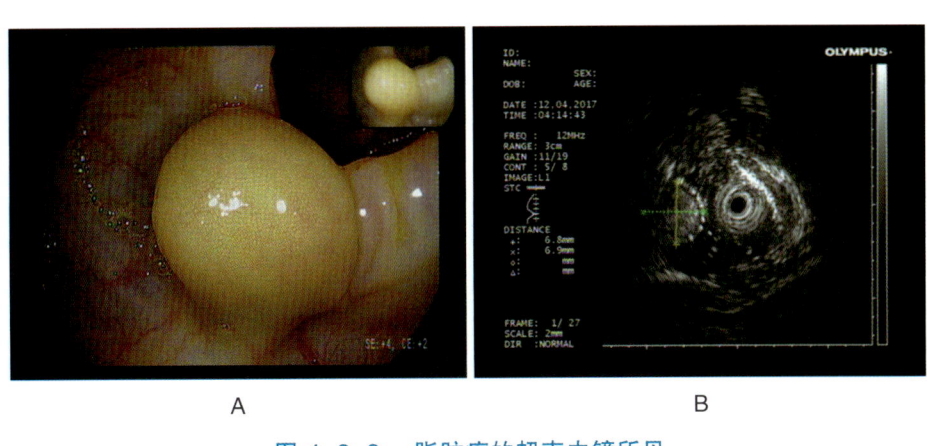

图 4-3-2　脂肪瘤的超声内镜所见
A.肠镜下所见。B.超声内镜呈高回声

4. 治疗

脂肪瘤恶变非常罕见，对无症状和并发症者可不予特殊处理。一般认为直径小于 2cm、表面光滑的脂肪瘤可动态随访观察，也可通过内镜下切除术治疗（图 4-3-3）。对有糜烂出血或肠套叠者可局部切除；对于内镜下不能摘除或已出现肠壁坏死、出血、肠套叠复位失败、不全梗阻等症状时宜进行手术切除。对于浆膜下脂肪瘤只需简单剥除，不需打开肠腔。

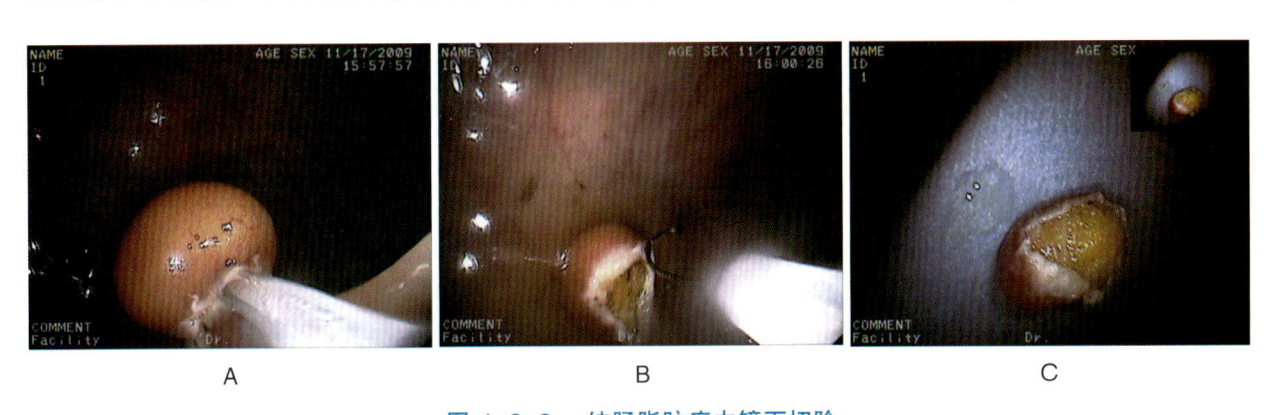

图 4-3-3　结肠脂肪瘤内镜下切除
A.圈套器高频电切。B、C.切除标本可见脂肪组织

（二）大肠平滑肌瘤

1. 概述

平滑肌肿瘤主要由平滑肌细胞组成，是消化道常见的肿瘤之一，但大肠平滑肌瘤较胃和食管的少见，直肠较结肠好发。在直肠部的病变还容易恶变为肉瘤。大肠平滑肌瘤可发生于肠的肌层或黏膜肌层，来源于固有肌层的黏膜下肿瘤，多为单发，也可多发，直径小的不足1cm，大的可至10cm以上。按肿瘤生长方式可分为肠腔内生长、肠腔外生长、肠壁内生长及向腔内腔外同时生长，其中向腔内生长者居多。大肠平滑肌瘤常无特异性症状，也可有腹痛、包块、消化道出血，出血主要是由于肿瘤供血不足导致肿瘤中心部位坏死所致。

2. 结肠镜下特点

结肠镜下瘤体可为球形、半球形，部分呈分叶状；表面黏膜光整，色泽正常，边界清楚；基底部与正常黏膜间可见桥型皱襞，活检钳触之质地较硬，所谓"软垫征"阴性，有的推之可在黏膜下滑动。多来源于黏膜肌层者；起源于黏膜肌层的病变隆起明显，而起源于固有肌层的病变隆起较为缓和。当肿瘤较大时瘤体表面可见溃疡和出血改变。普通活检难以取到肿瘤组织，直径较大者有恶变可能。超声内镜下表现为来源于第2层（黏膜肌层）或第4层（固有肌层）的均质低回声肿块，较大肿块中心部可有高回声，系出血和坏死组织回声（图4-3-4）。

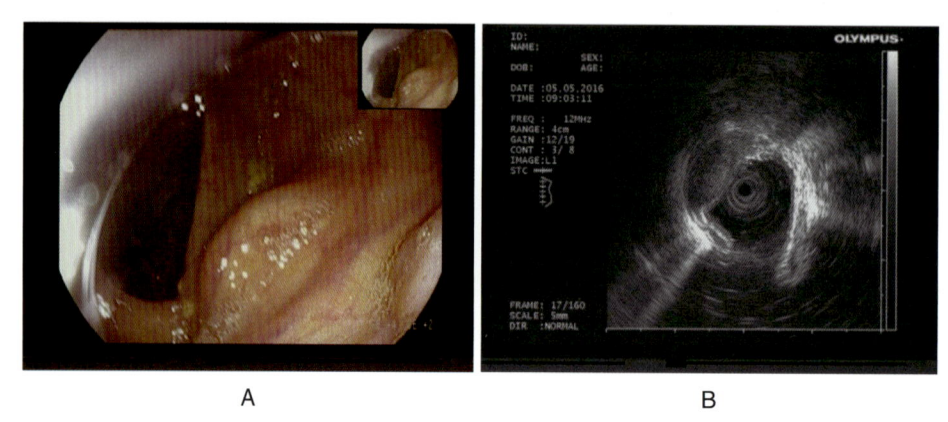

图4-3-4 结肠平滑肌瘤的内镜下所见
A 结肠镜下呈半球样隆起。B 超声内镜示均匀低回声

3. 鉴别诊断

应与其他黏膜下肿瘤、肠道间质瘤、平滑肌肉瘤和肠壁外病灶压迫肠壁相鉴别。脂肪瘤和淋巴管瘤质地较平滑肌瘤软。超声内镜下脂肪瘤为高回声，而淋巴管瘤则为无回声的伴有分隔的囊性病灶。平滑肌肿瘤良、恶性的鉴别诊断，可根据病变的大小、形态及超声内镜特点等进行判断，平滑肌瘤直径＜3cm、边界清楚，肿瘤表面光滑，溃疡少见，超声内镜示均匀低回声；平滑肌肉瘤直径常＞3cm，常伴溃疡形成，边界不整（图4-3-5），超声内镜示回声不均匀。超声引导下的细针穿刺可以进一步明确肿瘤的性质，肉瘤中心活检时质地较软，质脆，易出血。

此外还要与大肠间质瘤鉴别。胃肠道间质瘤（GIST）是胃肠道最常见的非上皮性肿瘤，临床变异较大，病理形态多样，传统的分类几乎都将其归为平滑肌瘤。随着免疫组化、电镜等技术的发展和应用，证实此类肿瘤并不同于真正的平滑肌瘤，它是干细胞因子受体（C-kit）蛋白表达阳性的一类胃肠道间叶源性肿瘤，均有不同程度的恶变倾向。此类肿瘤起源于胃肠道固有肌层和黏膜肌层，由梭形细胞和上皮样细胞组成。多发于胃和小肠，其次是直肠、结肠、食管、十二指肠等，内镜下

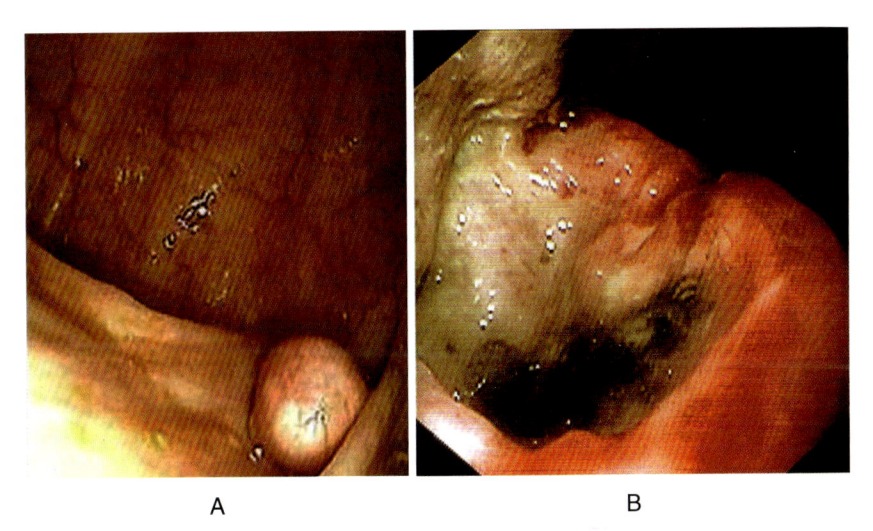

图 4-3-5 平滑肌瘤与平滑肌肉瘤的鉴别
A. 平滑肌瘤。B. 平滑肌肉瘤

为黏膜下肿物，与平滑肌瘤不易鉴别，故内镜确诊率低。大多需要行病理学检查确定，免疫组化以 CD117 和 CD34 为主的抗体阳性有助于间质瘤诊断。

4. 治疗

小的源于黏膜肌层的平滑肌瘤可行结肠镜下切除或定期观察。固有肌层来源者若有症状或有恶变倾向时应手术切除。若肿瘤无恶变证据，技术条件容许，也可行内镜下瘤体全层切除。

（三）大肠间质瘤

1. 概述

大肠间质瘤是大肠最常见的间叶性肿瘤，是胃肠间质瘤的一种。大肠间质瘤既非神经源性也非平滑肌源性，独立起源于肠道间充质干细胞，由未分化或多能的梭形或上皮样细胞组成，免疫表型表达 c-Kit 蛋白（CD117），遗传学上有 c-Ki 基因突变。胃肠间质瘤在临床上并不少见，发病率为（11~14.5）/100 万，但大肠间质瘤仅占 5%~10%。大肠间质瘤好发于直肠、肛管，病变位于黏膜下层、肌壁内或浆膜下层，可向腔内或浆膜下生长。大肠间质瘤临床表现缺乏特异性，常见为腹部不适、触及腹部肿块、黑便或仅表现为贫血等，其他少见症状包括体重下降、腹泻、便秘、发热、肠梗阻等，有器官转移者可出现转移器官的相应临床表现。约近 1/3 患者没有明显临床症状。大肠间质瘤无明确良恶性界限，临床上认为其均有潜在恶性，其恶性潜能与肿瘤大小及每 50 个高倍镜视野下核分裂数量等密切相关，其危险度分级为极低危、低危、中危、高危。肿瘤转移以局部浸润和血液转移为主，常见转移部位为肝、腹膜和肺，淋巴转移较少见。

2. 结肠镜下特点

肠镜可显示黏膜下肿物，通常界限清楚一般无包膜，有时可见假包膜。肿瘤大小不等，可呈球形或半球形隆起，基底广阔，表面光滑平坦，色泽正常，体积大的肿瘤可伴随侵袭性、坏死和局灶性出血，也可伴有黏膜病变。约 95% 肿瘤呈孤立性肿块，而其中有 10%~40% 肿块已浸润周围组织。内镜下活检不易钳取到病变组织。在超声内镜下多表现为位于第 4 层管壁局限性边界清楚的低回声，有时混有少量高回声，系玻璃样变所致（图 4-3-6）。

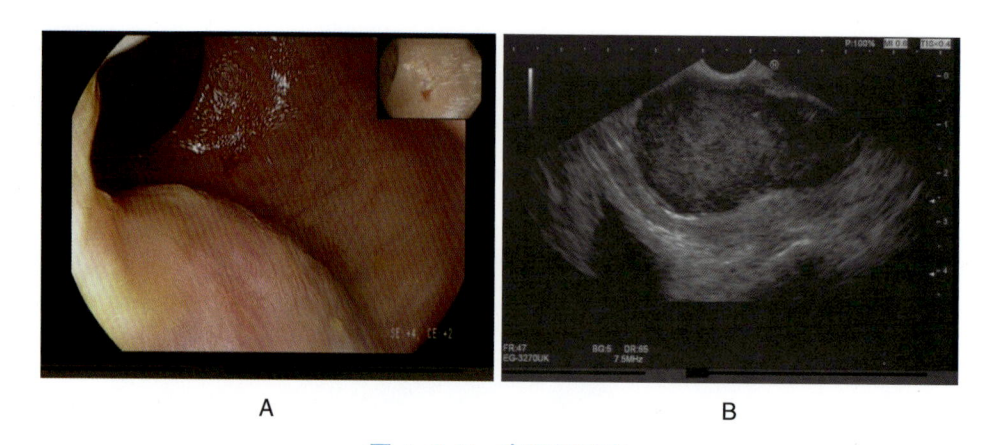

图 4-3-6　直肠间质瘤

A.间质瘤呈广基黏膜隆起。B.超声内镜示固有肌层低回声，内部回声不均匀

3. 鉴别诊断

临床上应与平滑肌瘤、神经鞘瘤、囊肿纤维瘤等其他肠道肿瘤和肠壁外病灶压迫肠壁相鉴别。囊肿在超声内镜下通常表现为黏膜下层单发或多发性的无回声区，包膜完整，而脂肪瘤则为回声均匀的高回声病灶。平滑肌瘤主要由平滑肌细胞组成，内镜下为黏膜下肿物与间质瘤不易鉴别，通常需要靠病理学检查确定，平滑肌瘤细胞核长杆状，两端圆钝，胞质丰富嗜伊红，肿瘤细胞呈编织状、束状或鱼状排列，免疫组化标记 CD117 阴性。神经鞘瘤是软组织的常见肿瘤，但是肠道神经鞘瘤十分罕见，内镜下与间质瘤亦难以区分，需病理学检查确定，神经鞘瘤细胞纤细或肥胖，核长椭圆形或两端尖，成束状型或网状型，常见黏液变性和囊性变，免疫组化标记 CD117 阴性。

4. 治疗

治疗前必须明确间质瘤的诊断，推荐行原发部位 EUS-FNA 活检，同时建议行基因突变检测。大肠间质瘤对放化疗均不敏感，目前主要以手术及分子靶向药物治疗为主。外科手术切除是主要治疗手段，保证切缘组织学阴性可防止复发，但淋巴结清扫不作为常规。对病变不大的局限性间质瘤，内镜下切除在近年来也是一种重要的治疗手段。伊马替尼是特异性抑制酪氨酸的分子靶向药物，是目前公认的治疗胃肠道间质瘤的代表和首选药物。对于手术切除的间质瘤，中危复发风险患者术后进行伊马替尼辅助治疗至少 1 年，而高危患者则至少 3 年。对于已有多处转移或难以完整切除的间质瘤可先用伊马替尼治疗 6 个月左右再寻求手术机会。对于无法进行手术切除的间质瘤，可持续使用伊马替尼治疗，直至病情进展或出现不可耐受的毒性，此时可更换其他分子靶向药物。

（四）大肠神经鞘瘤

1. 概述

神经鞘瘤是由周围神经系统的神经鞘细胞组成的肿瘤，又称施万（Schwann）细胞瘤，来源于施万细胞，主要发生于中枢神经系统和脊髓，在颈部、胸部、腹膜后也可发生，原发于胃肠道者相对少见，胃肠道的大部分神经鞘瘤都发生在胃部，而结直肠更少见。胃肠道神经鞘瘤好发于 50～60 岁女性，绝大多数为良性，恶性者罕见。患者通常无症状，临床表现因肿瘤发生的部位及大小不同而不尽相同，主要表现为腹部不适、腹痛、便秘、消化道出血等。

神经鞘瘤通常由梭形细胞组成，核染色较浅，有丝分裂低。除了形态学和免疫组化染色外，病理学家还根据神经鞘瘤 Antoni A 和 Antoni B 的分类，即神经鞘瘤的两种组织学生长模式来辅助诊断。

Antoni A 组织学上主要标志有维罗凯（Verocay）小体，梭形细胞密集地堆积在栅栏结构中。Antoni B 组织学主要特征为长圆形或圆形核的梭形细胞松散地分布在黄色瘤样型组织细胞和肌样基质中。98% 结直肠的神经鞘瘤是良性的。诊断恶性肿瘤的两个主要指标为：Ki-67 指数和有丝分裂指数。Ki-67 指数大于 5% 可能与恶性肿瘤相关，大于 10% 倾向于恶性肿瘤。每个高倍视野大于 5 个核分裂象也提示恶性肿瘤。研究显示，在 93 例结直肠神经鞘瘤中只有 3 例是恶性的。胃肠神经鞘瘤 CT 平扫表现为胃肠道壁的类圆形软组织肿块，边界清晰，密度均匀；肿瘤的强化方式与病理基础密切相关，Antoni A 区瘤细胞丰富，增强扫描动脉期多为轻 – 中度强化，静脉期及延迟期扫描强化程度逐渐增加，而 Antoni B 区瘤细胞稀少，呈网状排列，细胞间有较多的液体，增强扫描强化多不明显。

2. 结肠镜下特点

有研究显示，56.2% 的神经鞘瘤结肠镜下表现为表面光滑的黏膜下肿物，6.8% 表现为黏膜下肿物伴有黏膜破溃（图 4-3-7），另有 20.5% 呈息肉样改变。超声内镜是一种可以准确有效评估黏膜下肿瘤的超声检查，超声内镜下结直肠神经鞘瘤常表现为表面光滑的黏膜下肿瘤或息肉样隆起，极少数情况下表现为伴有黏膜溃疡。

3. 鉴别诊断

大多数胃肠道神经鞘瘤是在结肠镜检查或影像学检查中偶然发现的。术前诊断有困难，需要与胃肠道其他黏膜下肿瘤，如胃肠道间质瘤，神经内分泌肿瘤，平滑肌瘤或平滑肌肉瘤等相鉴别，其中与间质瘤的鉴别更为困难。CT 检查提示：间质瘤起源于肠壁肌层内，多为类圆形低回声团块，边界清晰、回声均匀，较大时可向腔内或腔外生长，神经鞘瘤表现为慢进快出，且病灶整体低增强，表面黏膜常见层环状高增强，周围少见淋巴结反应性增生。

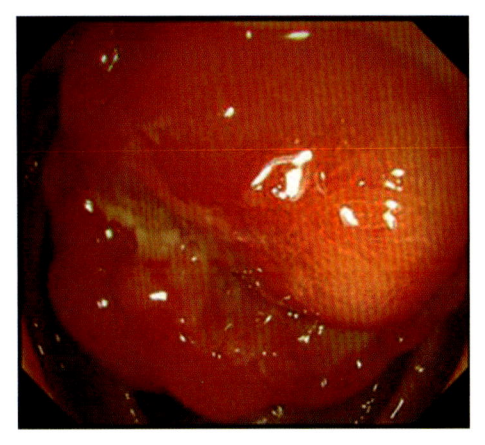

图 4-3-7 结肠占位性肿块，表面有溃疡（病理证实为结肠神经鞘瘤）

[引自张国山，申星杰，薛丽君，等. 结肠神经鞘瘤合并原发性成熟卵巢囊性畸胎瘤伴甲状腺肿类癌 1 例. 中国现代普通外科进展，2023，26（12）：997-998.]

免疫组化有利于鉴别诊断。神经鞘瘤的 S100 染色阳性，而 Vimentin 染色很少呈阳性，DOG1、SMA、Desmin、CD117、p53、CD34、c-kit 等免疫组化通常呈阴性。而胃肠道间质瘤的 S100 常阴性，而 CD34 和 c-kit 常阳性。

4. 治疗

对于结直肠神经鞘瘤的治疗，内镜下切除术安全有效且预后良好，应根据病变来源及层次不同选择恰当的术式。较小的结肠神经鞘瘤可行内镜下切除；病变较大、存在肠梗阻或出血时应选择手术切除，内镜治疗的穿孔风险较高。

（五）大肠颗粒细胞瘤

1. 概述

颗粒细胞瘤可发生于皮下、舌、乳房、呼吸系统、消化系统、泌尿系统、神经系统及肌肉等，消化道颗粒细胞瘤最常见于食管，结肠仅次于食管为第二好发部位，但仍属少见肿瘤；颗粒细胞瘤以女性多见，但发生在结直肠部位的颗粒细胞瘤以男性多见。文献报道患者平均年龄 49.8~50.2 岁；大部分无明显消化道症状，多由内镜检查偶然发现；部分患者因腹痛、腹泻以及便血就诊。

实用结肠镜学

2. 结肠镜下特点

内镜下表现为黏膜下肿物或息肉样新生物，很难与平滑肌瘤或息肉鉴别，有的黏膜表面色淡黄易误诊为神经内分泌瘤（图4-3-8）。超声内镜提示95%的肿瘤起源于黏膜和黏膜下层（图4-3-9）。病理检查见肿瘤呈巢团状结构，瘤细胞胞浆丰富，淡粉染，见丰富细颗粒。肿瘤细胞S-100（+）、SOX-10（+）、Vimentin呈阳性，提示肿瘤具有施万细胞分化（图4-3-10），CK/pan及Desmin均阴性，结合典型组织学形态，诊断为颗粒细胞瘤。恶性颗粒细胞瘤病灶较大，多会超过5cm，且与周围组织无清晰界限，常会浸润脂肪和（或）肌肉组织，免疫组化S-100和非特异性酯酶（NSE）呈强阳性。

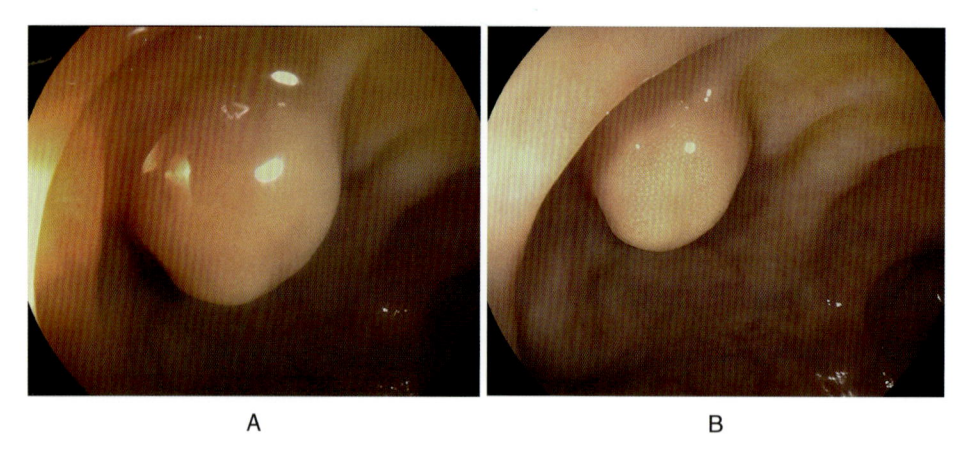

图 4-3-8 大肠颗粒细胞瘤的肠镜下所见
A、B为回盲部可见1cm大小的黏膜下肿瘤（图片由广州医科大学附属第三医院消化内科提供）

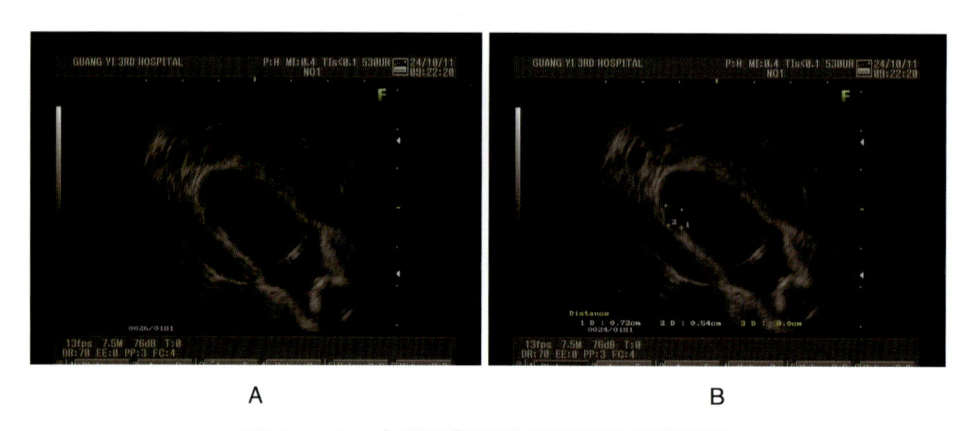

图 4-3-9 大肠颗粒细胞瘤的超声内镜所见
A、B 超声内镜显示病变为低回声区（图片由广州医科大学附属第三医院消化内科提供）

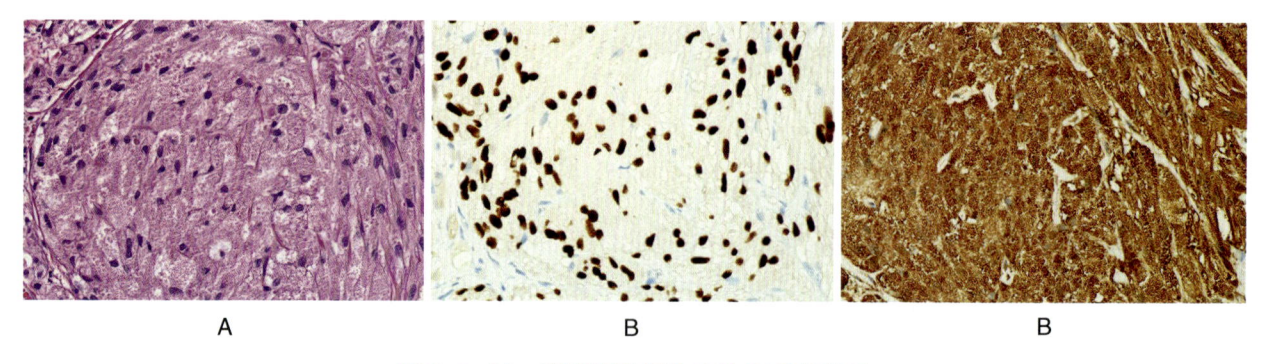

图 4-3-10 盲肠颗粒细胞瘤的病理学所见
A.HE染色所见。B.SOX10（+）。C.S-100（+）（图片由广州医科大学附属第三医院消化内科提供）

3. 鉴别诊断

由于非特异性的消化道症状、非典型发生部位以及非特异性内镜表现，依赖临床资料难以诊断该病，结合病理组织学形态以及免疫组织化学染色，结肠颗粒细胞瘤诊断明确，需与以下肿瘤鉴别。

1）胃肠道间质瘤　间质瘤是胃肠道最常见的间叶源性肿瘤，主要由梭形或卵圆形细胞组成，细胞排列方式多样，细胞胞浆丰富，淡染，间质可呈硬化性，可伴有钙化，但缺乏颗粒状胞浆；胃肠道间质瘤免疫组织化学标记 S-100 阴性，CD117、CD34 和 DOG.1 通常阳性，有助于与颗粒细胞瘤鉴别。

2）良性外周神经鞘瘤　胃肠道神经鞘瘤以胃最常见，结肠神经鞘瘤因缺乏特征性的淋巴细胞套，统称为良性外周神经鞘瘤。颗粒细胞瘤与结肠神经鞘瘤组织学形态有重叠，免疫组织化学标记 S-100 及 SOX-10 均可阳性，但外周神经鞘瘤可找到典型的神经鞘瘤形态区域（Antoni A 区及 B 区），瘤细胞一般无嗜酸性胞浆颗粒，外周淋巴细胞套缺乏也具鉴别意义。

3）神经内分泌肿瘤　胃肠道神经内分泌肿瘤发生部位常位于黏膜下层，内镜及超声内镜区分颗粒细胞瘤与神经内分泌肿瘤具有挑战性。神经内分泌肿瘤组织呈巢状、缎带状、小梁状以及实性结构，瘤细胞形态温和、大小较一致，核染色质呈粉尘状，核仁不明显；免疫组织化学标记 S-100 可显示巢周支持细胞，瘤细胞阴性，Syn、CD56、CgA 常显示阳性。

4）神经节细胞瘤　胃肠道神经节细胞瘤少见，病变多发生于结肠。息肉状散发性神经节细胞瘤大体通常与幼年性息肉或者腺瘤十分相似，大小 1~2cm；镜下可见隐窝结构破坏，纤维间质中梭形细胞和不规则巢状或成簇的不成熟神经节细胞聚集于固有层，病变可向黏膜下层延伸。神经节细胞呈圆形，体积大，核圆居中，可见中位大而嗜酸性核仁，胞质丰富，淡染，可见粗颗粒状嗜碱性尼氏小体。免疫组织化学标记 S-100 阳性。颗粒细胞瘤与其鉴别时应仔细观察瘤细胞分布、细胞核形态和胞质颗粒情况，TFE3 阳性或可提示颗粒细胞瘤。

5）平滑肌瘤　消化道的平滑肌瘤多见于食管和结直肠，瘤体积通常较小（< 1cm），起源于黏膜肌层或固有肌层，边界清楚。瘤细胞呈梭形或上皮样，细胞束纵横交错排列，胞浆红染，但缺乏嗜酸性颗粒；免疫组织化学标记 S-100 阴性、desmin 阳性可与颗粒细胞瘤鉴别。

4. 治疗

目前，大多数学者认为本病有恶变可能，建议采取积极的内镜下治疗措施，根据具体情况选择，小病变可用 EMR 或者 ESD 切除（图 4-3-11）。若其直径超过 4cm 则生长迅速，侵及周围组织，被认定为恶性，可行腹腔镜微创手术切除治疗。

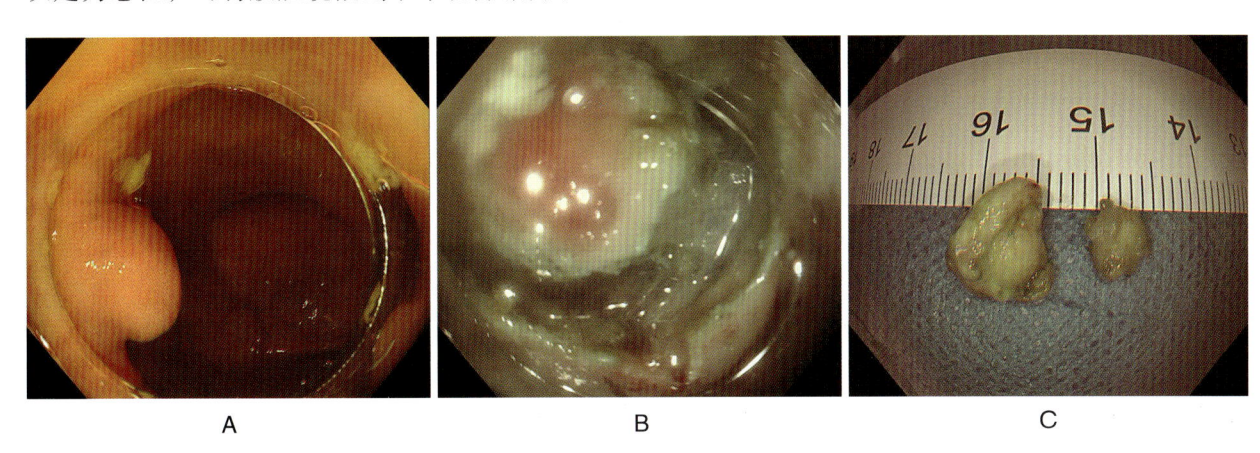

图 4-3-11 大肠颗粒细胞瘤内镜下 ESD
A. 显示肿瘤。B. 分离并切除病变。C. 切除的标本（图片由广州医科大学附属第三医院消化内科提供）

（王　燕）

第4节 大肠神经内分泌肿瘤

（一）概述

神经内分泌肿瘤（neuroendocrine neoplasms，NENs）是一类起源于干细胞且具有神经内分泌标志物、能够产生生物活性胺和（或）多肽激素的肿瘤。其中，胃肠胰神经内分泌肿瘤（gastroenteropancreatic neuroendocrine neoplasms，GEP-NENs）主要发生在消化道或胰腺，能产生胺类物质和肽类激素，如胰高血糖素、胰岛素、胃泌素或促肾上腺皮质激素（adrenocorticotropic hormone，ACTH）等。大肠神经内分泌肿瘤指的是出现在结肠及直肠部位的神经内分泌肿瘤。血浆嗜铬素A（CgA）是常用的肿瘤标志物。

（二）临床表现

大肠神经内分泌肿瘤早期没有症状，晚期症状与结直肠癌类似，表现为腹痛、肛周坠胀感、贫血及便血等或肝脏转移引起的相应症状。大肠神经内分泌肿瘤预后较差，5年生存率为43%~50%，大部分患者确诊时已出现转移，转移性大肠神经内分泌肿瘤的生存时间仅为5个月。直肠神经内分泌肿瘤大多表现为直肠息肉样改变，总的转移率为2.3%。大多数直肠神经内分泌肿瘤在体检中偶然发现，常位于直肠中部前壁或侧壁（距离肛门直肠交界处4~8cm），直肠NETs发生淋巴结转移概率为1%~4%；长径＞1cm者，尤其是长径＞2cm应警惕淋巴结和远处转移。

（三）内镜下表现

结肠镜检查是诊断大肠神经内分泌肿瘤的重要手段。大肠神经内分泌肿瘤内镜下表现一般为圆形或类圆形扁平隆起，表面黏膜为光滑正常黏膜，因瘤体脂质含量多，色泽常显浅黄色，质地硬可与脂肪瘤鉴别。瘤体可呈亚蒂状、充血伴中央凹陷、糜烂和溃疡等表现，提示肿瘤可能存在浸润及远处转移，但尚无定论（图4-4-1）。

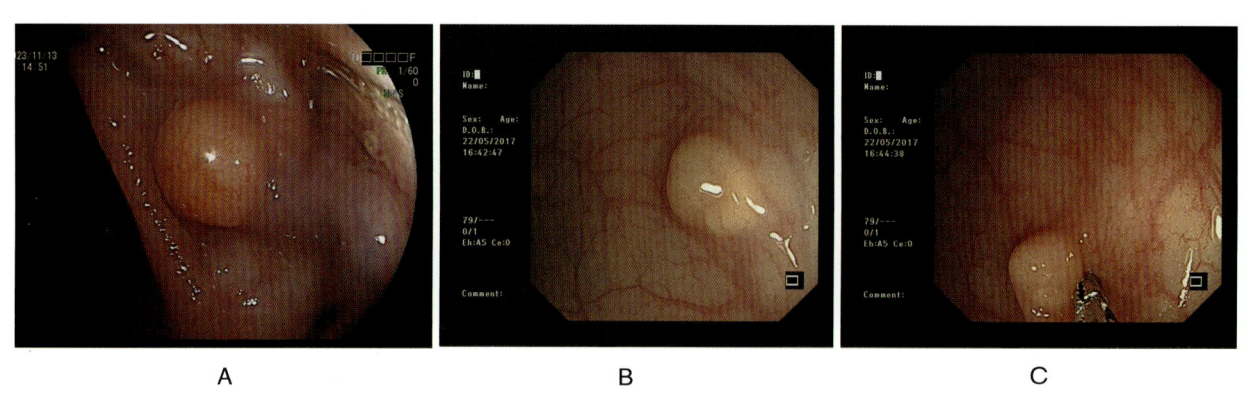

图4-4-1 直肠内分泌瘤的镜下所见
A.白光下可见表面淡黄色黏膜下隆起病变。B.另一例病变所见。C.触之质硬

超声内镜检查可见位于黏膜下层的低回声区。病灶进展后可侵犯肠壁其他层次及肠周组织（图4-4-2）。治疗前评估瘤体大小、浸润深度、区域淋巴结转移是非常关键的。超声内镜评估NENs病变浸润深度的准确率在91%~100%。盆腔MRI可判断肿瘤的T、N分期。

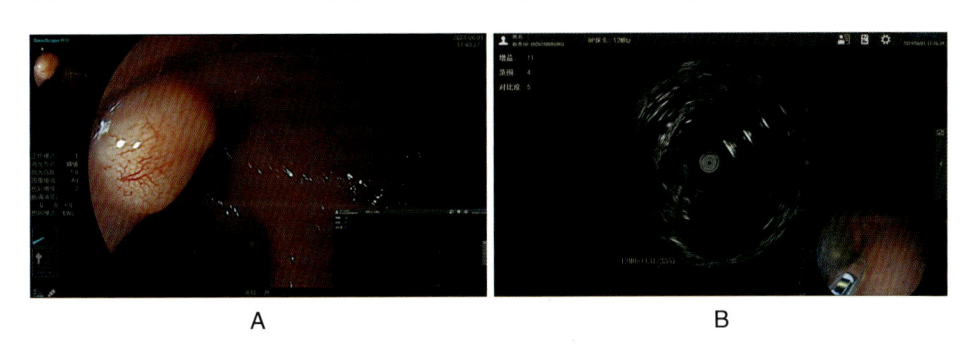

图4-4-2 直肠内分泌瘤的超声内镜所见
A.白光下所见。B.超声内镜下示黏膜下层境界清晰的低回声区

（四）分类及分级

1）G1级　低度恶性。组织学特点：瘤细胞核染色质均匀、有明显的核仁，核周围有小的嗜铬性颗粒，细胞间质较少。临床表现：生长缓慢，预后较好（表4-4-1）。

2）G2级　中度恶性。组织学特点：瘤细胞核染色质不太均匀，核仁大小不一，核周围嗜铬性颗粒多，细胞间质适中。临床表现：生长速度较快，预后相对较好。

3）G3级　高度恶性。组织学特点：瘤细胞核染色质不均匀，核仁大小不一且较大，嗜铬性颗粒较多且大，细胞间质较多。临床表现：生长速度快，预后不好。

4）非分化型癌　组织学特点：瘤细胞形态较差，核染色质不均匀，核仁显著增大，嗜铬性颗粒丰富且大，细胞间质较多。临床表现：高度恶性，生长迅速，预后极差。

（五）治疗

1. 结肠NENs

结肠NENs建议行根治性手术切除，手术切除范围和区域淋巴结清扫范围参照结肠腺癌。对于肿瘤<2cm、不伴淋巴结转移且病理分级为G1或G2的结肠NENs患者可考虑内镜下切除，内镜下

表4-4-1　2019版WHO消化系统神经内分泌肿瘤的分类和分级标准

分类和分级	分化程度	分级	Ki-67指数（%）	核分裂象数（个/2mm²）
NEN				
NEN G1级	分化好	低	<3	<2
NEN G2级	分化好	中等	3~20	2~20
NEN G3级	分化好	高	>20	>20
NEC				
小细胞NEC	分化差	高	>20	>20
大细胞NEC	分化差	高	>20	>20
混合性神经内分泌-非神经内分泌肿瘤	分化好或差	不确定	不确定	不确定

NEN：神经内分泌瘤。NEC：神经内分泌癌

切除切缘阳性者需要行补救性根治性手术（结肠切除术 + 区域淋巴结清扫）。对伴有不可切除远处转移的结肠 NENs，如出现原发部位梗阻、出血或穿孔，则可考虑行姑息性原发灶切除术。

2. 直肠 NENs

（1）＜ 1cm 的直肠 NENs

分期为 T1、不伴淋巴结转移且病理分级为 G1 或 G2，建议内镜下切除；分期为 T2、不伴淋巴结转移且病理分级为 G1 或 G2，建议局部切除（图 4-4-3、图 4-4-4）。

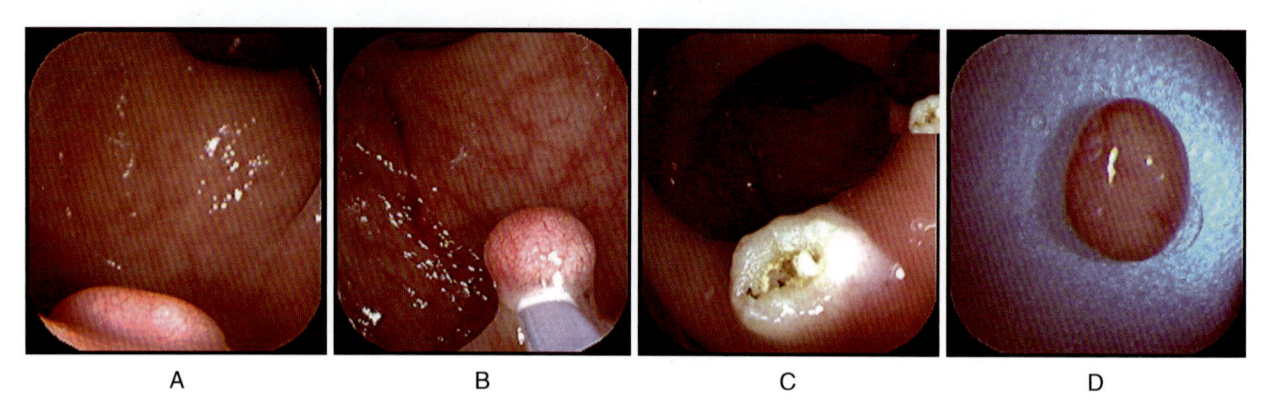

图 4-4-3　肠内分泌肿瘤的 EMR 治疗
A. 白光下所见。B. 圈套器电切。C. 切后创口。D. 切下的标本

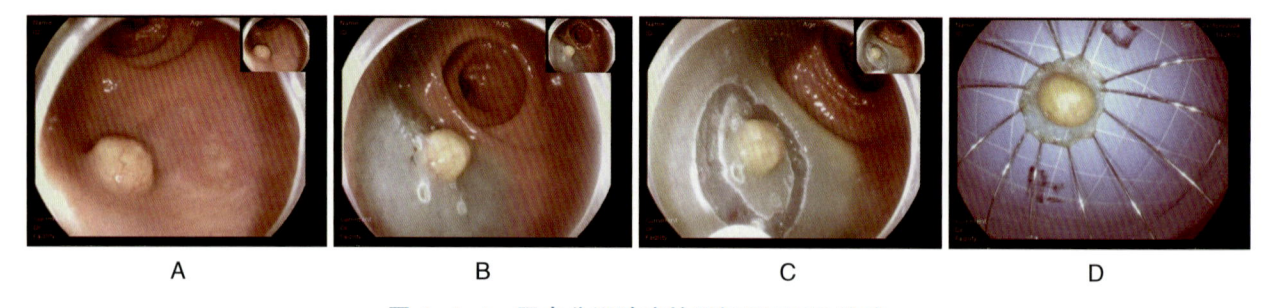

图 4-4-4　肠内分泌肿瘤的预切开 EMR 治疗
A. 白光下所见。B. 黏膜下注射。C. 周围黏膜预切开。D. 标本处理

（2）1~2cm 的直肠 NENs

分期为 T1、不伴淋巴结转移且病理分级为 G1 或 G2，建议局部切除；分期 ≥ T2 或伴淋巴结转移，建议根治性手术切除，手术切除范围和区域淋巴结清扫范围参照直肠腺癌。

（3）＞ 2cm 或 G3 直肠 NENs

建议行根治性手术切除，手术切除范围和区域淋巴结清扫范围参照直肠腺癌。

（4）直肠 NECs

建议行根治性手术切除，手术切除范围和区域淋巴结清扫范围参照直肠腺癌。

对于局限性肿瘤，可以通过根治性手术切除；对于进展期的肿瘤患者，部分也可以通过外科减瘤手术进行姑息治疗；对于只有肝脏转移的患者，可选择针对肝脏转移病灶的局部治疗，包括各种消融、肝动脉栓塞，放射性粒子植入、甚至肝移植；对于转移性神经内分泌肿瘤也可以应用核素标记的生长抑素类似物进行肽受体介导的放射性核素治疗，简称 PRRT 治疗（peptide radio receptor therapy，PRRT）。

神经内分泌肿瘤药物治疗包括化学治疗、生物治疗、分子靶向治疗。药物治疗的目标在于控制功能性神经内分泌肿瘤激素过量分泌导致的相关症状，并控制肿瘤的生长。药物的选择也取决于肿瘤的部位、功能状态、病理分级和肿瘤分期。传统的细胞毒化疗药物对于分化差的 G3 级神经内分泌癌依然是一线治疗,但分化好的 G1、G2 级神经内分泌肿瘤对化疗不敏感。生物治疗和靶向治疗是 G1、G2 级神经内分泌肿瘤的主要药物治疗。目前用于神经内分泌肿瘤生物治疗的药物主要是生长抑素类似物,包括奥曲肽和兰瑞肽;靶向药物包括哺乳动物雷帕霉素靶蛋白抑制剂依维莫司和受体酪氨酸激酶抑制剂舒尼替尼。药物的选择总结见表 4-4-2。

表 4-4-2 药物的选择

药物	肿瘤原发部位	功能	分级
奥曲肽/兰瑞肽	任何部位	+/-	G1~G2
链脲霉素 +5-FU	胰腺	+/-	G1~G2
替莫唑胺/卡培他滨	胰腺	+/-	G1~G2
依维莫司或舒尼替尼	胰腺	+/-	G1~G2
依托泊苷+顺铂	任何部位	+/-	G3
奥曲肽/兰瑞肽	任何部位	+	G1~G3

附:直肠 NENs 的具体诊疗流程

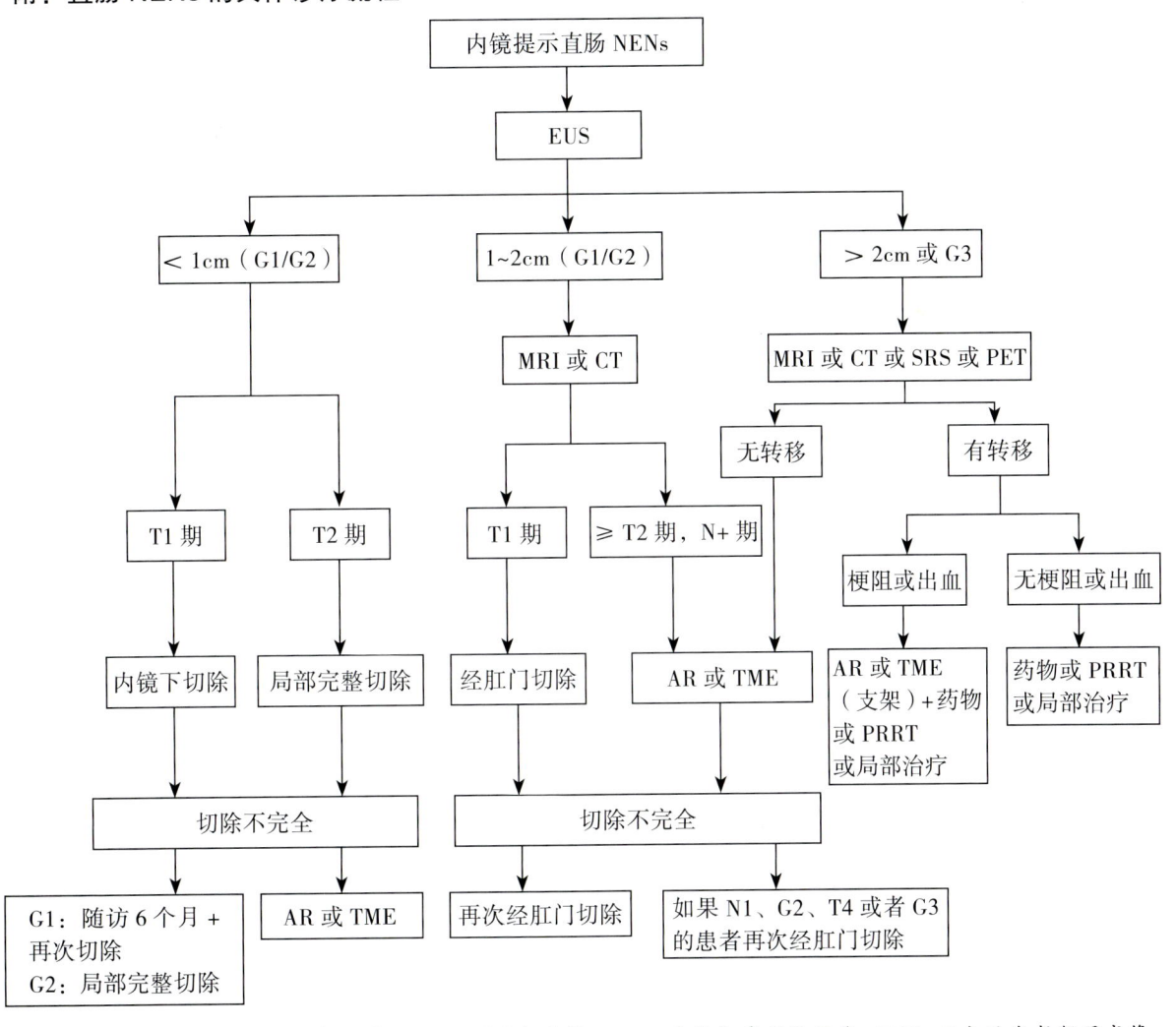

NENs:神经内分泌肿瘤。EUS:超声内镜。MRI:磁共振成像。SRS:生长抑素受体显像。PET:正电子发射断层成像。AR:直肠前切除术。TME:全直肠系膜切除术

（六）预后

神经内分泌肿瘤预后的影响因素包括肿瘤大小、发病部位、分级、分期等。分化差的G3级神经内分泌癌生存期大概在10个月左右。分化好的G1、G2级神经内分泌肿瘤的进展通常比较缓慢，生存期为3年到20年不等。所有的NENs都是具有恶性潜能的肿瘤，应进行终身随访。结肠NET G1、G2术后的患者，每6~12个月随访1次。直肠NETs肿瘤＜1cm者没有固定随访要求，如怀疑复发，建议行内镜检查；肿瘤1~2cm者，每年随访1次；肿瘤＞2cm者，每3~12个月随访1次。

（李　红）

第5节　结直肠癌

（一）概述

结直肠癌（colorectal cancer，CRC）是起源于结直肠黏膜上皮的常见恶性肿瘤之一，发病率和死亡率均位居所有恶性肿瘤前列，且呈逐年上升趋势。2020年全球癌症数据显示，结直肠癌发病率为10.0%，仅次于乳腺癌和肺癌，病死率为9.4%，仅次于肺癌。CRC也是我国常见的恶性肿瘤之一。根据国际癌症研究机构2020年数据，2020年中国结直肠癌新发病例55.5万例，其中男性31.9万例，女性23.6万例，占全部恶性肿瘤发病的12.2%，在全部恶性肿瘤中居第2位，居消化道肿瘤第1位；2020年中国结直肠癌死亡病例28.6万例，其中男性16.5万例，女性12.1万例，占全部恶性肿瘤死亡的9.53%。流行病学研究显示，高龄、男性、长期吸烟、肥胖、大量饮酒、糖尿病、炎症性肠病、结直肠肿瘤家族史、长期摄入红肉和加工肉类等是CRC危险因素。规律的体力活动、多种膳食因素、规律使用阿司匹林或非甾体抗炎药（nonsteroidal anti-inflammatory drugs，NSAIDs），以及绝经后女性接受激素替代治疗可降低CRC的发生风险。

CRC起病隐匿，大部分患者早期没有症状，可仅有粪便隐血，因筛查而被诊断。随着肿瘤向肠腔或邻近结构生长，患者出现排便习惯改变与粪便形状改变以及腹痛等。出现腹部包块、便血、肠梗阻以及贫血、低热、进行性消瘦、恶病质、腹腔积液等全身表现则说明CRC已处于中晚期。患者的临床表现因肿瘤位置而有不同。一般右侧结肠癌以全身症状、贫血、腹部包块为主要表现，而左侧结肠癌以腹泻、便血、便秘和肠梗阻等症状为主。直肠癌以大便带血最为常见，可导致里急后重、直肠疼痛以及大便变细。

（二）结肠镜下特点

结肠镜检查是发现CRC最敏感的方法。根据肠镜下所见，CRC分为早期CRC和进展期CRC，其中早期CRC是指浸润深度局限于黏膜及黏膜下层，无论大小及有无淋巴结转移的CRC。

1. 早期CRC

早期CRC的内镜分型参照消化道浅表肿瘤的巴黎分型标准。肉眼形态分为隆起型（0-Ⅰ型）、平坦型（0-Ⅱ型）和凹陷型（0-Ⅲ型）（图4-5-1）。

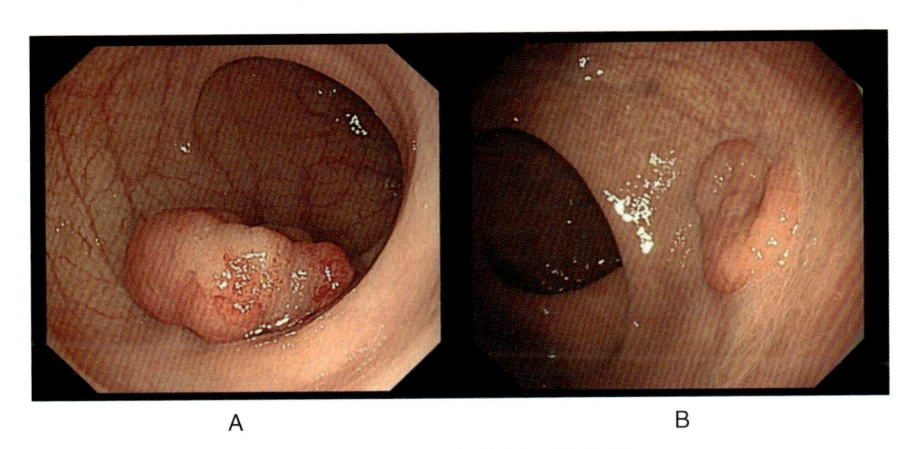

图 4-5-1 早期肠癌的分型
A.隆起型（0-Ⅰ型）。B.平坦型（0-Ⅱ型）

0-Ⅰ型根据病变形态，可细分为有蒂型（0-Ⅰp型）、亚蒂型（0-Ⅰsp型）和无蒂型（0-Ⅰs型）。0-Ⅱ型可进一步分为浅表隆起型（0-Ⅱa）、浅表平坦型（0-Ⅱb）和浅表凹陷型（0-Ⅱc）（图4-5-2）。0-Ⅰ型和0-Ⅱ型高度差界限在结肠为2.5 mm；0-Ⅱc型和0-Ⅲ型高度差界限在结肠为1.2mm。

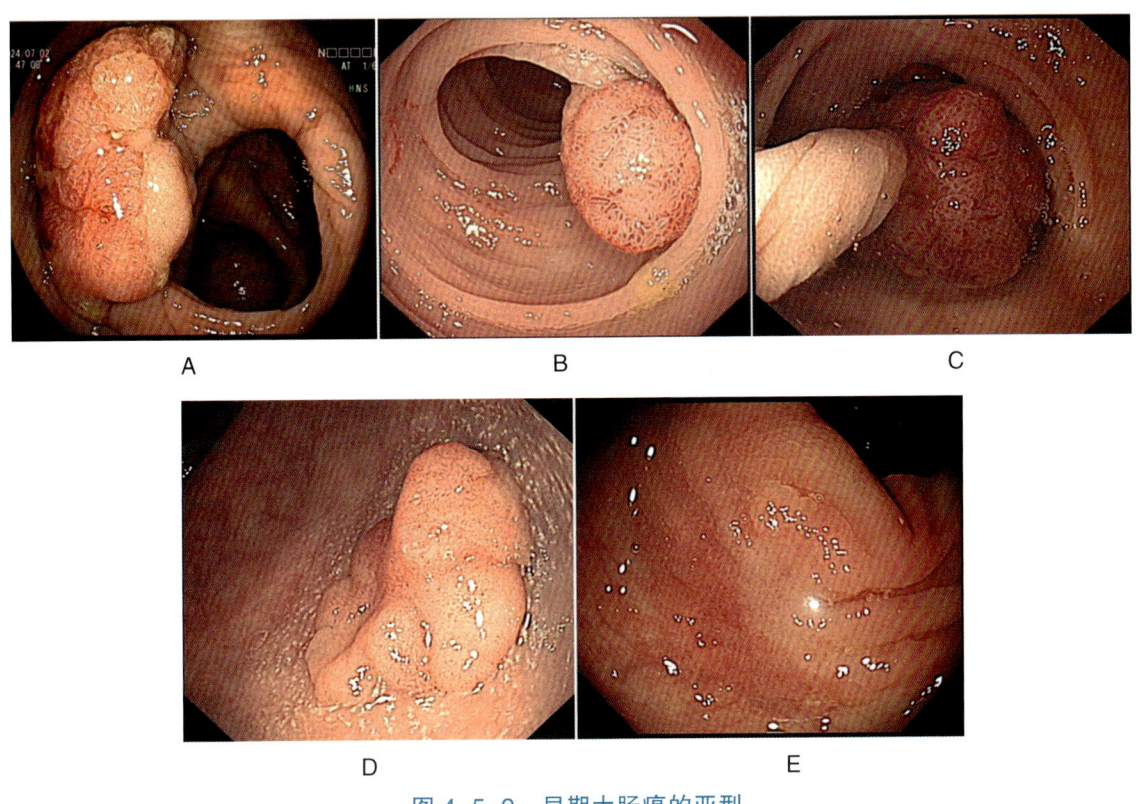

图 4-5-2 早期大肠癌的亚型
A.0-Ⅰs型。B.0-Ⅰsp型。C.0-Ⅰp型。D.0-Ⅱa。E.0-Ⅱc

侧向发育型肿瘤（laterally spreading tumor，LST）：指直径≥10 mm，沿肠壁黏膜侧向扩展而极少向肠壁垂直生长的一类表浅性结直肠病变，具有一定的恶性潜能，并有黏膜下浸润的风险。依据其表面形态可分为颗粒型（LST granular type，LST-G）和非颗粒型（LST non-granular type，LST-NG）。LST-G又分为颗粒均一型（nodular homogeneous type，LST-G-H）和结节混合型（nodular mixed type，LST-G-M）；LST-NG又分为扁平隆起型（flat elevated type，LST-NG-F）和假凹陷型（pseudo-depressed type，LST-NG-PD）（图4-5-3）。

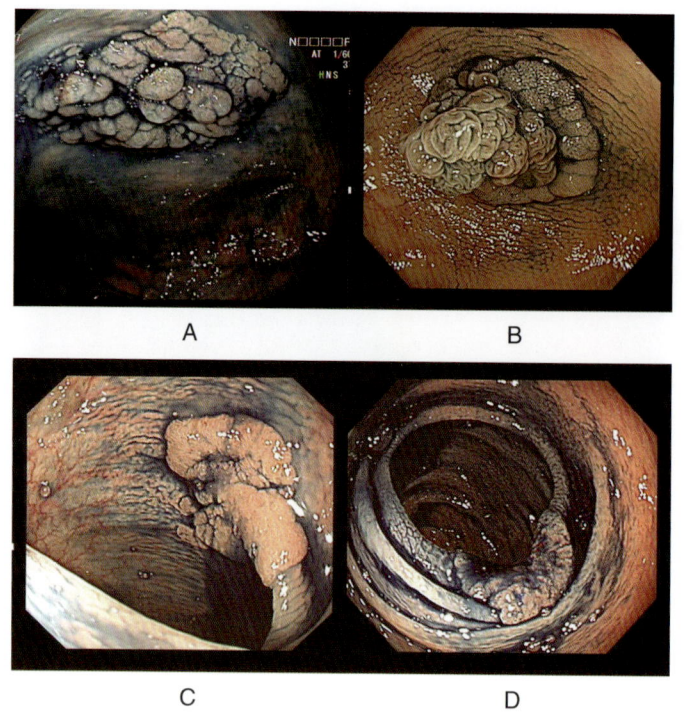

图 4-5-3 侧向发育型肿瘤的形态学表现
A. 颗粒均一型。B. 结节混合型。C. 扁平隆起型。D. 假凹陷型

2. 进展期 CRC

1）隆起型　凡肿瘤的主体向肠腔内突出者，均属于本型。隆起型肿瘤的主体向肠腔内突出，呈结节状、息肉状或菜花状隆起，边界清楚，有蒂或广基，表面坏死、脱落可形成溃疡及出血。

2）溃疡型　肿瘤中央形成深达或贯穿肌层之溃疡者均属于此型，该型最为常见。

3）浸润型　肿瘤向肠壁各层弥漫浸润，使局部肠壁增厚，但表面常无明显溃疡或隆起（图 4-5-4）。

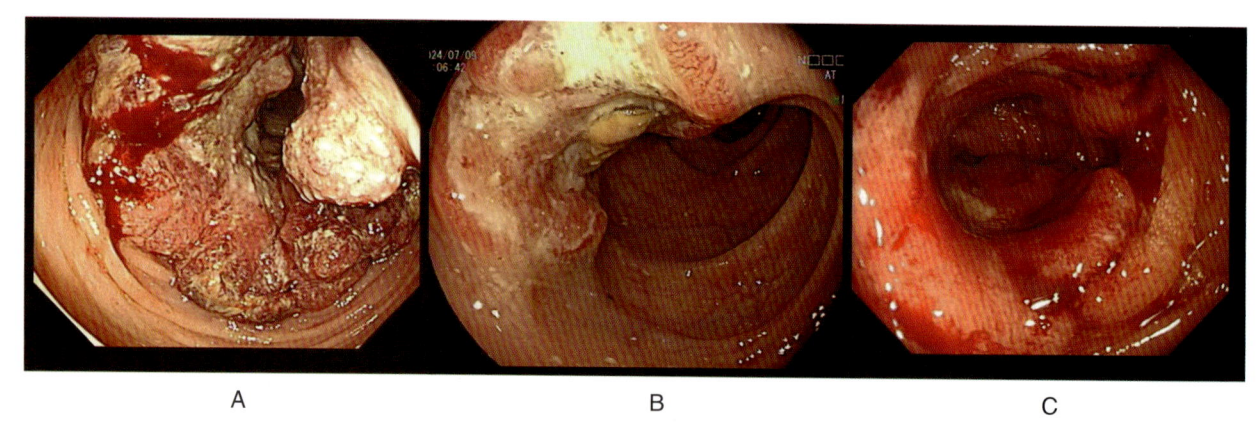

图 4-5-4 进展期大肠癌的镜下所见
A. 隆起型。B. 溃疡型。C. 浸润型

（三）诊断与鉴别诊断

全结肠镜检查和组织活检是诊断 CRC 的主要方法，直肠癌诊断还需常规肛门指诊。对于不具备条件的患者或拒绝全结肠镜检查的患者，或结肠镜下不能检查全部结肠，建议清洁肠道后腹部/盆腔

增强 CT 或盆腔高分辨 MRI。超声内镜有助于判断 CRC 的浸润深度及周围器官浸润情况，为判断病变的分期、转移及治疗方法的选择提供依据。结肠镜下隆起型 CRC 需与结肠息肉，尤其是腺瘤性息肉、淋巴瘤、脂肪瘤、神经内分泌肿瘤、平滑肌瘤及间质瘤等相鉴别。局部隆起有分叶、菜花状提示结肠癌或结肠息肉癌变。溃疡型结肠癌需与白塞氏病、溃疡性结肠炎等相鉴别。浸润型需与增殖型肠结核、克罗恩病等相鉴别。

（四）治疗

早期 CRC 可行内镜下黏膜切除术或剥离术，适应证见结肠镜下治疗相关章节。进展期 CRC 无转移者以外科手术切除和化疗为主，有转移者应根据情况采取手术、化疗、放疗以及靶向治疗等综合治疗措施。CRC 的诊治应重视多学科团队（multi-disciplinary team，MDT）的作用，对患者的一般状况、疾病的诊断、分期/侵犯范围、发展趋向和预后做出全面的评估，为患者制订最适合的整体治疗策略。

（全晓静　邹百仓）

第 6 节　大肠淋巴瘤

（一）概述

淋巴瘤是一类起源于淋巴细胞的恶性肿瘤，可发生于淋巴结及淋巴结以外的组织或器官。胃肠道黏膜有丰富的淋巴组织，因此胃肠道是最常受累的结外组织。原发性肠道淋巴瘤是指具有明显肠道症状或病变，同时组织学证明病变为原发于肠道的淋巴瘤。此外，肠道淋巴瘤也可以是全身淋巴瘤继发性累及结肠。原发性肠道淋巴瘤约占结肠恶性肿瘤的 0.5%~2%，其诊断依据道森标准：①全身无病理性浅表淋巴结肿大；②胸片无纵隔淋巴结肿大；③中性粒细胞总数及分类正常；④手术时证实病变局限于肠及引流区域淋巴结；⑤肝脾正常。

不同于全身淋巴瘤，原发性肠道淋巴瘤多见于成人，其平均年龄为 50 多岁，以 40~70 岁最多见，儿童中较少见，男女患病率基本相似。临床表现有腹痛、便血、体重下降、肠梗阻、急性穿孔等，其他还有消瘦、大便习惯及性状改变、食欲减退和发热等，部分患者腹部可触及肿块。

原发性肠道淋巴瘤根据病变细胞来源不同，有多种类型：如肠道 B 细胞淋巴瘤主要包括黏膜相关淋巴组织淋巴瘤、滤泡性淋巴瘤、套细胞淋巴瘤、弥漫性大 B 细胞淋巴瘤以及肠道 NK/T 细胞淋巴瘤。

（二）结肠镜下特点

因回肠末端及回盲部黏膜下淋巴组织丰富，是结肠淋巴瘤的好发部位。其他部位也均有发病报告。内镜下可为隆起型、息肉型、溃疡型、弥漫浸润型和混合型多种形态。各类型的淋巴瘤因其来源不同，内镜下形态也各有不同。

1. 肠道 B 细胞淋巴瘤

（1）黏膜相关淋巴组织（mucosa associated lymphoid tissue，MALT）淋巴瘤

MALT 起源于黏膜相关淋巴组织，肿瘤由小至中等的 B 淋巴细胞组成。尽管肠道 MALT 淋巴瘤的内镜表现各不相同，但大多数镜下特点为无蒂或亚蒂黏膜隆起或溃疡病变，白光可见黏膜颗粒样不平、血管缺失、息肉隆起、表面光滑；色素内镜下可见病变与周围黏膜分界清，喷洒靛胭紫溶液病变不着色，电子染色表面见树枝样血管网（图 4-6-1）。

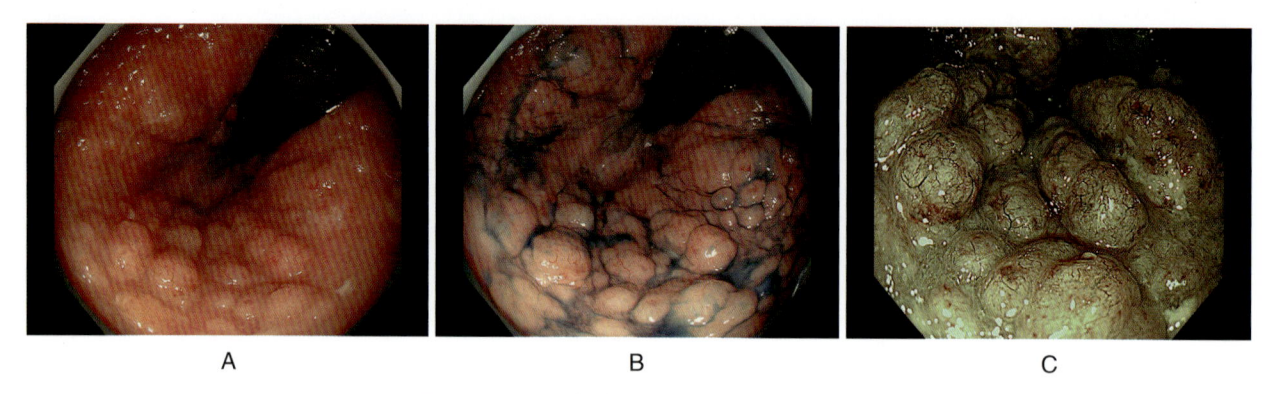

图 4-6-1　一例直肠 MALT 淋巴瘤所见

A. 白光直肠可见大小不等的息肉样隆起。B. 靛胭脂染色病变表面不着色。C. NBI 病变表面可见树枝样扩张血管（图片由日本神户大学附属病院森田圭纪医生提供）

（2）滤泡性淋巴瘤

滤泡性淋巴瘤是滤泡生发中心 B 细胞来源，成滤泡状结构，结肠镜下最常见散在小的圆形丘疹样隆起，光滑，高度不超过 1 mm，也可有类似于无蒂腺瘤样息肉样外观，有的则像黏膜下肿物（图 4-6-2）。

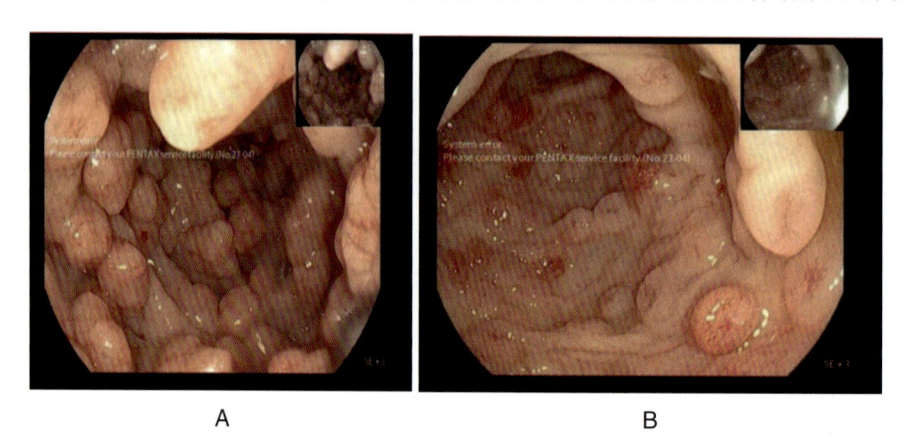

图 4-6-2　肝曲可见多发息肉样黏膜下隆起，致管腔狭窄

（3）套细胞淋巴瘤

由形态单一的小至中等大小的淋巴细胞构成，在消化道原发恶性淋巴瘤中比较罕见。结肠镜下可见多发的、大小不一、表面光滑的息肉样黏膜下隆起，类似于铺路石样改变，也可为孤立肿块型（图 4-6-3）。

（4）弥漫性大 B 细胞淋巴瘤

该病是一种具有侵袭性的非霍奇金淋巴瘤，是肠道 B 细胞淋巴瘤中最常见的亚型。镜下表现多为溃疡型和隆起型，可见多发浅表地图样溃疡，边界不清或边缘隆起增厚，也有回盲部、回肠末端不明原因的黏膜糜烂、溃疡及多发息肉样隆起样改变，黏膜皱襞增粗似脑回状也是本病特点（图 4-6-4）。

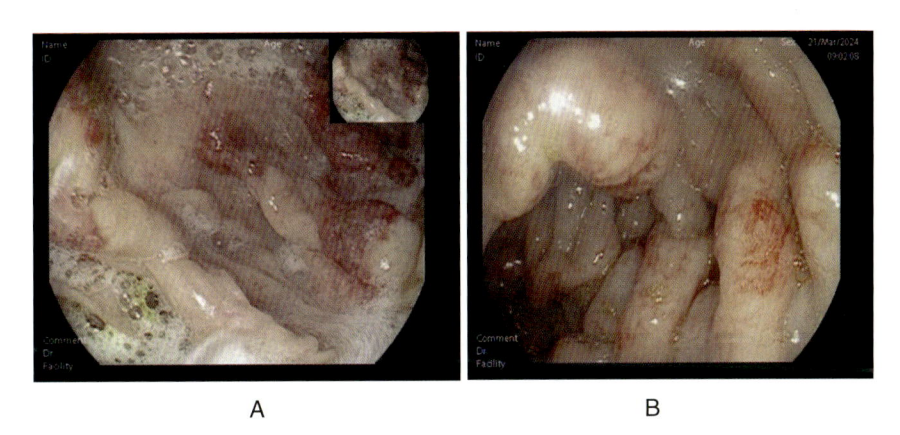

图 4-6-3 套细胞淋巴瘤

肝曲可见散在结节样隆起，黏膜粗大

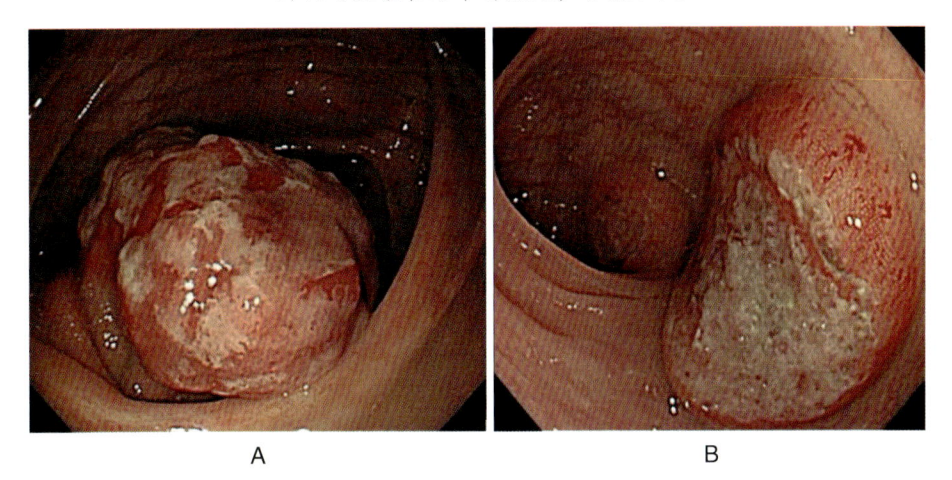

图 4-6-4 弥漫性大 B 细胞淋巴瘤

A. 盲肠可见隆起型肿物，顶端伴有糜烂。B. 直肠多发溃疡型改变（引自 Yachida, Tatsuo, et al, Endoscopic features of colorectal lymphoma according to histological type, 2022, 6, 4: 257-262.）

2. 肠道 NK/T 细胞淋巴瘤

原发性大肠 T 细胞淋巴瘤肠镜下表现为全肠道多发、深大、地图样溃疡，表面覆炎性渗出物，周围黏膜因水肿而呈隆起样改变，呈节段性分布，表现为多发溃疡或溃疡性肿物，不规则，也有表现为黏膜充血水肿，呈马赛克样改变（图 4-6-5）。

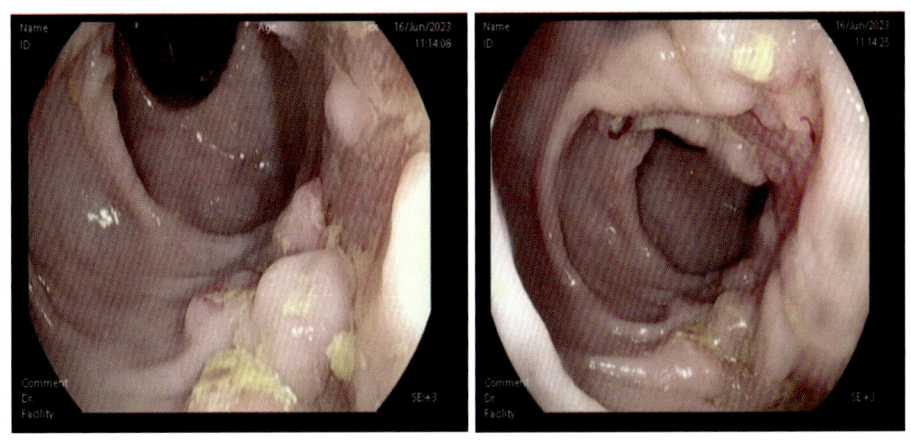

图 4-6-5 原发性大肠 T 细胞淋巴瘤

降结肠可见半环周溃疡，周边结节样隆起

本病确诊有赖于病理学检查，但淋巴瘤病变位于黏膜下，直到较晚才侵犯黏膜，因此普通活检不易取到肿瘤组织，阳性率低。在溃疡边缘隆起或边缘糜烂处取材阳性率较高，原位重复活检到达黏膜下以及多部位取材可以提高活检阳性率。应用超声内镜，可以清楚地观察肠黏膜下的深部结构，大大提高本病的诊断率。

（三）鉴别诊断

原发性大肠淋巴瘤发病率低，临床表现缺乏特异性，易被忽视致使诊断困难。术前结肠镜病理活检确诊率又低，易误诊为结肠癌、克罗恩病、溃疡性结肠炎、肠结核及良性息肉等。因此，临床检查若发现病变范围相对较广，有全周性肠壁脑回状增厚，但黏膜破坏相对轻时，应考虑原发性大肠淋巴瘤的可能。弥漫性原发性大肠淋巴瘤累及范围一般较结肠癌广泛。当病变局限于回盲部时，要特别注意与肠结核、肠白塞病、回盲部癌症鉴别；当病变呈节段性分布时，要特别注意与克罗恩病和良性息肉病鉴别；当病变侵及全结肠时，要注意与溃疡性结肠炎鉴别。

（四）治疗

原发性大肠淋巴瘤如能早期确诊，外科手术治疗后辅助系统的化疗和放疗，可提高原发性大肠淋巴瘤的治疗效果，延长患者生存期，5年生存率可达50%以上。近年来，单纯使用化疗取得了很好的长期生存效果，对合适病例，治疗有由外科手术向单纯依靠化疗转变的趋势。对大肠 MALT 淋巴瘤，幽门螺杆菌的根除治疗是一线治疗方案，但近年来也有专家提出以内镜下切除为代表的局部微创切除对分期较早的以黏膜下隆起型为主的大肠 MALT 淋巴瘤进行治疗，其前景值得关注。

（徐　敏　李　路）

第 7 节　肛管直肠恶性黑色素瘤

（一）概述

肛管直肠恶性黑色素瘤（anorectal malignant melanoma，ARMM）是一类较少见、临床症状缺乏特异性、恶性程度高、预后极差的恶性肿瘤。肛管直肠是黑色素瘤的第三原发部位，仅次于皮肤及眼睛。直肠黑色素瘤大多位于肛管或直肠邻近齿状线处，多数学者认为其源于直肠肛管柱状上皮与鳞状上皮交界区的黑色素母细胞。ARMM 好发年龄为 60~70 岁，男女比约 1∶4。由于肿瘤位置靠近肛门，早期多以鲜血便为首发症状，其他症状包括排便习惯或形状改变、肛门肿物脱出、肛门不适或下坠、疼痛和里急后重等。

（二）结肠镜下特点

多位于肛管和直肠交界处的齿状线附近，以隆起性病变多见，形状不规则，病变表面及周围黏膜多发黑褐色色素沉着为其特异性表现。病变常表现为褐色或黑色，早期无色素沉着时病变常表现为暗红色。因发现时常为晚期，故常伴有表面糜烂、溃疡，被覆污秽苔，质脆，触之易出血；大小无特异性，直径多大于 2.0 cm，常占据管腔致管腔狭窄，管壁僵硬（图 4-7-1）。

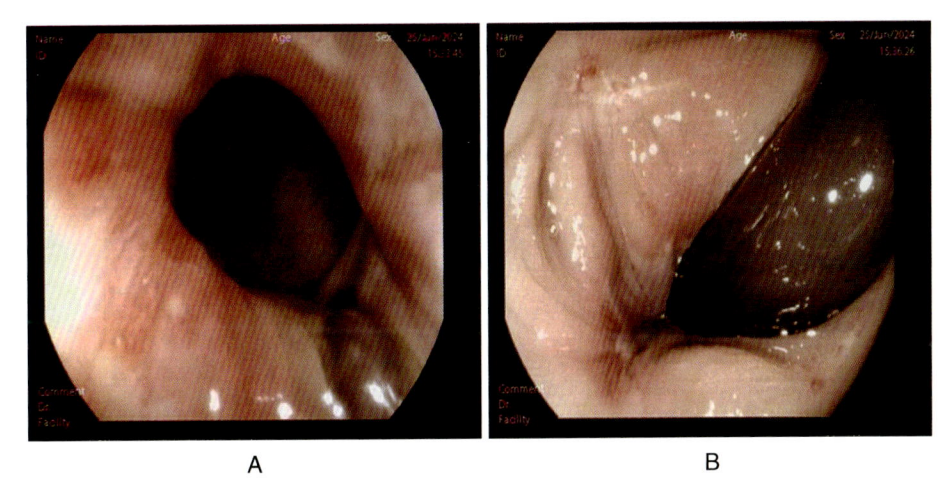

图 4-7-1 肛管可见黑色素瘤
A. 肛管黑色素瘤。B. 倒镜可见术后缝线残留

（三）鉴别诊断

目前诊断主要依靠临床表现、直肠肛门指检及病理检查。因其临床表现缺乏特异性，常易与痔疮、直肠息肉以及直肠癌相混淆。当指检或内镜下发现伴有色素沉着的息肉或者结节时应该提高警惕，必须进行病理活检以明确诊断。HE染色后发现肿瘤细胞的细胞质内有黑色素颗粒时可以确诊该病。但由于黑色素瘤细胞形态不典型、多样化，部分胞浆内不含黑色素颗粒，极易误诊为腺癌等，部分无色素性黑色素瘤还需做免疫组化以鉴别诊断，其中主要指标有 HMB-45、Malen-A、S-100、HBM、MelanA、Ki-67 等，这些有助于鉴别诊断。同时患者的 CEA、CA19-9 等常规肠道肿瘤标志物均为阴性则可以辅助确诊。

（四）治疗

ARMM 总体上以外科手术为首选，其次是辅助治疗的综合治疗方式。手术方式包括腹会阴联合切除（abdominoperineal resection，APR）或广泛局部切除（wide local excision，WLE）两种方式。肿瘤的完整切除和获得阴性切缘仍应作为肛管恶性黑色素瘤外科手术治疗的基本原则。

ARMM 辅助治疗通常包括放疗、化疗、分子靶向治疗和免疫治疗。放疗通常作为姑息治疗手段，控制局部病灶进展，减轻患者晚期症状。化疗的主要药物包括达卡巴嗪、替莫唑胺、顺铂，其中达卡巴嗪被认为是晚期黑色素瘤的一线用药。在免疫治疗方面，部分中晚期患者也可通过 CTAL-4 单抗、PD-1/PD-L1 单抗的治疗以及细胞因子（干扰素、白介素-2）等经典的免疫治疗方案延长生存时间。此外，靶向治疗目前也是 ARMM 治疗的热点，有研究表明靶向药物如 BRAF 抑制剂、CKIT 抑制剂等取得了不错的效果。总体来说，直肠肛管恶性黑色素瘤恶性程度高，临床误诊率高，预后差，应早期引起高度重视。

（徐 敏 李 路）

第8节 感染性大肠炎

感染性大肠炎是由多种病原体引起的以腹泻为主要临床表现的一组急性肠道炎症,病原体可为病毒、细菌及寄生虫等。现将常见者分述如下。

(一)一般细菌感染

1. 概述

多因进食不洁食物后发病,发病初期多伴有短暂的上腹痛、恶心、呕吐症状,主要症状为腹部阵发性疼痛,且腹痛较为剧烈,腹痛后排糊状便或水样便,继而出现便血,多为黏液血便,排便后腹痛可减轻,部分患者可伴有发热及里急后重感。由于粪便细菌培养阳性率低,往往不能取得病原菌证据。

2. 结肠镜下特点

感染性大肠炎急性期黏膜呈弥漫性充血水肿、不规则糜烂和不规则溃疡,部分病变呈口疮样改变。累及盲肠时,可见阑尾开口处和回盲瓣充血水肿,表面糜烂及小溃疡,直肠可不受累或炎症表现较上段结肠轻。结肠溃疡呈非连续性分布,溃疡之间可见正常黏膜,经治疗短期复查即可恢复正常(图4-8-1、图4-8-2)。

3. 诊断

导致感染性大肠炎的常见病原菌包括志贺菌、空肠弯曲杆菌、沙门菌、产气单胞菌、大肠埃希菌、耶尔森菌等。患者常有流行病学特点(如不洁食物史或疫区接触史),通常为急性起病,常伴发热和腹痛,病程具有自限性(一般为数天至1周,不超过6周),患者血清降钙素(PCT)、C反应蛋白(CRP)及白细胞水平可出现异常升高,使用抗菌药物治疗有效,如粪便检出病原体可确诊。

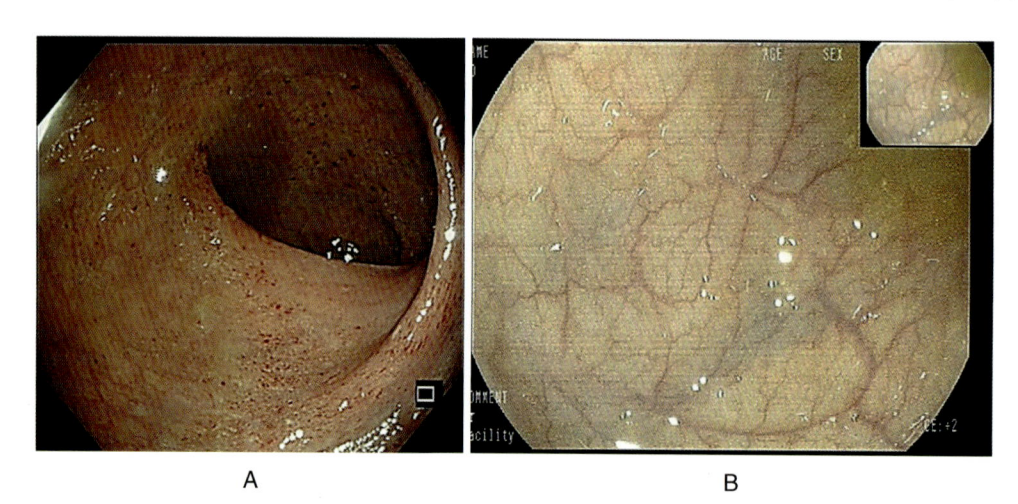

图 4-8-1 感染性大肠炎的镜下所见
A.结肠弥漫性充血水肿糜烂,糜烂间可见正常黏膜。B.2周后复查肠镜已恢复正常

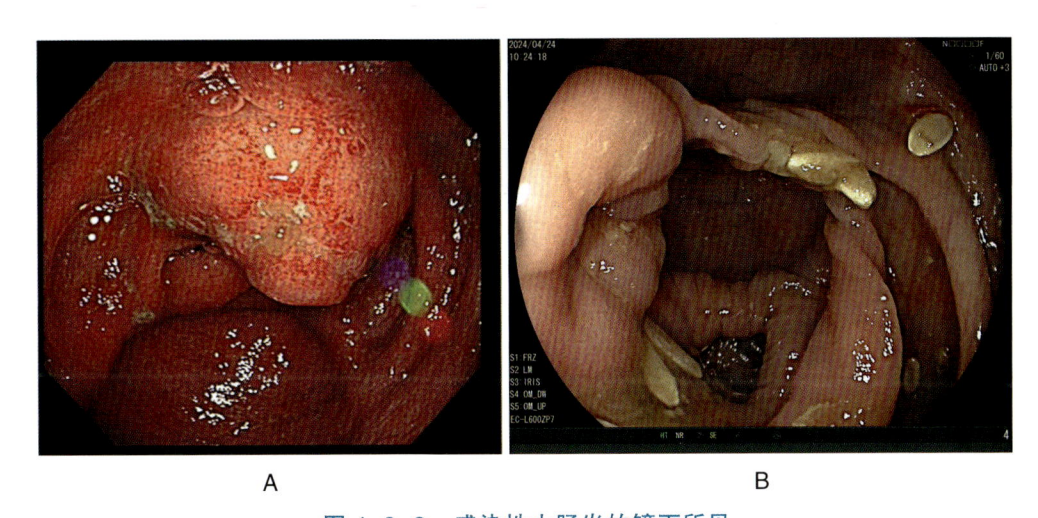

图 4-8-2 感染性大肠炎的镜下所见
A. 弥漫性黏膜充血糜烂和回盲瓣不规则溃疡。B.2 个月后复查肠镜已恢复正常

4. 鉴别诊断

（1）需与溃疡性结肠炎相鉴别

溃疡性结肠炎与感染性大肠炎常相互误诊。初发型溃疡性结肠炎与急性感染性大肠炎临床症状相似，临床表现均有黏液脓血便。文献报告通过比较二者在临床表现、实验室检查、肠镜及组织学的差异，得到以下灵敏度和特异性相对较高的鉴别指标。

1）感染性大肠炎患者于发病前多有不洁饮食史，不洁饮食虽然也是溃疡性结肠炎的诱因之一，但对溃疡性结肠炎的影响明显低于对感染性大肠炎的影响。

2）感染性大肠炎多伴有恶心、呕吐及上消化道症状，溃疡性结肠炎属下消化道疾病，较少伴有上消化道症状。

3）感染性大肠炎发病时病程较溃疡性结肠炎短，溃疡性结肠炎病程多在 4~6 周以上。

4）感染性大肠炎肠镜检查特点：直肠可不受累或受累较轻，且溃疡呈非连续性分布，溃疡之间可有正常黏膜。溃疡性结肠炎肠镜检查特点：直肠病变往往更严重，病变多呈弥漫性、连续性分布，病变之间常无正常黏膜。

5）感染性大肠炎病理表现为以中性粒细胞浸润为主的固有层炎症浸润，无隐窝结构异常。溃疡性结肠炎多表现为弥漫性混合性炎性细胞浸润，有隐窝扭曲、萎缩，绒毛状表面，基底浆细胞增多等。

6）感染性大肠炎患者经抗生素治疗 7~14d 症状可得到缓解，且症状消失后很少复发，近期复查结肠镜恢复正常，预后较好。溃疡性结肠炎仅用抗生素而不使用针对性药物（如 5-氨基水杨酸制剂）时症状一般难以控制，且溃疡性结肠炎易复发，预后较感染性大肠炎差。

（2）需与某些特殊感染性肠炎鉴别，如细菌性痢疾、阿米巴痢疾、肠伤寒等。

（3）需与缺血性肠炎、放射性肠炎、嗜酸粒细胞性肠炎、肠型白塞病等鉴别。

5. 治疗

支持、维持水电解质和酸碱平衡，合理使用抗生素，头孢三代或喹诺酮加替硝唑，肠黏膜保护剂（如蒙脱石），7~10d 可治愈。上述病例经短期治疗后，复查结肠镜结肠黏膜已恢复正常。

（二）艰难梭菌感染

1.概述

艰难梭菌（*Clostridium difficile*，CD）是一种革兰氏阳性的厌氧性产毒杆菌，广泛分布于人、动物肠道和环境中，主要通过粪口途径传播，是医院和社区感染性腹泻的重要病原菌。艰难梭菌感染（Clostridium difficile infection，CDI）主要是由产毒素 CD 过度繁殖导致肠道菌群失调并释放毒素所引起，主要临床症状为发热、腹痛、水样便腹泻。严重者引发伪膜性肠炎，且常伴有中毒性巨结肠、肠穿孔、感染性休克等并发症，甚至最终导致死亡。据统计，15%~25% 的抗菌药物相关性腹泻（antibiotic associated diarrhea，AAD）、50%~75% 的抗菌药物相关性结肠炎和 95%~100% 的伪膜性肠炎（pseudomembranous colitis，PMC）是由 CDI 引起的。

2. 结肠镜下特点

典型内镜下特征表现为伪膜性病变，表现为多发的、黄白色低平的半球形隆起（伪膜），病变严重者伪膜可相互融合。伪膜邻近的黏膜可呈水肿、充血、糜烂，触及易出血，也可见散在溃疡（图 4-8-3）；伪膜性病变主要累及左侧结肠或全结肠，少数累及回盲部。需要注意的是，部分 CDI 患者内镜下表现可不典型，轻者也可有口疮样改变，尤其炎症性肠病合并 CDI 时多无特征性伪膜性病变（图 4-8-4）。明确 C. diff 感染的住院病例中，仅有 13% 内镜检测发现伪膜性肠炎改变，加之肠道准备可能进一步加重 CDI，因此内镜检查可不作为 C. diff 感染的必需检测方法。

3. 诊断

C. diff 感染的检测方法有多种，包括：①粪便 C. diff 感染毒素 A/B 的检测或者毒素中和实验（CCNA），其中 CCNA 对于 C. diff 毒素 B 的检测为 C. diff 感染检测的金标准；②检测细菌本身，如谷氨酸脱氢酶（glutamate dehydrogenase，GDH）抗原检测或培养；③核酸扩增试验（NAT）检测毒素基因等。

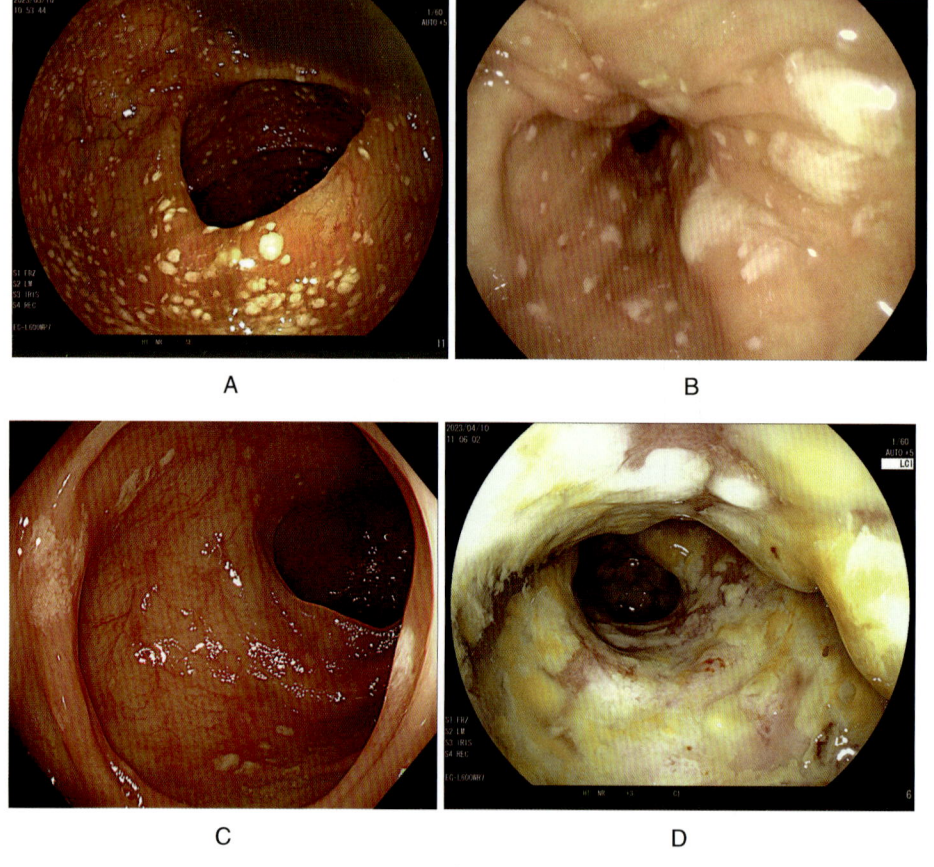

图 4-8-3 伪膜性肠炎镜下所见

A~D. 结肠可见多发的、黄白色低平的半球形隆起，病变严重者伪膜相互融合

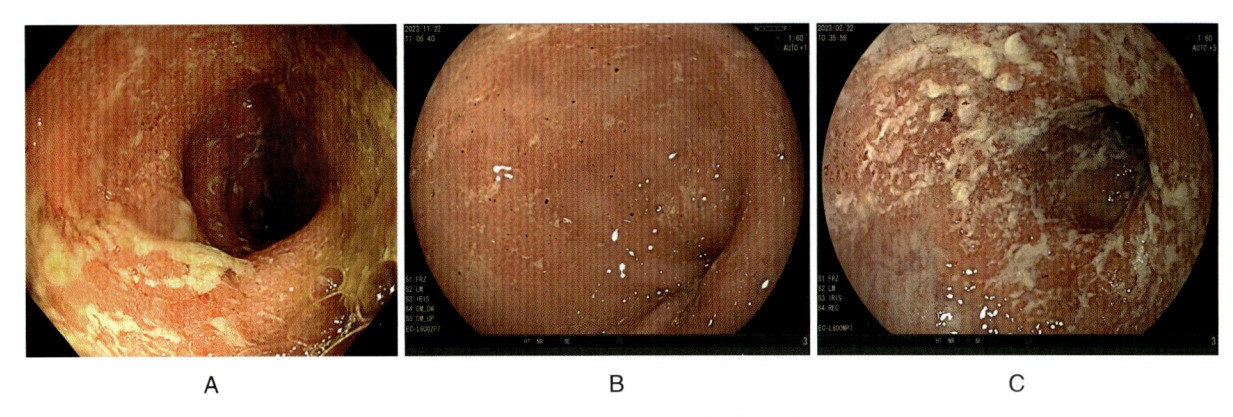

图 4-8-4 溃疡性结肠炎合并艰难梭菌感染的镜下所见
A~C. 溃疡性结肠炎合并艰难梭菌感染，病变不典型，仅表现为肠腔内脓苔增多

其他实验室检查中，轻至中度感染患者外周血白细胞可正常，严重感染者白细胞可达 15×10^9/L 以上。血清降钙素原（PCT）对诊断 CDI 意义不大，但当 PCT＞0.2ng/mL 时，提示 CDI 有重症化趋势。合并脓毒血症时，相应脏器损害的功能指标也异常，如血肌酐超过正常值 1.5 倍，血清白蛋白＜25g/L。CT 检查对于诊断 CDI 缺乏特异性和敏感度。若 CT 发现结肠壁增厚、结节状结肠袋增厚、水肿厚度＞4 cm，特别是炎症部位在升结肠时，对于重症 CDI 感染患者有一定辅助诊断意义。暴发性 CDI 常出现腹水、缆绳征等。

4. 鉴别诊断

在鉴别诊断 CDI 时，需要综合考虑患者的临床表现、实验室检查结果以及可能的病因。以下是一些关键的鉴别诊断要点。

（1）临床表现方面

CDI 通常表现为严重的腹泻，可能伴有腹痛、发热和脱水等症状。这些症状需要与其他引起腹泻的疾病相区分，如急性胃肠炎、肠易激综合征、炎症性肠病等。特别要注意询问患者的抗生素使用史，因为 CDI 往往与抗生素的过度使用或滥用有关。

（2）实验室检查

粪便检查是诊断 CDI 的重要手段。通过粪便培养或毒素检测可以确认是否存在 CDI。血常规检查可以提供患者炎症反应的线索，但并非特异性诊断依据。必要时可进行结肠镜检查以观察肠道黏膜的病变情况，但应注意，结肠镜检查并非 CDI 的首选诊断方法。

（3）排除其他病因

在诊断过程中，需要排除其他可能导致腹泻和肠道炎症的疾病，如肠结核、克罗恩病、溃疡性结肠炎等。这些疾病可能具有相似的临床表现，但病因和治疗方案截然不同。对于长期腹泻、体重下降、贫血等患者，还需要考虑是否存在肠道肿瘤的可能性，并进行相应的检查以排除。

总之，在进行鉴别诊断时，应综合考虑患者的病史、临床表现、实验室检查结果以及可能的病因，进行全面的评估。对于疑似 CDI 的患者，应尽早进行确诊并采取相应的治疗措施，以避免病情恶化和并发症的发生。

5. 治疗

首要原则是尽可能停止正在使用的抗菌药物，如广谱第二代头孢菌素、广谱第三代头孢菌素、广谱青霉素和克林霉素等。其次需口服有效治疗药物，其中甲硝唑是 CDI 感染的首选治疗药物，用法：口服 200~250mg（4/d）或 400~500mg（3/d），疗程为 10~14d。万古霉素可用于治疗复发型 CDI 感染或甲硝唑治疗无效的 CDI 感染；用法：口服 125mg，每 6 小时 1 次。此外，硝唑尼特、利福昔明、替加环素对 CDI 也有效。对于复发性 CDI，尤其是第三次发作以后，粪菌移植（FMT）的治愈率可高达 90% 以上，可考虑粪便移植治疗。此外，应根据患者的具体情况，给予适当的口服或静脉补液治疗以纠正脱水和电解质紊乱。给予患者足够的热量和蛋白质摄入，以维持身体的营养需求。对于无法进食的患者，可采用肠外营养支持治疗。若患者 CDI 导致的临床情况不稳定，如肠穿孔、中毒性巨结肠、内科治疗无效、重症感染性休克等，即应尽早开始外科干预，如结肠切除。新方法包括结肠旷置回肠造瘘、保留结肠并万古霉素冲洗术等。对于结肠次全切除术保留直肠的 CDI 患者，术后仍需持续进行内科药物治疗。

（三）巨细胞病毒感染

1. 概述

巨细胞病毒（cytomegaoviyns，CMV）属于 β- 疱疹病毒科，是一种双链 DNA 病毒，因被其感染的细胞肿大、具有巨大的核内包涵体而得名。人类是其唯一的自然宿主，所有年龄段均易感。免疫正常者的原发性感染多无症状，与其他疱疹病毒一样，一旦感染则进入终生潜伏期。当初次感染后，CMV 潜伏于单核细胞、成纤维细胞、髓样细胞和内皮细胞。在潜伏期无病毒颗粒产生，通常没有明显的临床症状和体征。CMV 再激活一般由炎症活动或免疫抑制引起的，当从潜伏期重新激活后，CMV 可产生新的病毒颗粒，引起全身或消化道的症状。除了来自内源性潜伏病毒的再感染外，组织/器官移植或输血中的外源性菌株也可诱导再感染。免疫缺陷患者（如器官移植受者或艾滋病患者）中 CMV 的激活可导致严重并发症，包括肺炎、视网膜炎和结肠炎。CMV 感染消化道在全消化道均可出现，其中结肠最常见。

2. 结肠镜下特点

CMV 结肠炎患者的内镜表现包括深凿样溃疡、地图样、纵行或不规则溃疡，可有黏膜缺损、弥漫性黏膜水肿、假性息肉样病变及类似克罗恩病的鹅卵石样外观等（图 4-8-5）。在诊断 CMV 结肠炎时，应在溃疡基底和边缘收集组织进行检查。需要注意的是，仅根据内镜检查结果很难将 CMV 结肠炎与严重的溃疡性结肠炎急性加重区分开来，即使没有溃疡，也可能检测到 CMV。

3. 诊断

诊断 CMV 的血液检测包括血清抗体测定、CMV 抗原血症分析和 CMV-DNA 聚合酶链反应（PCR）。通过血清学或病毒 DNA 的实验在血液或活检标本中可检测到 CMV 即为 CMV 感染，而 CMV 相关疾病仅包括出现临床症状和可归因于病毒的器官损害，因此 CMV 感染通常可分为两种情况：CMV 结肠炎（CMV 本身导致结肠炎）或 CMV 感染。CMV 相关结肠炎可伴有腹泻、便血、腹痛、直肠痉挛、乏力等消化道症状，以及发热、乏力、体重减轻等全身症状。部分 CMV 结肠炎患者 C 反应蛋白水平突然升高。此外，此类结肠炎可导致严重出血、巨结肠、暴发性结肠炎和结肠穿孔等并发症。

活动性 CMV 结肠炎通常通过内镜下结肠组织学检查（包括 H&E 和 IHC 染色）和（或）组织 PCR 来诊断。H&E 染色显示典型的"猫头鹰眼"特征，含有 CMV 包涵体的巨细胞细胞核被透明的细胞质包围，结合 H&E 和 IHC 染色可将灵敏度提高到 78% 到 93%。结肠组织中 CMV-DNA 的 PCR 在诊断 CMV 感染时具有较高的灵敏度（92%~96.7%）和特异性（93%~98.7%）。因此，结肠黏膜标本的 PCR 可能对 IHC 阴性的 CMV 感染有帮助。总体来说，针对 CMV 的检测手段很多，每种检测手段均有其优点和不足，多种方法联合应用可增加 CMV 的检出率。

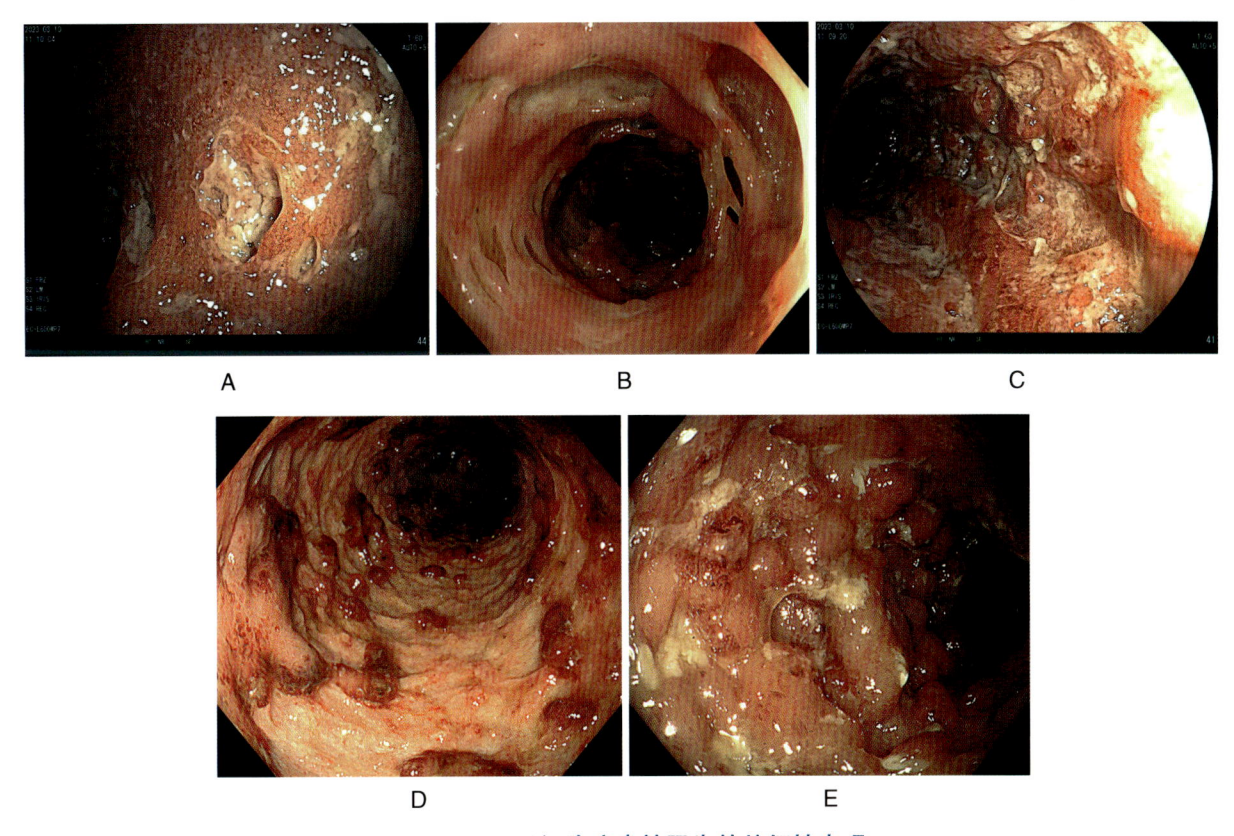

图 4-8-5 巨细胞病毒性肠炎的特征性表现
A. 深凿样溃疡。B. 不规则溃疡。C. 纵行溃疡。D 广泛黏膜缺损。E. 鹅卵石样外观及假息肉形成

4. 鉴别诊断

CMV 感染性肠炎的鉴别诊断需要综合考虑患者的临床表现、实验室检查结果以及可能的病因。以下是一些关键的鉴别诊断要点。

（1）临床表现

①腹泻症状：CMV 感染性肠炎通常表现为腹泻，但腹泻的严重程度和持续时间可能因个体差异而异。同时，需与其他引起腹泻的疾病（如细菌性肠炎、病毒性肠炎、炎症性肠病等）相鉴别。②伴随症状：CMV 感染还可能伴随腹痛、恶心、呕吐、发热等症状。这些症状在其他肠道疾病中也可能出现，但具体表现和严重程度可能有所不同。③病程特点：CMV 感染性肠炎的病程可能较长，且易反复发作。在鉴别诊断时，需考虑患者的病史和既往发病情况。

（2）实验室检查

①病毒检测：通过采集患者的血液、尿液、粪便等样本进行 CMV 的 DNA 检测或抗体检测，有助于确诊 CMV 感染。常用的检测方法包括 PCR 扩增、病毒分离培养、血清学检测等。②粪便检查：粪便常规检查和细菌培养有助于排除其他病原体引起的肠道感染。同时，粪便中 CMV 的抗原或 DNA 检测也是诊断 CMV 感染性肠炎的重要手段。③血常规和生化检查：血常规和生化检查可以提供患者的一般状况信息，如是否存在贫血、电解质紊乱等。但这些检查并非特异性诊断依据，需结合其他临床信息综合判断。

（3）排除其他病因

①细菌性肠炎：由细菌引起的肠道感染也可能导致腹泻等症状。通过粪便细菌培养可以明确是否存在细菌感染，从而与 CMV 感染性肠炎相鉴别。②病毒性肠炎：轮状病毒、诺如病毒等病毒感染引起的肠炎也可能出现腹泻等症状。病毒检测可以帮助区分不同的病毒感染类型。③炎症性肠病：

如克罗恩病和溃疡性结肠炎等炎症性肠病也可能导致腹泻和腹痛等症状。但它们的临床表现、病程特点以及实验室检查结果与 CMV 感染性肠炎有所不同，应通过综合评估进行鉴别。

在鉴别诊断过程中，要综合考虑患者的临床表现、实验室检查结果以及可能的病因，进行全面的评估。对于疑似 CMV 感染性肠炎的患者，应尽早进行确诊并采取相应的治疗措施，以避免病情恶化和并发症的发生。

5. 治疗

CMV 感染性肠炎的治疗是一个综合性的过程，旨在控制病毒复制、缓解症状并防止并发症的发生。治疗的关键要点包括以下内容。

（1）一般治疗

患者应充分休息，避免过度劳累，以减轻身体负担。同时，保证充足的营养摄入，特别是高蛋白、高维生素的食物，以支持身体的恢复。同时，由于腹泻可能导致脱水，因此补液治疗至关重要。根据患者的脱水程度，采取口服或静脉补液的方式，以纠正水电解质紊乱。

（2）抗病毒治疗

抗病毒治疗是 CMV 感染性肠炎的核心治疗措施。其中更昔洛韦是首选。由于口服生物利用度低，该药通常通过静脉注射，推荐剂量为 5~7.5mg/kg，每日两次，持续 3~6 周。更昔洛韦通过肾排泄，因此肾功能不全患者的剂量和频率都应调整。更昔洛韦可引起严重并发症，包括骨髓抑制、中性粒细胞减少和血小板减少，以及其他异常反应，如头痛、恶心、呕吐、眩晕和低血压。因此，必须定期监测患者的血细胞数量。缬更昔洛韦是更昔洛韦的前体药物，口服生物利用度较好，门诊患者可以用口服缬更昔洛韦代替更昔洛韦。膦甲酸钠可作为对更昔洛韦不耐受或耐药的患者的二线治疗。膦甲酸钠静脉注射（90mg/kg），每天两次，持续 2~3 周，主要副作用是肾毒性。

（3）免疫调节治疗

对于免疫功能低下的患者，免疫调节治疗也是重要的辅助治疗手段。通过调整机体免疫状态，增强对病毒的抵抗能力。常用的免疫调节药物包括免疫球蛋白、胸腺肽等。

（4）营养支持治疗

对于因长期腹泻导致营养不良的患者，营养支持治疗至关重要。通过提供适当的营养物质，如高蛋白饮食或口服营养补充剂，以支持身体的恢复和免疫功能的维持。

（5）手术治疗

在极少数情况下，如果病情严重且通过上述治疗无法控制，可能需要考虑手术治疗。手术切除病灶可能有助于控制病情进展，但手术风险需仔细评估。

（6）注意事项

在治疗过程中，应密切监测患者的病情变化，及时调整治疗方案。注意药物的不良反应和相互作用，确保用药安全。加强个人卫生和隔离措施，以减少交叉感染的风险。

（四）EB 病毒感染

1. 概述

EB 病毒（Epstein-Barr virus，EBV）为疱疹病毒科，是一种常见的嗜 B 淋巴细胞疱疹病毒，感染后常无临床症状，长期潜伏在人体内。EBV 在病毒颗粒中呈线性分子，进入受感染细胞后，其 DNA 发生环化并能自我复制。当人体免疫力低下时可被激活。EBV 主要感染 B 淋巴细胞，在某些情况下也可感染 T 淋巴细胞、NK 细胞和上皮细胞。感染 EBV 常可引起 B 淋巴细胞增生相关疾病，如传染性单核细胞增多症，严重者有恶性淋巴细胞增生性疾病。肠黏膜存在丰富的淋巴组织，是 EBV

感染相关性疾病的好发部位之一。目前，一般将非免疫缺陷性的 EBV 感染性肠道疾病大致分为 6 类：① EBV 隐性感染；②急性 EBV 感染性肠炎；③慢性活动性 EBV 感染（伴有系统性症状）；④肠道 EBV 感染伴嗜血细胞综合征；⑤肠道局限性 EBV 感染，不伴有系统性症状（多为机会性感染，本部分主要讨论此种情况）；⑥肠道 EBV 相关恶性肿瘤。

2. 结肠镜下特点

EBV 感染性肠炎在肠镜下的表现类似 CMV 感染性肠炎，肠镜下可见肠黏膜广泛充血、水肿，可发现多发性的溃疡病灶，这些溃疡可大可小，形态不规则，深浅不一。部分溃疡底面清洁，边缘可能伴有充血或水肿，这些表现可能因个体差异和病情轻重而有所不同（图 4-8-6）。EBV 感染易出现结肠黏膜层至肌层的炎症、溃疡，且可以累及黏膜全层和黏膜下。在长期慢性炎症刺激下，肠道可能出现瘢痕形成和纤维化，导致肠腔狭窄。病理检查可发现黏膜内及黏膜下大量淋巴细胞浸润。肠道 EBV 感染时，病毒在黏膜组织中分布不均，溃疡处病毒负荷显著高于非溃疡黏膜，因此为了确定有无 EBV 感染时，内镜活检取材部位应重点位于溃疡处。对于初诊或诊断不明的患者，为了明确诊断，内镜活检应为系统性活检。

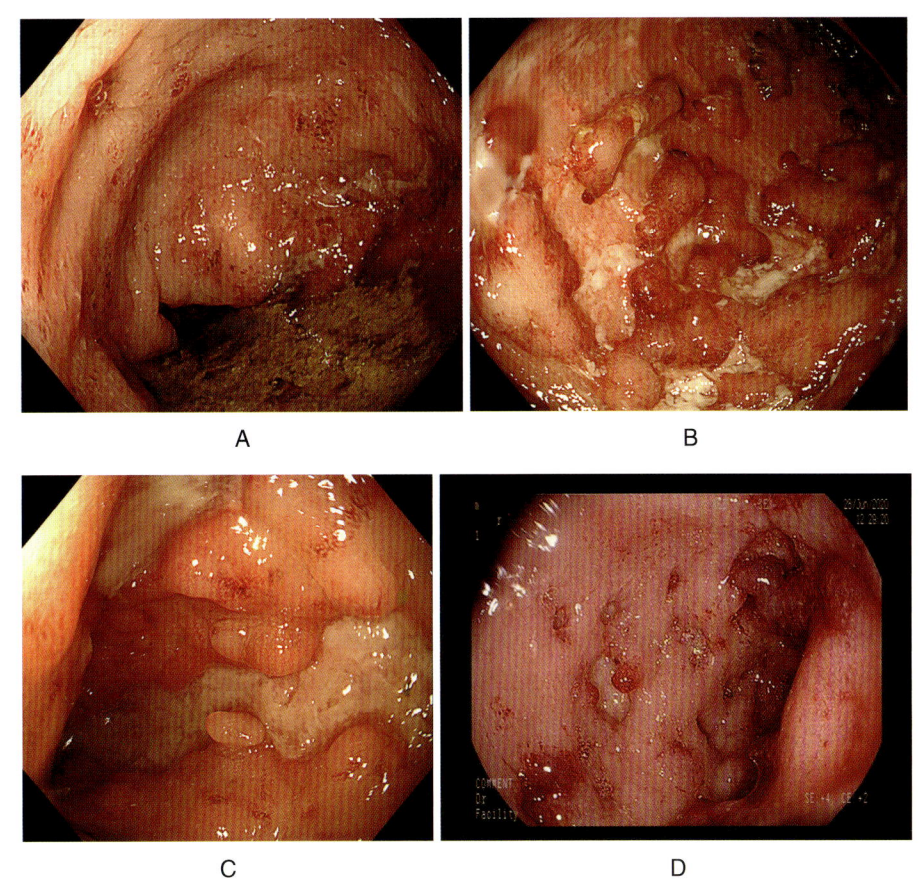

图 4-8-6 EBV 感染性肠炎的特征性表现
A~D. 包括浅溃疡、不规则溃疡、纵行溃疡或深凿样溃疡

3. 诊断

EBV 感染的实验室检查包括特异性抗体检测、嗜异凝集抗体检测、核酸载量检测和 EBER 原位杂交试验等，选择适当的临床标本和实验室检测方法对于 EBV 感染相关疾病的诊断和治疗十分重要。结肠黏膜活检标本中 EBV 感染检测是确定肠道 EBV 感染的主要方法，主要包括原位杂交、PCR 和

免疫组织化学技术。原位杂交检测 EBV 编码的小 RNA（EBER）可在组织切片中确定 EBV 感染细胞及其在组织中的定位，具有高度灵敏度和特异性，是检测 EBV 感染的金标准。另外，结肠黏膜活检组织中 EBER 阳性可见于炎症性病变和肿瘤性病变，极少见于正常结肠黏膜组织。EBER 阳性的炎症性病变多见于 IBD 患者合并 EBV 感染，肿瘤性病变则为 EBV 相关淋巴组织增殖性病变 / 淋巴瘤。

4. 鉴别诊断

EBV 感染性肠炎的鉴别诊断需要综合考虑患者的临床表现、实验室检查结果以及可能的病因。以下是一些关键的鉴别诊断要点。

（1）临床表现

①腹泻症状：EBV 感染性肠炎通常表现为腹泻，但腹泻的严重程度和持续时间可能因个体差异而异。腹泻可能伴有腹痛、恶心、呕吐、发热等症状。需与其他引起腹泻的疾病相鉴别，如细菌性肠炎、病毒性肠炎、炎症性肠病等，这些疾病也可能有类似的临床表现。②伴随症状：EBV 感染还可能伴随全身症状，如乏力、食欲不振、体重下降等。注意观察患者是否有其他病毒感染的常见症状，如咽痛、淋巴结肿大等。

（2）实验室检查

①病毒检测：通过血清学检测或粪便、血液等样本的病毒核酸检测，可以明确是否存在 EBV 感染。常用的检测方法包括 PCR 扩增、病毒分离培养、血清学检测等。血清 EBV-DNA 阳性可确诊 EBV 现症感染；血清抗 IgM 抗体阳性提示原发性 EBV 感染。②粪便常规检查与细菌培养：粪便常规检查有助于排除其他病原体引起的肠道感染。细菌性肠炎患者粪便中常有大量白细胞和红细胞，甚至可见脓细胞或黏液脓血便。细菌培养可以鉴定出具体的致病菌种，对于细菌性肠炎的诊断具有重要意义。③血常规与生化检查：血常规检查可发现淋巴细胞增多、血小板减少等异常表现。生化学检查可能显示转氨酶升高等肝功能异常指标。

（3）排除其他病因

①细菌性肠炎：如可见中性粒细胞浸润、隐窝炎和溃疡形成等。通过粪便细菌培养可以明确诊断。但细菌性肠炎患者通常起病较急，腹泻症状明显，可伴有高热、寒战等感染中毒症状，EBV 感染常引起较明显的淋巴细胞浸润。②病毒性肠炎：病毒性肠炎多由轮状病毒、诺如病毒等引起，也可表现为腹泻、呕吐等症状。但病毒检测可以区分不同病毒感染类型。③炎症性肠病：如克罗恩病和溃疡性结肠炎等，也可能出现腹泻、腹痛等症状。EBV 感染性肠炎在肠镜下可能与克罗恩病有相似之处，如可见肉芽肿样结构、多量淋巴细胞浸润伴淋巴滤泡形成等。但炎症性肠病的临床表现更为复杂，且多伴有肠道黏膜的炎症性改变和溃疡形成，而 EBV 感染性肠炎常缺乏典型肉芽肿和纵行溃疡等改变，且肠黏膜隐窝改变相对较少见。

总之，在鉴别诊断过程中，要综合考虑患者的临床表现、实验室检查结果以及可能的病因，进行全面的评估。对于疑似 EBV 感染性肠炎的患者，应尽早进行确诊并采取相应的治疗措施。同时，也应注意与其他肠道疾病的鉴别诊断，以避免误诊和漏诊。

5. 治疗

EBV 感染性常常出现在使用免疫抑制剂或患炎症性肠病等基础疾病的患者，对于使用免疫抑制剂的溃疡性结肠炎患者，建议在开始治疗前先进行血清学 EBV 检测。在使用免疫抑制剂过程中若出现活动性 EBV 感染，建议权衡利弊，争取停用免疫抑制剂。同时，患者应充分休息，避免过度劳累，以减轻身体负担。同时，保证充足的营养摄入，特别是高蛋白、高维生素的食物，以支持身体的恢复。根据患者的脱水程度，采取口服或静脉补液的方式，以纠正水电解质紊乱。抗病毒治疗是 EBV 感染性肠炎的核心治疗措施，仅个别 EBV 阳性细胞隐性感染的患者不需要抗病毒治疗。常用的抗病毒药物包括更昔洛韦，这些药物可有效抑制 EBV 的复制，从而控制病情进展，具体用药方案见本节"巨细胞感染"部分，其中抗病毒药物的疗程需根据患者的具体情况而定，一般为数周至数月不等。在治疗过程中，需定期监测患者的病毒载量、肝肾功能及血常规等指标，以评估治疗效果并及时调整治疗方案。此外，炎症性肠病患者出现 EBV 相关淋巴增殖性疾病时，抗病毒治疗无效，建议与血液科专家密切协作、共同应对，制定合理的诊疗策略。

（沙素梅　刘　欣）

第 9 节　炎症性肠病

炎症性肠病是一类病因尚不十分明确的慢性非特异性肠道炎症性疾病，包括溃疡性结肠炎和克罗恩病，近年来该病的发病率及患病率急剧增加。

（一）溃疡性结肠炎

1. 概述

临床表现为持续或反复发作的腹泻、黏液脓血便伴腹痛、里急后重和不同程度的全身症状。可有关节、皮肤、眼、口及肝胆等肠外表现。病情轻重不等，多呈反复发作慢性病程。本病可发生在任何年龄，多见于 20~40 岁，男女发病率无明显差别。

2. 结肠镜下特点

病变主要累及结肠黏膜与黏膜下层，范围多自直肠开始逐渐向上发展，可累及全结肠，甚至末端回肠。根据病变范围可分直肠（E_1）型、左半结肠（脾曲以远）（E_2）型、广泛结肠（脾曲以近乃至全结肠）（E_3）型。病变呈连续、弥漫性分布，表现为①黏膜血管纹理模糊、紊乱或消失，黏膜充血、水肿、质脆、自发或接触出血及脓血性分泌物附着，亦常见黏膜粗糙，呈细颗粒状（图 4-9-1）；②病变明显处可见弥漫性、多发性糜烂或溃疡（图 4-9-2）；③慢性病变可见结肠袋变浅、变钝或消失，可见假息肉、瘢痕及黏膜桥等（图 4-9-3）。

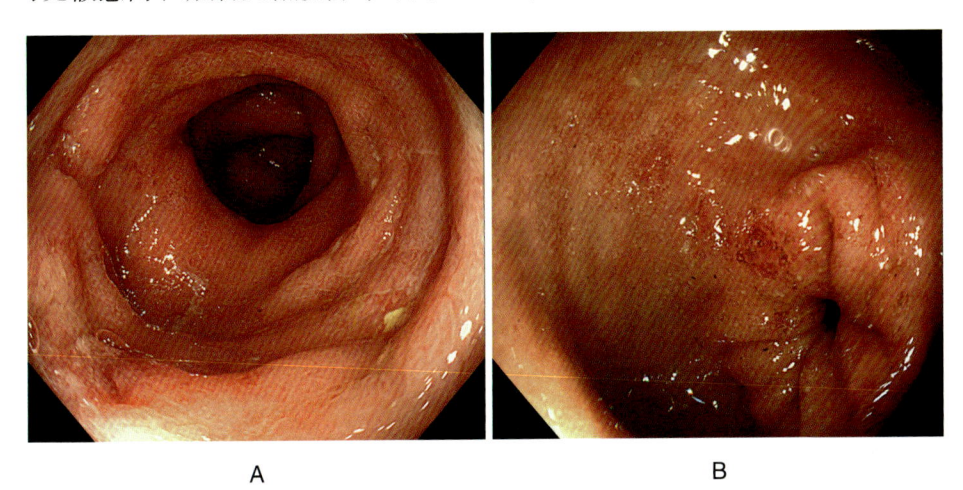

图 4-9-1　溃疡性结肠炎肠镜表现
A. 黏膜血管消失、充血、易脆。B. 黏膜粗糙、颗粒状

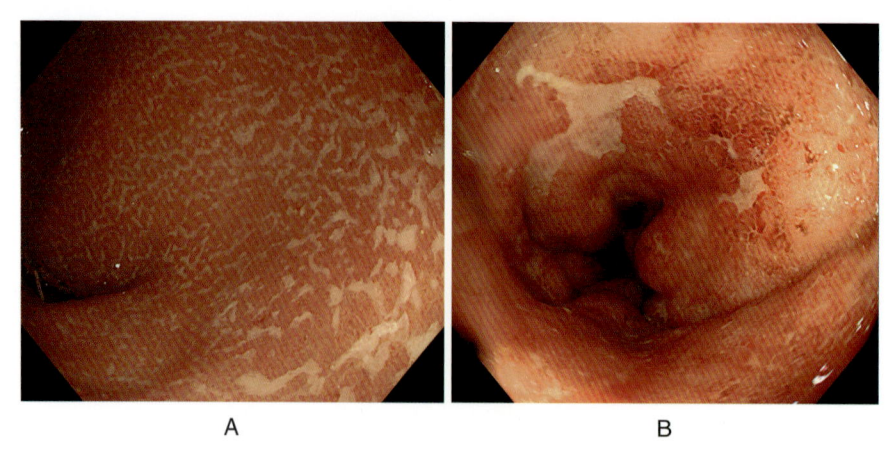

图 4-9-2 溃疡性结肠炎肠镜表现
A. 弥漫性、黏膜多发糜烂。B. 弥漫性、黏膜多发溃疡

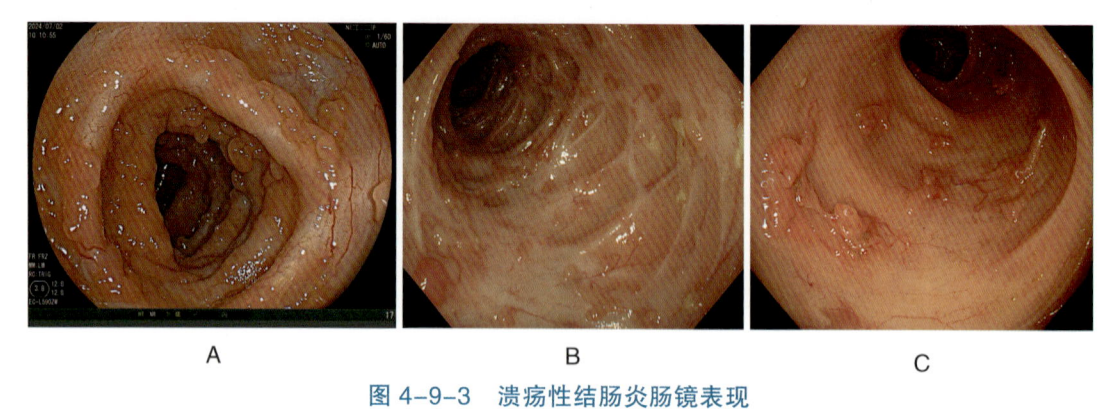

图 4-9-3 溃疡性结肠炎肠镜表现
A. 假息肉形成。B. 结肠多发白色瘢痕。C. 黏膜桥形成

需要注意的是，一些治疗后的患者，由于部分肠黏膜炎症的消退，可以表现为病变不连续（图4-9-4）。部分患者的病变可能不累及直肠，或者直肠受累程度较轻，症状不明显，这种现象被称为直肠豁免，多见于儿童、成年治疗后或重症溃疡性结肠炎病例（图4-9-5）。有的患者除了累及直肠之外，还可出现阑尾口或盲肠的炎症，也是溃疡性结肠炎相对特征性的一个表现（图4-9-6）。

此外，起病8~10年的所有溃疡性结肠炎患者均应行一次肠镜下癌变的筛查。如为E3型，则应隔年肠镜复查，达20年后每年肠镜复查；如为E2型，则从起病15年开始隔年肠镜复查；如为E1型，无需肠镜监测。合并原发性硬化性胆管炎者，从该诊断确立开始每年肠镜复查。如发现癌变、平坦黏膜上的高度异型增生行全结肠切除。

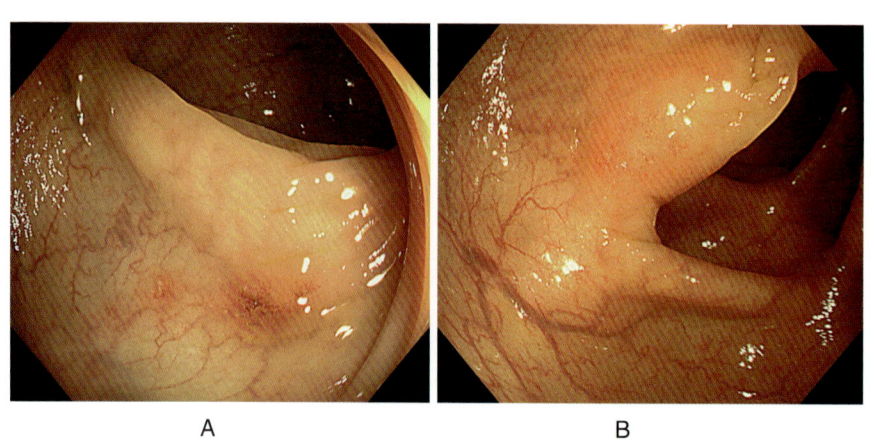

图 4-9-4 溃疡性结肠炎治疗后的不连续炎症

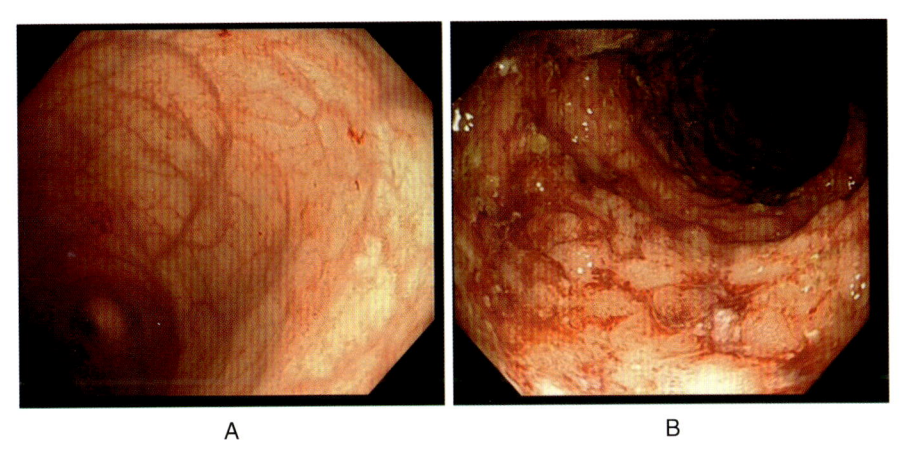

图 4-9-5　直肠豁免型溃疡性结肠炎
A.直肠黏膜光滑。B.余结肠明显充血水肿及弥漫性溃疡形成

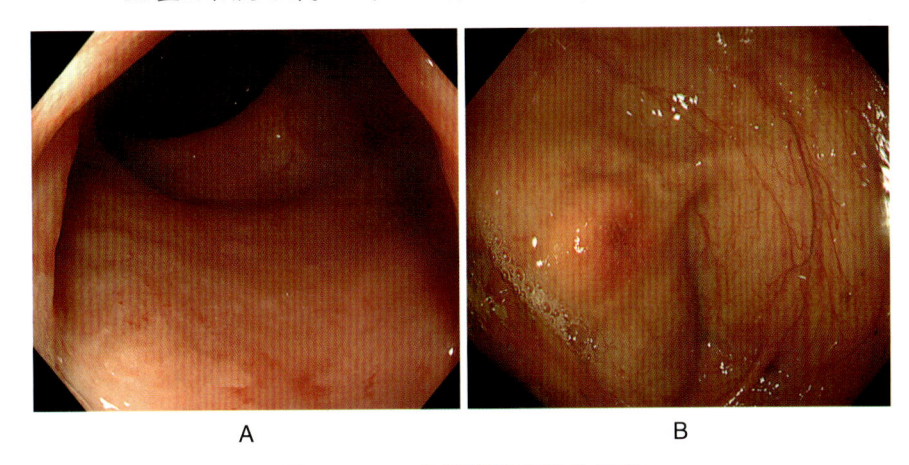

图 4-9-6　直肠型溃疡性结肠炎
A.直肠病变明显。B.同时存在阑尾口周围炎

3. 诊断

在排除细菌性痢疾、阿米巴痢疾、慢性血吸虫病、肠结核等感染性结肠炎及结肠克罗恩病、缺血性结肠炎、放射性结肠炎等疾病基础上，结合临床表现及上述肠镜下表现即可拟诊为本病，加上病理学改变即可确诊。病理学检查建议多段多点活检。组织学检查可见以下主要改变。活动期：①固有膜内弥漫性急慢性炎性细胞浸润，包括中性粒细胞、淋巴细胞、浆细胞和嗜酸粒细胞等，尤其是上皮细胞间中性粒细胞浸润及隐窝炎，乃至形成隐窝脓肿；②隐窝大小、形态不规则，排列紊乱，杯状细胞减少等；③可见黏膜表层糜烂，浅溃疡形成和肉芽组织增生。缓解期：①黏膜糜烂或溃疡愈合；②固有膜内中性粒细胞浸润减少或消失，慢性炎性细胞浸润减少；③隐窝结构改变可加重，如减少、萎缩，可见潘氏细胞化生。

4. 鉴别诊断

需要鉴别的疾病有很多，尤其要与结肠克罗恩病鉴别，如见直肠不受累的结肠病变、病变肠段间有正常黏膜的肠段（非连续性）、纵行溃疡间有正常周围黏膜（非弥漫性）；广泛的肛周病变、瘘和腹腔脓肿；肠腔明显狭窄；活检如见非干酪样肉芽肿；以上表现支持克罗恩病诊断。溃疡性结肠炎应与感染性大肠炎鉴别，鉴别点参见第 4 章第 8 节。对于初发病例、临床表现和结肠镜改变均不典型者暂不诊断，须随访 3~6 个月观察发作情况。

重度溃疡性结肠炎或在免疫抑制剂维持治疗病情处于缓解期但患者出现难以解释的症状恶化时，

应考虑合并艰难梭菌或巨细胞病毒感染的可能。确诊艰难梭菌感染可行粪便艰难梭菌毒素试验，确诊巨细胞病毒感染可行肠镜下活检 HE 染色，找巨细胞包涵体及免疫组织化学染色，以及血 CMV-DNA 定量检查。

5. 治疗

治疗目标为活动期诱导为临床缓解、血清或粪便炎症标志物正常化；缓解期维持治疗，以求实现长期维持无激素临床缓解、炎症标志物正常和黏膜愈合，防止并发症。原则上轻度或中度偏轻患者应用 5-氨基水杨酸制剂；中、重度患者应用激素治疗；局限于直肠或直乙状结肠的病变可用栓剂或灌肠治疗。对传统治疗（氨基水杨酸制剂、糖皮质激素、免疫调节剂）应答不佳或不能耐受的中-重度活动性溃疡性结肠炎，建议使用生物制剂、小分子等药物诱导缓解。

（二）克罗恩病

1. 概述

本病是病因未明的消化道慢性炎性肉芽肿性疾病，慢性起病，临床以反复发作的右下腹或脐周腹痛、腹泻，可伴有腹部肿块、梗阻、肠瘘、肛周病变，并有发热、贫血、体重下降、发育迟缓以及关节、皮肤、眼、口腔黏膜、肝脏等肠外损害。病变可累及胃肠道各部位，以末段回肠及其邻近结肠为主，呈穿壁性炎症，多呈节段性、非对称性分布。本病有终生复发倾向，重症患者迁延不愈，预后不良。发病年龄多在 15~30 岁，但首次发作可出现在任何年龄组，男女患病率近似。

2. 结肠镜下特点

各段消化道均可受累，但病变更多见于回肠末段和邻近结肠，故结肠镜应作为常规检查方法用于克罗恩病的诊断、疗效评估及疾病监测。建议检查时尽量进入回肠末段，疑诊患者应进行多肠段活检。镜下可见节段性、非对称性的黏膜炎症、纵行或阿弗他溃疡、鹅卵石样改变，可有炎性息肉、肠腔狭窄、瘘管形成和肠壁僵硬等（图 4-9-7、图 4-9-8）。

克罗恩病常常累及小肠（图 4-9-9），小肠胶囊内镜对发现小肠病变，特别是早期损害意义重大，但需注意行胶囊内镜前评估肠道狭窄情况，降低胶囊滞留风险；气囊辅助式小肠镜可取活检辅助诊断。另外，拟诊克罗恩病的患者应常规行胃十二指肠镜检查及病理活检，明确炎症有无累及上消化道（图 4-9-10）。超声内镜有助于确定范围和深度，发现腹腔内肿块或脓肿。由于克罗恩病的内镜表现并非特异，病理组织学检查强调多段（包括病变部位和非病变部位）、多点取材。

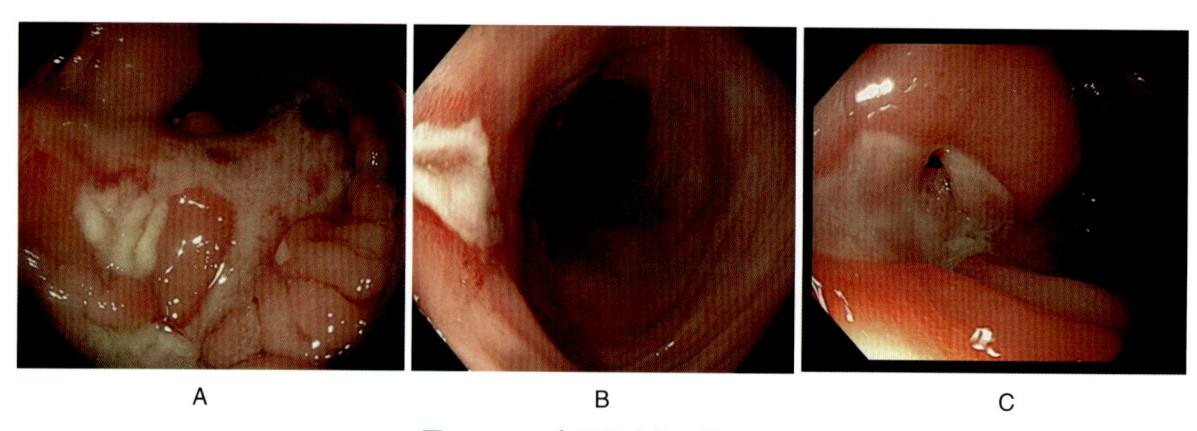

图 4-9-7 克罗恩病的肠镜所见

A. 距肛缘 30cm 至直肠近肛门见多处非连续性分布的不规则溃疡。B. 纵行溃疡底覆脓苔，周围呈结节样增生，肠腔变形。C. 距肛缘 10cm 见一瘘口

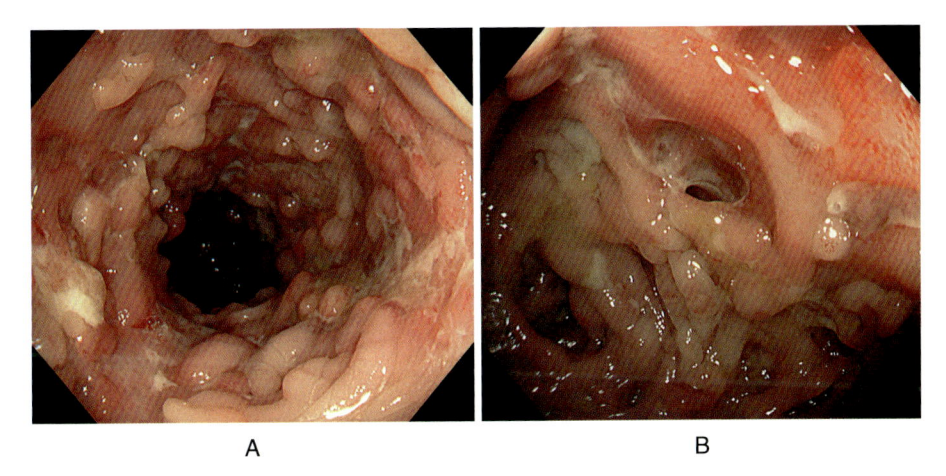

图 4-9-8　克罗恩病的肠镜所见
A.结肠节段性鹅卵石样外观，其间有纵行溃疡。B.患者同时合并盲肠瘘

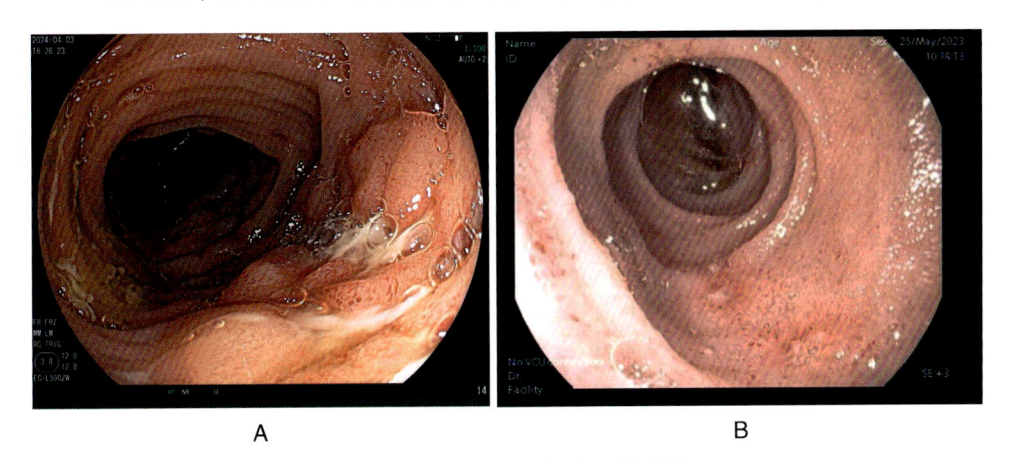

图 4-9-9　克罗恩病的肠镜所见
A.一例患者回肠末段的纵行溃疡。B.另一例患者回肠末端阿弗他溃疡

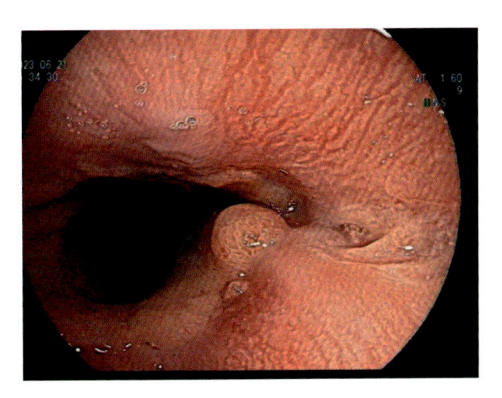

图 4-9-10　克罗恩病的食管溃疡

3.诊断

如同时具备临床和肠镜特征者，可拟诊为本病；如再加上黏膜活检病理检查，发现非干酪样肉芽肿和（或）具备较典型组织学改变者可以确诊。初发病例难以确诊时应随访观察 3~6 个月。

克罗恩病的病理组织学改变：①固有膜炎性细胞呈局灶性不连续浸润；②裂隙状溃疡；③阿弗他溃疡；④隐窝结构异常，腺体增生，个别隐窝脓肿，黏膜分泌减少不明显，可见幽门腺化生或潘氏细胞化生；⑤非干酪样坏死性肉芽肿；⑥以淋巴细胞和浆细胞为主的慢性炎性细胞浸润，固有膜底部和黏膜下层为重，常见淋巴滤泡形成；⑦黏膜下淋巴管扩张；⑧神经节细胞增生和（或）神经节周围炎。

4. 鉴别诊断

需与慢性肠道感染、肠道淋巴瘤、憩室炎、缺血性肠炎、肠型白塞病以及溃疡性结肠炎等鉴别。而与肠结核的鉴别至关重要。肠结核患者多有肠外结核病史和结核中毒症状，病理基础为闭塞性血管炎，故便血少见，病变亦为跳跃性，但溃疡较深，且呈环形分布，不同于克罗恩病的纵行溃疡；黏膜炎症相对较轻，假息肉少见。若与肠结核不易鉴别时诊断性抗结核治疗8~12周，再行鉴别。单纯累及结肠者则应与溃疡性结肠炎鉴别。溃疡性结肠炎病变从肛端直肠开始逆行向上扩展，病变呈连续性和弥漫性，极少数病例可见回肠末段数厘米内黏膜炎症改变但无溃疡形成。特别需要注意的是，少部分克罗恩病患者结肠黏膜病变呈融合性病变，而非跳跃多灶性分布；长期罹患溃疡性结肠炎者，尤其是经过药物治疗后，肠道黏膜炎症也可为非连续性表现。

5. 治疗

炎症性肠病的传统治疗采用氨基水杨酸制剂、糖皮质激素、免疫抑制剂和生物制剂的渐进性金字塔型治疗模式，而针对克罗恩病，使用免疫抑制剂、生物制剂更为普遍。小肠型者则以营养支持治疗作为重要辅助治疗措施。内科治疗失败或有并发症（穿孔、梗阻、腹腔脓肿等）者需要外科手术治疗。

（沙素梅　刘　欣）

第10节　肠结核

（一）概述

肠结核是结核分枝杆菌侵及肠道而引起的肠道慢性特异性感染，绝大多数继发于肠外结核，特别是开放性肺结核。肠结核多见于青壮年，好发于回盲部，其次为升结肠及回肠，也可侵及空肠、横结肠、降结肠、乙状结肠和十二指肠等处。按病理变化可分为溃疡型肠结核及增生型肠结核，溃疡及增生型同时存在时称为混合型或溃疡增生型肠结核。常见症状为腹痛、腹泻与便秘，其中溃疡型肠结核常有腹泻，增生型肠结核常有便秘及腹块。另外可有结核毒血症，如低热、盗汗等表现。

（二）结肠镜下特点

溃疡型肠结核多发生在回肠末端及回盲部，其特点是沿肠管的横轴发展，呈环行、大小不等、深浅不一、边缘不规则的溃疡。溃疡边缘隆起、界限不分明，表面附有白色或黄白色苔，溃疡周围黏膜炎症反应不明显，在修复过程中容易造成肠管的环形瘢痕狭窄（图4-10-1、图4-10-2）。增生型肠结核病变多局限在回盲部，可见炎症性假息肉和增生性结节，小如米粒和绿豆大小，大的可呈团块状，形成结核瘤。这些增生性的组织一般表面较粗糙，色红，质地中等偏脆（图4-10-3）。溃疡和增生两种病变混合存在是最多见类型。肠结核肠腔狭窄多呈短环状，一般小于3cm。一些病例还可见假憩室形成、回盲瓣变形、固定开放和瘘管形成（图4-10-1C）。

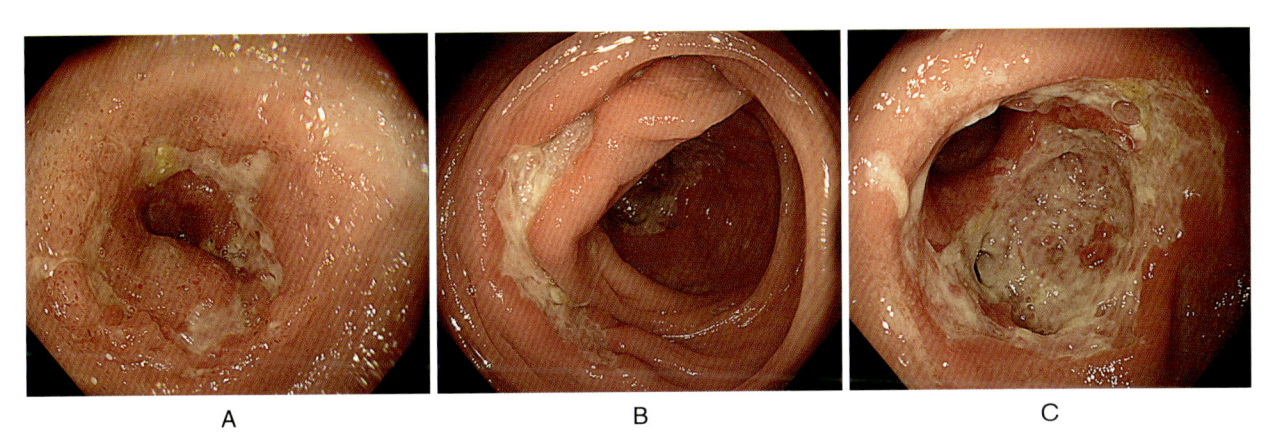

图 4-10-1　肠结核肠镜下所见
A.回肠末端病变。B.累及结肠溃疡。C.回盲瓣固定开放

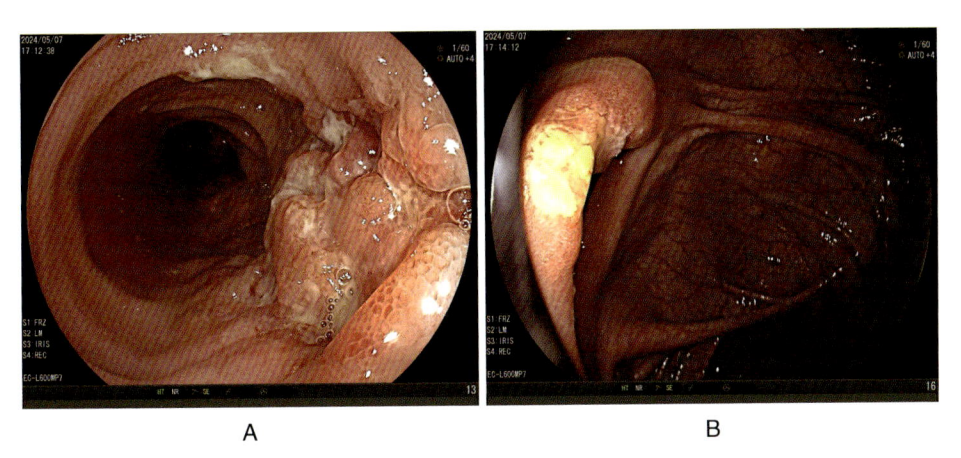

图 4-10-2　肠结核肠镜下所见
A.小肠结核。B.回盲瓣受累,可见溃疡形成

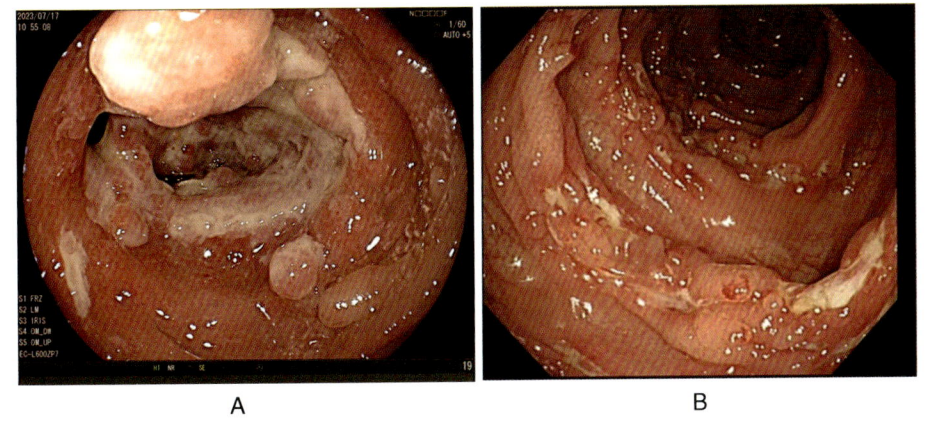

图 4-10-3　回盲部、升结肠增生性结节和炎症性假息肉形成
A.回盲部结核。B 升结肠结核

（三）诊断

若患者有肺结核或其他肠外结核病史，特别是开放性肺结核病史有助于确立诊断。PPD、γ干扰素释放试验等是诊断肠结核的重要辅助措施，活检组织切片进行抗酸染色可发现抗酸杆菌，组织学检查可发现干酪样肉芽肿，但一般活检阳性率较低，若多点多块活检或进行大活检，可提高阳性率。

（四）鉴别诊断

肠结核需与克罗恩病、结肠癌、阿米巴性或血吸虫性肉芽肿相鉴别。

(1) 克罗恩病

肠结核在肠镜下改变与克罗恩病很相似，有时鉴别相当困难。典型克罗恩病的内镜特征为纵行溃疡，溃疡和正常黏膜有明显界限，肠腔内可见铺路石样改变，病变呈节段性分布，好发于回盲部及小肠，有瘘口形成是其特异表现，病变肠段之间黏膜外观正常，其发病率较肠结核低，病理改变为全层性炎症和非干酪样肉芽肿，结核杆菌呈阴性，结合病理及克罗恩病肠外表现可以鉴别。

(2) 结肠癌

尤其是回盲部和升结肠癌需与肠结核加以鉴别。结肠癌发病年龄大，常在40岁以上，发病率较肠结核为高，病情进行性加重，无盗汗、发热等结核中毒症状，但全身消耗症状较明显，肠梗阻出现较早。结肠镜检可窥见肿瘤，活检病理常可确诊。

(3) 肠阿米巴病或血吸虫病

肠阿米巴病或血吸虫病可形成肉芽肿病变，但此类患者无结核病史，均有相应的感染史，常有腹泻、脓血便史，粪便中可找到有关的病原体，肠镜下活检找到阿米巴滋养体或血吸虫卵可证实诊断，特异性治疗有效。

（五）治疗

肠结核多伴有肺结核或其他脏器结核，抗结核药物治疗与肺结核治疗原则、方法相同，均应强调早期、联合、适量及全程用药。药物治疗同时应注意休息及加强营养。对并发完全性肠梗阻、急性穿孔、慢性穿孔形成局限性脓肿或肠瘘、肠道大出血不止以及内科治疗无效的不完全性肠梗阻，可以根据病情考虑手术治疗。

（沙素梅　刘　欣）

第11节　肠白塞病

（一）概述

白塞病是一类可累及全身多脏器的慢性系统性血管炎症性疾病，主要临床表现为复发性口腔溃疡、生殖器溃疡、眼炎及皮肤损害，也可累及血管、神经系统、消化道、关节、肺、肾、附睾等器官。该病具有一定的遗传因素，病情呈反复发作和缓解的交替过程。该病累及肠道者被命名为肠白塞病。除此之外，肠白塞病还存在第Ⅱ型表现，即仅有典型肠道溃疡，为白塞病的特殊类型。肠白塞病患者的好发年龄为20~50岁，男女比为1.4∶1。主要症状为右下腹痛、腹部包块、腹部胀满、嗳气、呕吐、腹泻、便血等。严重者表现为肠出血、肠麻痹、肠穿孔、瘘管形成等。病程常为反复缓解和复发交替，迁延不愈。肠白塞病病变好发部位为回肠末端和盲肠。病理上把白塞病肠溃疡分为坏死型、肉芽肿型以及混合型。坏死型为急性、亚急性病变，肉芽肿型为慢性病变，混合型介于二者之间。

(二)结肠镜下特点

结肠镜下典型的溃疡特征是诊断和鉴别诊断肠白塞病的重要依据之一。肠白塞病结肠镜下典型表现是回盲部边界清晰的圆形或类圆形单发或多发的深溃疡、火山口样溃疡,溃疡边缘清晰。内镜可见溃疡呈不规则的下陷,黏膜向溃疡集中,溃疡周边形成明显隆起,为环堤状(图4-11-1)。溃疡底部大多覆以黄白苔。其中最为典型的表现是单个巨大溃疡,病变部肠管的黏膜可出现狭窄。由于肠管变形,溃疡的观察往往不太容易。内镜下表现类似Borrmann2型或Borrmann3型癌的形态,需病理学鉴别。溃疡多发时数量＜5个且互相不融合。少数病例亦可出现阿弗他溃疡、地图样溃疡和星状溃疡。

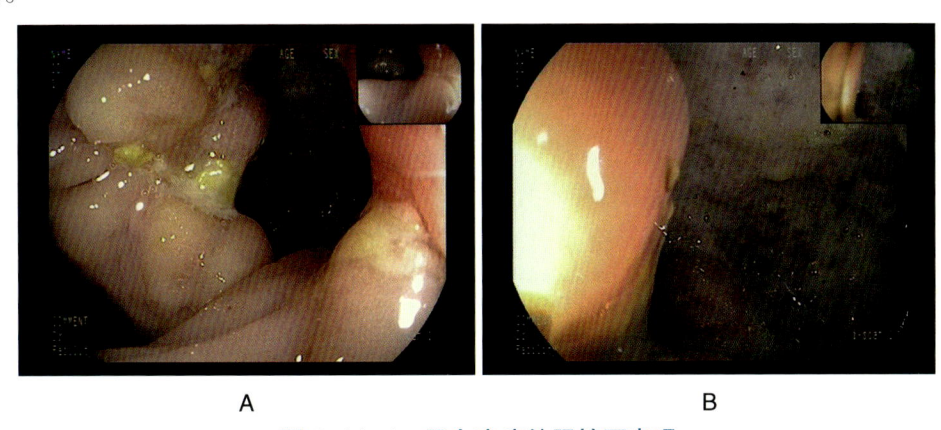

图 4-11-1 肠白塞病结肠镜下表现
A、B.近回盲瓣的深凹溃疡面,均为1例术后1年吻合口溃疡复发

(三)诊断

肠白塞病分为2种亚型:Ⅰ型为有系统性白塞病,且存在典型肠道溃疡等肠道表现;Ⅱ型为无系统性白塞病,但存在典型肠道溃疡和其他肠道表现。我国白塞病采用的最新诊断标准由中华医学会风湿病学会分会制定并发布,当诊断总分≥4分时则为白塞病。白塞病诊断标准计分方式如下:①口腔溃疡、生殖器溃疡为2分;②眼部病变(前葡萄膜炎、后葡萄膜炎或视网膜血管炎)为2分;③皮肤病变(结节性红斑、假性毛囊炎、皮肤溃疡)为1分;④中枢神经系统受累和血管病变(动脉血栓形成、大静脉血栓、静脉炎或浅静脉炎)为1分;⑤针刺试验阳性为1分。符合上述白塞病诊断标准的同时具有典型肠道病变,如溃疡边缘清晰、呈圆形或类圆形的深溃疡、火山口样溃疡,即可临床诊断为肠白塞病。此外,随着对肠白塞病认识的深入,研究者发现并非所有肠白塞病患者都符合系统性白塞病的诊断标准。鉴于此,韩国肠白塞病协作组提出了肠白塞病的诊断标准,该标准主要根据内镜下回盲部肠道溃疡特点和肠外表现进行诊断,诊断结果主要分为确诊、拟诊、疑诊。

(四)鉴别诊断

需与肠白塞病鉴别的疾病主要包括克罗恩病、肠结核、肠淋巴瘤、缺血性肠病、药物性肠病、感染性肠病和其他有肠道表现的免疫系统疾病等,需要依据临床表现、实验室检查、影像学检查、内镜检查和病理检查等综合判断分析。

(1)克罗恩病

主要表现为消化道节段性的纵形溃疡,病理表现为隐窝炎症性受损(窝炎)和隐窝脓肿,有时形成非干酪样坏死性肉芽肿,伴有多核巨大细胞。炎症可侵犯肠壁全层,透壁性炎症。

(2)原发性大肠淋巴瘤

呈肿块型、溃疡型、浸润型等多种形态,病变常为多灶性,诊断主要结合内镜下的活检病理确诊。

(3) 肠结核

病变主要在回盲部，内镜下见病变黏膜充血水肿，环形溃疡，肠腔狭窄等，活检如能找到干酪样坏死性肉芽肿或结核分枝杆菌有确诊意义。

(4) 结肠癌

白塞病的溃疡呈不规则的下陷，看上去很似 Borrmann2 型或 Borrmann3 型癌的形态，活检病理检查可明确诊断。

（五）治疗

(1) 一般治疗

在活动期流质饮食，待病情好转后改为富营养少渣饮食。对于剧烈腹痛和便血的急性期，给予肠外中心静脉营养或肠内营养剂。重症有继发感染者，应积极抗菌治疗。

(2) 药物治疗

肠白塞病没有特异性的药物治疗，轻、中度肠白塞病患者可使用氨基水杨酸制剂。中重度活动期肠白塞病患者建议使用糖皮质激素联合免疫抑制剂或应用抗肿瘤坏死因子-α单克隆抗体（抗TNF-α单抗）等生物制剂；重度和（或）难治性患者应使用抗TNF-α单抗，也可尝试抗TNF-α单抗联合免疫抑制剂。

(3) 手术治疗

发生肠穿孔的病例应紧急手术，腹痛明显、腹部扪及包块以及溃疡较深，通过内科保守治疗无效者也主张手术切除。由于术后复发率高，因而适应证的掌握应该慎重。手术一般为回盲部切除或右半结肠切除。

（沙素梅　刘　欣）

第12节　结肠缺血

（一）概念

结肠由肠系膜上动脉（SMA）和肠系膜下动脉（IMA）供血，肠系膜上动脉主要供血右结肠、中结肠，肠系膜下动脉供血左结肠、乙状结肠、直肠。血管非闭塞性血流减少为主要病因，闭塞性（栓塞、血栓形成）为次要原因。动脉粥样硬化是常见的危险因素，充血性心力衰竭、休克、心房颤动、血液透析、便秘、某些药物等各种因素引起的肠血流灌注不足或血液高凝状态、血液瘀滞是结肠缺血的诱发因素。结肠缺血的临床症状以腹痛、血便、腹泻最常见。

（二）诊断

1. 结肠镜检查

结肠缺血的主要诊断方法为结肠镜检查，对血流动力学稳定且无穿孔、坏疽等检查禁忌者，应尽早（48h内）行结肠镜检查。

SMA与IMA供血交界处的结肠脾曲及肠系膜下动脉与直肠上动脉供血交界处的直肠乙状结肠交界部位的侧支循环少，故而容易出现局部血液低灌注，是肠缺血好发部位。与左半结肠相比，右半结肠动脉更细且直、小血管密度稀疏，故在全身血流低灌注状态下，右半结肠也易致缺血。因此结肠镜检查时要特别注意上述部位。

结肠缺血的内镜特征包括黏膜充血、水肿、瘀斑，黏膜下出血，黏膜呈暗红色或黄色，血管网消失，可有部分黏膜坏死，继之黏膜脱落、溃疡形成。在严重的缺血病例中，结肠发生透壁梗死，镜下可见灰绿色或黑色黏膜结节。病变肠段与正常肠段之间界限清楚。结肠缺血内镜表现分3期。Ⅰ期：正常黏膜内散在片状红斑。Ⅱ期：非坏死性溃疡伴黏膜出血和水肿。Ⅲ期：深在的坏死性溃疡（图4-12-1）。

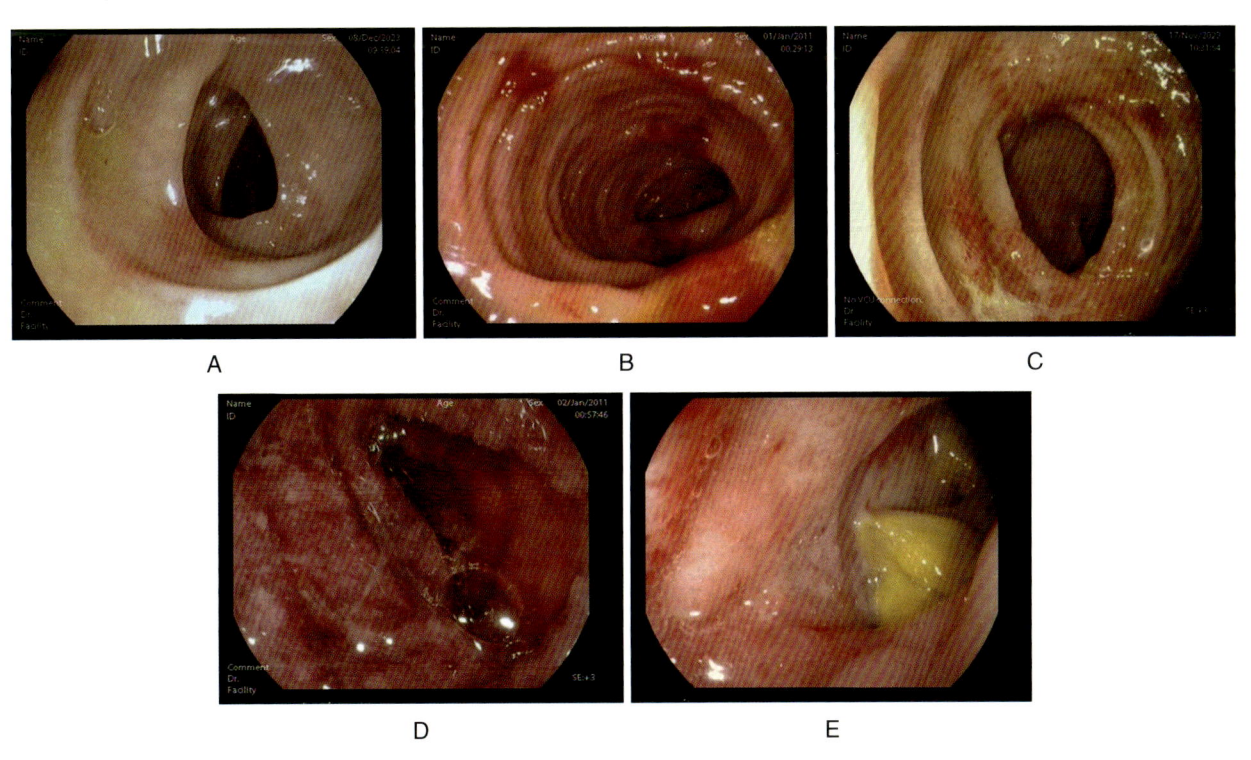

图 4-12-1　结肠缺血的内镜下所见

A. Ⅰ期：降结肠可见片状糜烂灶。B. Ⅰ期：乙状结肠可见多发片状黏膜充血、水肿，表面呈红色。C. Ⅱ期：乙状结肠可见黏膜局限性出血糜烂及表浅性溃疡。D. Ⅱ期：横结肠可见黏膜出血、水肿、糜烂。 E. Ⅲ期：乙状结肠见一深溃疡，周边黏膜充血水肿，底部白苔，腔内见黄色块状大便

2. 其他检查

腹盆腔CT扫描显示结肠缺血所致的肠壁损伤包括：肠壁增厚、水肿、拇指纹征、肠腔扩张、靶征、肠壁环周性渗出。怀疑有穿孔、坏疽、结肠镜检查有风险者，CT为首选检查方法（图4-12-2）。腹部CT血管造影（CTA）有助于排除血管闭塞导致的结肠缺血。腹部超声对肠壁损伤及肠系膜血管检查有参考价值。

（三）鉴别诊断

（1）炎症性肠病

炎症性肠病多见于中青年人，结肠缺血多见于中老年人。炎症性肠病或为连续性病变，或为节段性，病变需长时治疗；结肠缺血经治疗大多于2~3周内消失。

（2）结肠癌

个别患者充血水肿严重，肠镜下表现为黏膜呈暗红色，结节状，甚至呈瘤样隆起，易误诊为结肠癌，活检有利于鉴别。

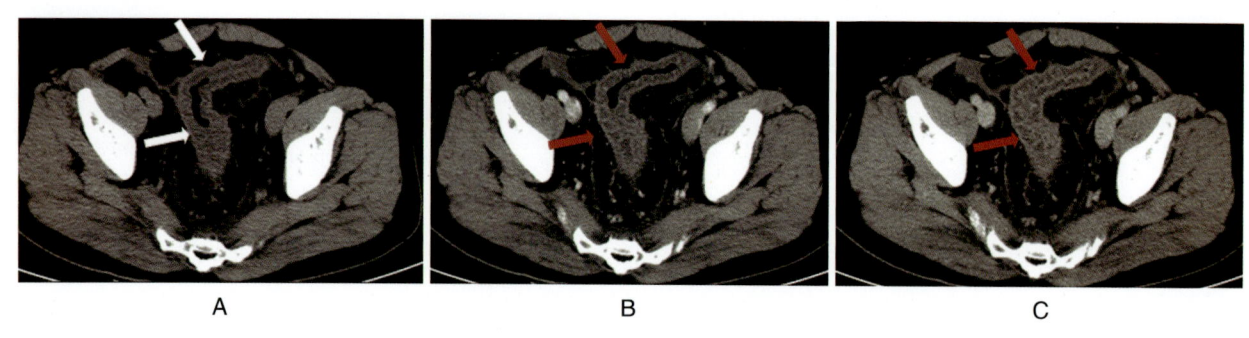

图 4-12-2 下腹部 CT 检查

乙状结肠及直肠上段肠壁增厚，黏膜呈低密度（白箭头），增强后分层强化，黏膜未见明显强化（红箭头）。肠系膜区可见条索状、片状渗出。A. 下腹部 CT 平扫。B、C 为增强扫描（图片由陕西省核工业二一五医院提供）

（3）肠结核

好发于回盲部，多项结核检测有利于诊断。

（4）抗生素致急性出血性结肠炎

长期大量使用广谱抗生素；患者多为老年、免疫功能低下等；大便中可能出现伪膜；大便中可找到机会致病菌。

（四）治疗

（1）内科治疗

治疗目的为减轻肠道缺血损伤的范围和程度，促进损伤组织的修复。包括①一般治疗；②扩血管药：常用罂粟碱、前列地尔或丹参等；③可视情进行抗凝治疗。

（2）外科治疗

重度结肠缺血出现肠坏疽或孤立性右半结肠缺血以及全结肠缺血合并腹膜炎、结肠狭窄者应考虑外科手术治疗。

（杨龙宝　赵　平）

第 13 节　放射性肠炎

（一）概述

放射性肠炎是盆腔、腹腔、腹膜后恶性肿瘤经放射治疗后引起的肠道损害。可累及直肠、结肠和小肠，因此又可称为放射性直肠炎、结肠炎、小肠炎。临床上以妇科肿瘤，如宫颈癌照射治疗累及直肠和乙状结肠多见。根据肠道遭受辐射剂量的大小、时间的长短、发病的缓急，可将放射性肠炎分为急性和慢性两种。急性期多发生在放疗开始后 1~2 周内，可出现腹泻、黏液便、血便、腹痛、恶心、呕吐、里急后重、大便失禁、肛门坠胀等症状，部分患者可自限。慢性期可发生在放疗后 6 个月到 5 年，甚至更长，更有长达 30 年之后才发生，可出现反复腹痛、腹泻、腹胀、便血、消化不良、食欲缺乏等，病程较长者可有贫血、营养不良，严重者可见狭窄、穿孔、梗阻及瘘管形成等。又根据射线来源放置的体内外位置的不同，将其分为外照射放射病和内照射放射病。

（二）结肠镜下特点

急性期可见结肠和直肠黏膜充血、水肿，血管纹理模糊，黏膜脆性增加，触之易出血，局部有时可有溃疡形成。慢性期可见血管纹理稀疏、黏膜苍白、变硬、出血、糜烂、溃疡等，溃疡可呈斑片状或钻孔样，大小不等，并可见毛细血管扩张，还可见到肠腔狭窄。要注意的是急性期或重症者可能引起肠穿孔（图4-13-1）。

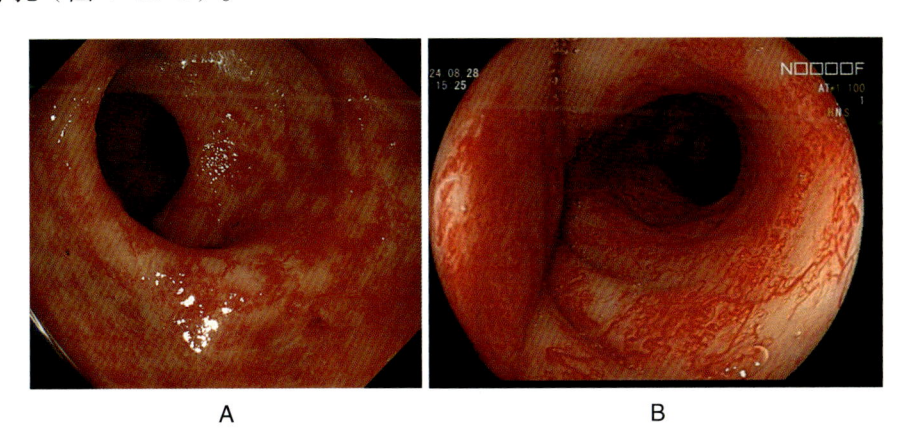

图4-13-1 放射性肠炎急性期的结肠镜下所见
A.脆性增加，触之易出血。B.毛细血管扩张

超声内镜可以提示黏膜病变的程度，也可以提示黏膜外变化，可表现为照射区域前外侧壁直肠呈低回声，后侧壁无明显变化，固有肌层连续，无中断。

Sherman按严重程度可将黏膜炎症分为4级。

1级：黏膜充血、血管扩张、质脆，自发或接触出血，可伴糜烂。

2级：在上述病变基础上溃疡形成，溃疡一般为圆形或不规则形，覆灰白苔，边缘平坦。

3级：除有1、2级改变外，同时伴有肠腔狭窄。

4级：除有1、2级改变外，同时有瘘管形成或发生穿孔（图4-13-2）。

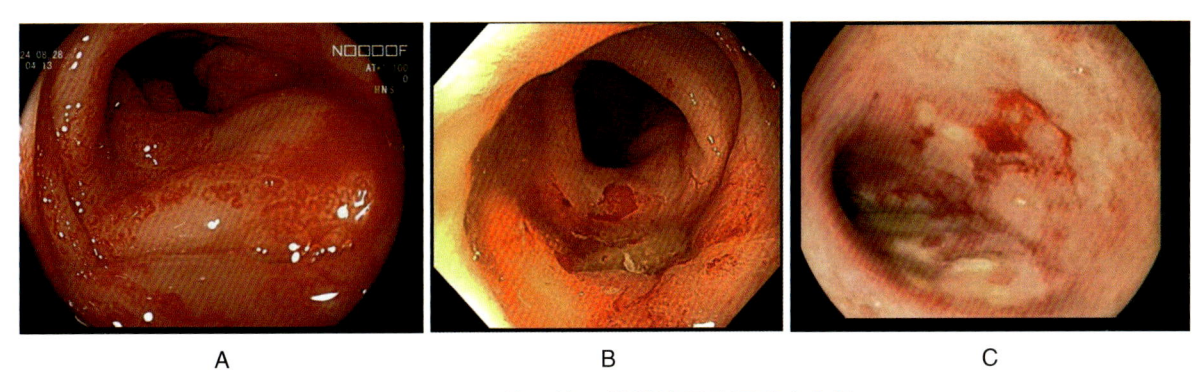

图4-13-2 结肠镜下放射性肠炎严重度分级
A. 1级。B. 2级。C. 3级

（三）鉴别诊断

依据放射治疗史及临床表现，放射性肠炎通常易于诊断，但仍需与癌症复发转移、溃疡性结肠炎、克罗恩病、缺血性肠病相鉴别。活组织检查有助于与癌症复发、转移相鉴别，但要避免肠穿孔等并发症出现。溃疡性结肠炎自直肠肛门起病，逆行向近段结肠发展，肠黏膜弥漫性充血、水肿、糜烂、溃疡，经过治疗可见瘢痕、炎性息肉，病程较长者见肠管缩短呈铅管样，病变呈连续性分布。以上

表现可帮助鉴别。克罗恩病在镜下表现为肠段病变呈跳跃式分布,有时可见铺路石样改变,部分患者可见瘘管及窦道,与放射性肠炎不难鉴别。缺血性肠病多与高龄、各种原因导致的肠壁缺血和血流灌注不足有关,临床表现为突发腹痛和便血;结肠镜检查可见病变肠段水肿、糜烂、出血,与正常肠管界限明显,多为一过性,少数严重或病变持续时间较长者可遗留肠管狭窄。

(四)治疗

放射性肠炎主要是对症和支持治疗。包括休息、调节饮食,建议饮食以无刺激、易消化、营养丰富为原则,限制纤维素摄入,腹泻或便血严重者可使用静脉营养,药物治疗多使用保护肠黏膜及解痉止痛、止血等方案。症状重者可全身或局部使用糖皮质激素,合并感染时加用抗生素。也有中心使用高压氧疗法治疗难治性放射性肠炎,但价格昂贵。便血严重者可使用糖皮质激素保留灌肠,也可在结肠镜下止血,可选择氩离子束凝固术(APC)或射频消融术(图4-13-3),有时也可在内镜下喷洒止血凝胶(图4-13-4)。合并肠梗阻、狭窄、穿孔、瘘管时或出现不可控制的大出血时手术可能获益。

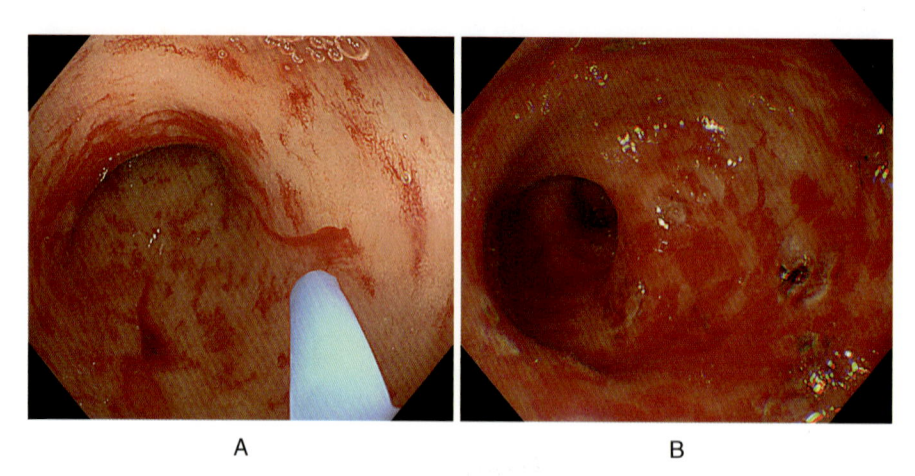

图 4-13-3　APC 凝固止血法
APC 探头靠近出血处。B. 凝固止血后

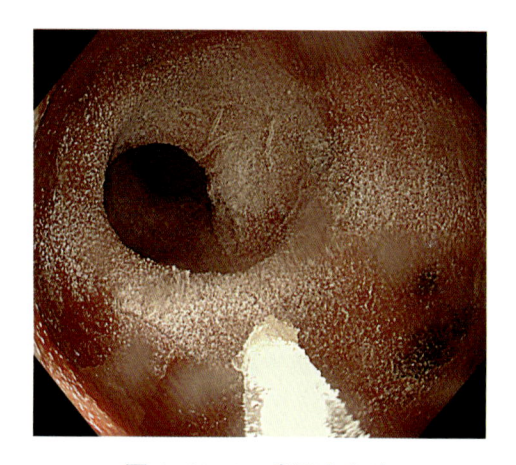

图 4-13-4　喷洒止血法

(陈芬荣)

第 14 节 化学性结肠炎

（一）概述

化学性结肠炎是指结肠黏膜在摄入或接触某些化学物质（如各种药物、放射性物质、强酸强碱等）后形成的损伤，这些化学物质可能对结肠黏膜产生直接的刺激或损伤，导致炎症反应并引发症状。患者可因损伤程度不同或化学物质种类不同而表现出不同程度的症状，包括腹痛、腹泻、腹胀、便血、发热等。一些轻微的症状可自行缓解，但对于更严重的症状需要进一步检查及治疗。

化学性结肠炎较为少见，涉及的化学物质主要包括：酒精、造影剂、福尔马林、肥皂、开塞露、醋、戊二醛、过氧化氢、氢氧化钠、中草药、非甾体抗炎药、抗生素、放射线、放射治疗药物等。可发生在通便或药物保留灌肠之后，偶也可见于内镜检查术后，有时残留在内镜外表面、内管腔、送气送水按钮中的戊二醛可造成黏膜损伤。

（二）结肠镜下特点

结肠镜下有时表现多为非特异性，可见点状、片状或全周的充血、水肿、渗出、糜烂，严重者还会出现黏膜广泛出血、溃疡、穿孔，病程持续时间较长也可出现狭窄。也有报道内镜下类似缺血性肠病表现的，或者伪膜性肠炎改变的，即黏膜表面出现白斑，但艰难梭菌检查阴性（图4-14-1）。

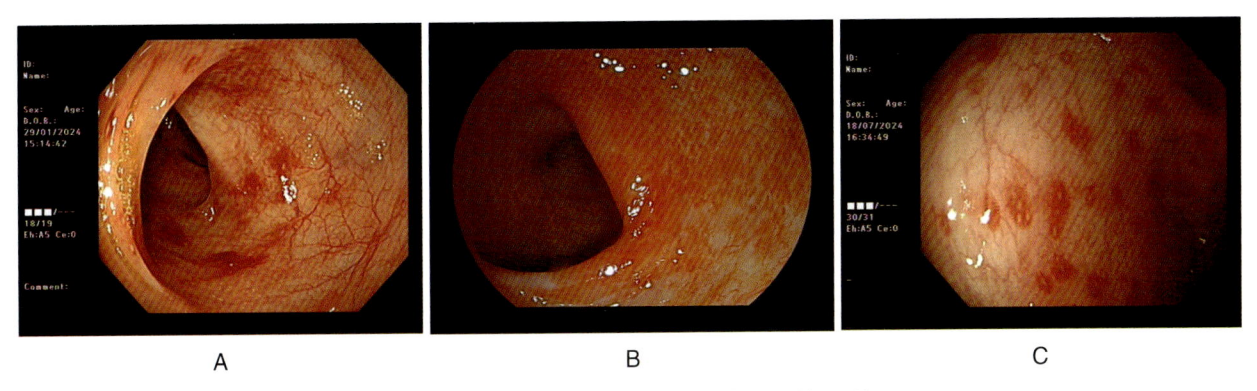

图 4-14-1 化学性肠炎急性期的结肠镜下所见
A. 黏膜表面充血、糜烂。B. 类似缺血性肠病。C. 类似伪膜性肠炎

（三）鉴别诊断

诊断时需要依据患者症状、检查史、用药史，并排除炎症性肠病、缺血性肠病、感染性肠病。病程长短常可与炎症性肠病相鉴别，炎症性肠病多呈反复发作-缓解-发作表现，其中溃疡性结肠炎自直肠肛门起病，逆行向近段结肠发展，肠黏膜弥漫性充血、水肿、糜烂、溃疡，经过治疗可见瘢痕、炎性息肉，病程较长者见肠管缩短呈铅管样，病变呈连续性分布。克罗恩病在镜下表现为肠段病变呈跳跃式分布，有时可见铺路石样改变，部分患者可见瘘管及窦道。缺血性肠病多有高龄、血管相关的危险因素，临床表现为突发腹痛和便血，结肠镜检查可见病变肠段水肿、糜烂、出血，

与正常肠管界限明显,多为一过性,少数严重或病变持续时间较长者可遗留肠管狭窄。感染性肠病多有饮食不洁史或外出旅游史,或有肠道基础疾病,常起病急,内镜下可见水肿、红斑、糜烂、溃疡,有时病原学检查可有阳性发现。

(四)治疗

应避免接触或过度摄入有害化学物质。在治疗上首先应予以支持治疗,静脉输液,纠正电解质紊乱,同时应使用抗生素预防感染,有时也可口服美沙拉秦,或使用激素保留灌肠。大多数患者采用保守治疗,预后较好。极少数病例会出现肠道坏死、穿孔、狭窄、腹腔感染、持续出血时可选择内镜或手术治疗。

(陈芬荣)

第15节 免疫治疗相关性肠炎

(一)概述

免疫治疗相关性肠炎(immune-mediated colitis,IMC)指由肿瘤免疫治疗引发的胃肠道毒性事件。IMC主要由免疫检查点抑制剂(immune checkpoint inhibitors,ICIs)导致,包括细胞毒T淋巴细胞相关抗原-4(cytotoxic T-lymphocyte antigen 4,CTLA-4)、程序性死亡受体-1及其配体(anti-programmed cell death 1/anti-programmed cell death 1 ligand 1,PD-1/PD-L1)抑制剂。

IMC可发生在免疫治疗全过程及治疗结束后,通常发生于首次用药后的4~8周,中位时间为2~3个月。下消化道受累发生率高达30%~50%,典型症状为腹痛、腹泻、黏液便,伴或不伴血便,处理不及时可发生肠梗阻、肠穿孔甚至导致死亡。

根据腹泻次数及严重程度可分为5个等级。1级:每天大便次数增加<4次,排出量轻度增加。2级:每天大便次数增加4~6次,排出量中度增加,不影响日常生活(特征为腹痛或黏液血便)。3级:每天大便次数≥7次,大便失禁,需24h静脉补液,需住院治疗,排出量重度增加,影响日常生活(伴剧烈腹痛、腹膜刺激征、发热等肠梗阻或肠穿孔症状)。4级:指危及生命(如血流动力学衰竭)。5级:死亡。

(二)结肠镜下特点

内镜下表现多样,部分患者与溃疡性结肠炎镜下表现类似,可表现为黏膜充血水肿、血管纹理消失、渗出、黏膜斑片状或弥漫性红斑、糜烂和溃疡形成,病变可弥漫分布,也可呈节段性分布,多累及左半结肠(图4-15-1、图4-15-2)。

(三)诊断

ICIs相关肠炎的诊断主要依赖于临床症状与用药的时间关系、内镜及病理组织学特征,排除感染及其他因素后即可诊断。病理组织学特征主要包括上皮细胞凋亡、隐窝脓肿形成、淋巴细胞、嗜酸性粒细胞和浆细胞浸润等,其中固有层的炎性改变是ICIs相关性结肠炎最常见的病理表现。血清C-反应蛋白、乳铁蛋白及粪钙卫蛋白升高也具有参考价值,影像学检查有助判断炎症的严重程度,并除外穿孔等严重并发症。

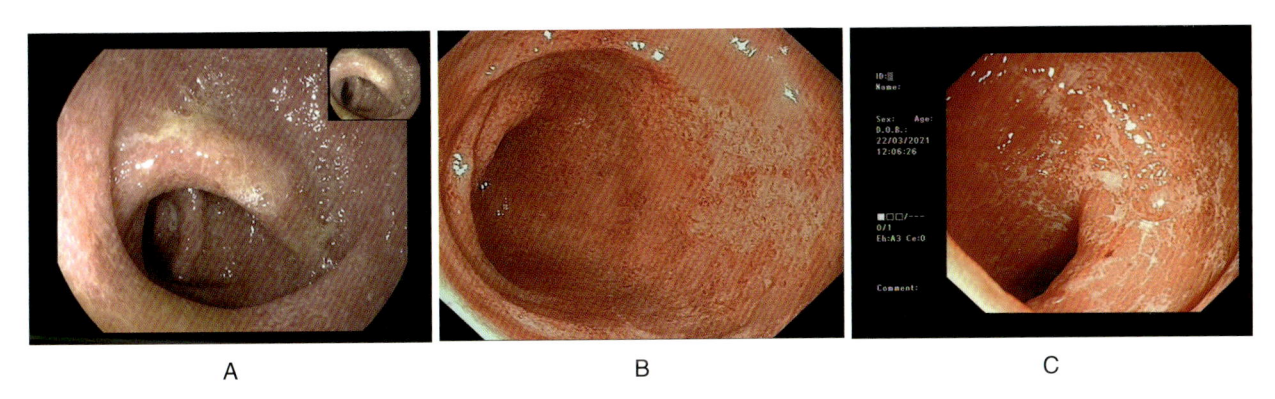

图 4-15-1　免疫治疗相关性肠炎镜下表现

A. 黏膜弥漫性水肿。B. 黏膜呈斑片状，发红。C. 多发的浅溃疡，溃疡表面覆白苔

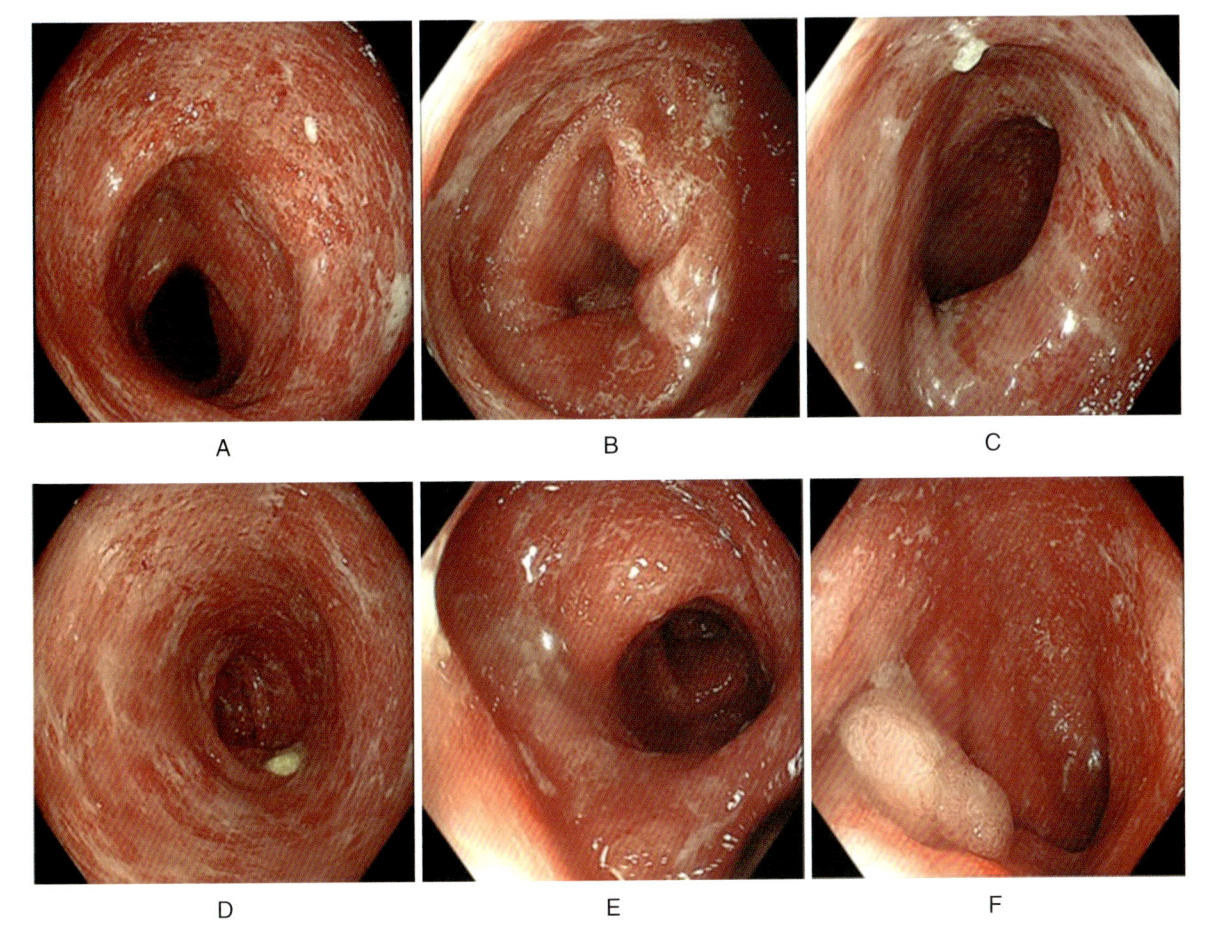

图 4-15-2　卡瑞利珠单抗治疗后结肠黏膜改变

A. 回肠末端。B. 升结肠。C. 横结肠。D. 降结肠。E. 乙状结肠。F. 直肠。图中显示卡瑞利珠单抗治疗后全结肠黏膜血管纹理模糊，黏膜呈颗粒样改变，表面附白色黏液。图 B 升结肠黏膜表面有自发出血［引自 Xie RX, Xue YB, Ci XY, Zhang MJ. Immune checkpoint inhibitor induced colitis and arthritis: A case report. Medicine（Baltimore）. 2023; 102（49）：e36334.］

（四）鉴别诊断

（1）感染性结肠炎

多起病急，黏膜水肿是镜下主要表现，伴出血、溃疡形成，部分可见伪膜。询问患者有无不洁饮食史，完善粪便病原学检查即可鉴别。

（2）溃疡性结肠炎

反复发作的腹泻、黏液脓血便，肠道病变呈倒灌性连续分布，镜下表现黏膜呈弥漫性充血、水肿、糜烂、溃疡、假性炎性息肉等，一般无免疫治疗史。

（五）治疗

免疫检查点抑制剂相关性结肠炎的处理原则是及时有效地控制症状、减少复发及并发症、使ICIs对肿瘤治疗的获益最大化。

（1）1级的轻度患者，可继续免疫治疗，必要时予以补液、止泻等对症治疗。

（2）2级的中度患者应暂停免疫治疗，应用激素治疗，初始口服糖皮质激素1mg/（kg·d），若48~72h内症状无明显缓解，激素加量至2mg/（kg·d），必要时使用英夫利昔单抗等生物制剂治疗。

（3）3级及3级以上的重度患者，暂停免疫治疗，静脉使用甲泼尼龙2mg/（kg·d），如症状在48h内未缓解，应加用英夫利昔单抗等生物制剂治疗，在症状缓解后可考虑改用其他免疫检查点抑制剂。

（4）4级不良反应的患者应永久停止免疫治疗。

（5）粪便菌群移植是新型治疗手段。

（程　妍　董　蕾）

第16节　肠道急性移植物抗宿主病

（一）概述

肠道急性移植物抗宿主病（graft versus-host disease，GVHD）是由于供者免疫细胞攻击受者的肠道组织所导致的肠道损伤。GVHD是异基因造血干细胞移植后较为严重的并发症之一，我国中重度急性GVHD的发生率为13%~47%。急性GVHD常累及皮肤、胃肠道和肝脏3个系统，其中胃肠道急性GVHD的发生率可为30%~70%，胃肠道可同时累及或单独受累。由于肠道是供体T细胞活化和增殖的部位，因此肠道GVHD更为多见且较为严重，是造血干细胞移植患者死亡的重要因素。

肠道急性GVHD临床症状缺乏特异性，表现为腹泻、便血、腹痛和肠梗阻，其严重程度与患者预后不良呈正相关，如上消化道受累常表现为厌食、消化不良、恶心和呕吐。当怀疑肠道急性GVHD时，建议早期完善结肠镜检查并行病理评估以协助诊断。

（二）结肠镜下特点

全结肠均可受累，回肠末端也可累及。较为特征性表现为黏膜呈颗粒状或苔藓样的龟纹样改变及黏膜剥脱，非特征性表现为正常黏膜、充血水肿、红斑、糜烂、地图样浅表溃疡、活动性出血等。不同炎症阶段内镜下表现不同，严重者肠腔狭窄变形（图4-16-1）。

如镜下为非特征性改变，常需要病理活检及组织病原学进一步与感染、药物所致的肠道损伤相鉴别。值得注意的是大约21% GVHD镜下黏膜外观正常，因此即使镜下表现是正常的，也应常规取活检组织。目前如何选择活检部位以提高诊断率尚存在争议，文献显示回肠末端、右半结肠、乙状结肠检出率高。

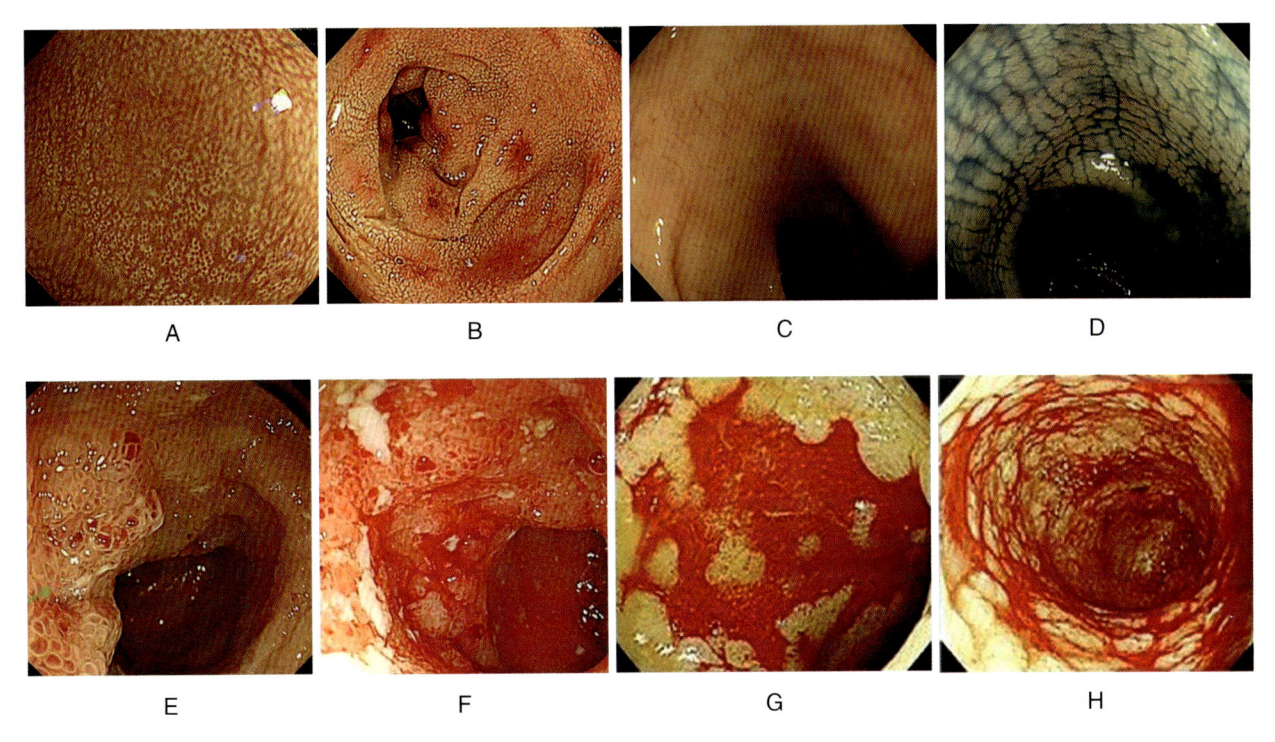

图 4-16-1　急性肠道 GVHD 镜下表现

A.肠黏膜水肿，伴白色斑点状改变，呈橘皮样。B.肠黏膜点状糜烂形成。C.白光下肠黏膜呈龟壳样改变。D.靛胭脂染色后龟壳样改变更明显。E.肠黏膜充血水肿、红斑样改变。F.肠黏膜浅溃疡形成。G.地图样溃疡形成。H.肠黏膜剥脱［A、B 引自 Numata A, Itabashi M, Kishimoto K, et al. Intestinal amoebiasis in a patient with acute graft-versus-host disease after allogeneic bone marrow transplantation successfully treated by metronidazole. Transpl Infect Dis. 2015; 17（6）: 886-889. C、D 引自 Hokama A, Tomoyose T, Hirata T, et al. Tortoise shell-like mucosa of acute intestinal graft-versus-host disease. Clin Res Hepatol Gastroenterol. 2014; 38（5）: 543-544. E、F 引自 Fukuta T, Muramatsu H, Yamashita D, et al. Vedolizumab for children with intestinal graft-versus-host disease: a case report and literature review. Int J Hematol. 2023; 118（3）: 411-417. G、H 引自 Endo K, Fujishima F, Kuroha M, et al. Effective and less invasive diagnostic strategy for gastrointestinal GVHD. Endosc Int Open. 2018; 6（3）: E281-E291.］

（三）诊断

早期诊断 GVHD 对早期治疗、阻断疾病进展和改善预后有重要意义。临床上根据造血干细胞移植病史，典型皮疹（黄斑丘疹）、胃肠道症状以及肝功能受损（血清胆红素升高）的临床表现可初步诊断，确诊需结合内镜下表现及组织学证据。肠道 GVHD 的病理组织学改变为上皮细胞凋亡、固有层淋巴细胞浸润、隐窝细胞凋亡、隐窝脱落（图 4-16-2）。

（四）鉴别诊断

（1）感染性肠炎

由于患者免疫力下降，感染性肠炎是造血干细胞移植术后的另一并发症，表现为腹泻、血便或黏液样便、腹痛、发热等，严重者可有脓毒血症，镜下表现与肠道急性 GVHD 相似，粪便培养有助于明确诊断。

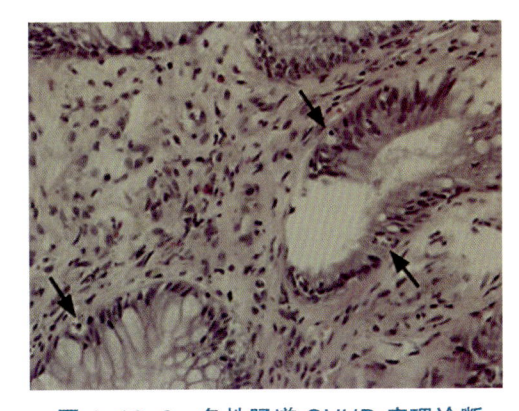

图 4-16-2　急性肠道 GVHD 病理诊断

图中显示隐窝内凋亡细胞（黑色箭头），间质水肿和淋巴细胞增多［引自 Hokama A, Tomoyose T, Hirata T, et al. Tortoise shell-like mucosa of acute intestinal graft-versus-host disease. Clin Res Hepatol Gastroenterol. 2014; 38（5）: 543-544.］

(2) 药物相关性肠炎

抗生素、非甾体抗炎药、免疫抑制剂、生物制剂等均可诱发，临床表现为腹泻、便秘、恶心、呕吐，严重者可伴有高热、寒战、昏迷，严重者可并发穿孔。内镜下表现无特异性，呈黏膜发红、水肿、糜烂、出血，部分可见伪膜形成，发病前有用药史，停用药物后症状缓解、黏膜改变恢复，有助于诊断。

(3) 克罗恩病

有慢性腹痛、腹泻或便血史，常合并关节炎、结节性红斑等肠外表现及肛周脓肿，病变呈节段性分布，镜下可见铺路石样改变、纵行裂隙状溃疡，可伴瘘管形成，病理表现为非干酪样肉芽肿。

(4) 溃疡性结肠炎

反复发作的腹泻或黏液脓血便，常合并关节炎、结节性红斑等肠外表现，病变呈连续性分布，镜下肠黏膜血管纹理消失，呈粗颗粒样改变、可有糜烂、溃疡、假性息肉、脓性分泌物等表现，病理改变多见黏膜和黏膜下层炎症细胞浸润，浆细胞明显增多，隐窝脓肿等。

(五) 治疗

(1) 一线治疗

全身性糖皮质激素，常用药物为甲泼尼龙，推荐起始剂量1mg/(kg·d)或2mg/(kg·d)，有效率约50%。

(2) 二线治疗

芦可替尼是目前唯一获批药物，其余二线治疗包括氨甲蝶呤、体外光分离置换、粪便菌群移植、间充质干细胞和生物制剂等，国际上尚无统一的二线药物选择流程。

(3) 生物制剂

巴利昔单抗、英夫利昔单抗和维得利珠单抗是常用于肠道GVHD的生物制剂。但由于缺乏疗效对比数据，生物制剂的选择仍主要以既往疗效、安全性及药物相互作用等因素作为参考。

(程　妍　董　蕾)

第17节　门脉高压性结肠病

(一) 概述

门脉高压性结肠病(portalhypertensivecolopathy, PHC)是指在门静脉高压症基础上发生的肠黏膜下毛细血管扩张、淤血、血流量增加，动静脉短路，以及毛细血管内皮和黏膜上皮超微结构的改变。PHC的常见病因有肝炎、肝硬化、原发性门静脉高压、门静脉栓塞等，在此基础上长期门静脉高压症导致疾病发生。PHC可在相当长的一段时间没有症状，大便潜血阳性、慢性失血是其最常见的临床表现，因此患者经常表现出缺铁性贫血。可有结直肠出血，如黑便，或急性出血而排鲜血。黏膜下静脉曲张，门静脉内压力突然增高、黏膜表面糜烂或溃疡、凝血机制障碍、血小板质量或数量下降等都是引起出血的因素。辅助检查结果可能包括：①凝血机制障碍、血小板质量或数量下降。②长期慢性出血，可出现血红细胞、血红蛋白下降。③粪潜血阳性。④结肠镜检查有如下表现。

(二)结肠镜下特点

PHC病灶在结肠内的分布是多发的、均匀的。在结肠镜下主要有以下表现。

(1)结肠炎样病变

结肠炎样病变表现为结肠黏膜肿胀红斑,颗粒样改变、弥漫分布的暗红色改变,黏膜易脆性(图4-17-1A、B),严重时可表现为急性结肠炎性改变伴黏膜自发性出血(图4-17-1C)。

(2)血管扩张

PHC的特征性改变表现为结肠黏膜血管呈樱桃红斑点、微血管扩张、蜘蛛痣样改变,隆起或扁平的红色小片病损(图4-17-1D)。

(3)静脉曲张

结直肠黏膜可见迂曲的显著增粗的静脉,严重者可扩张呈囊状。

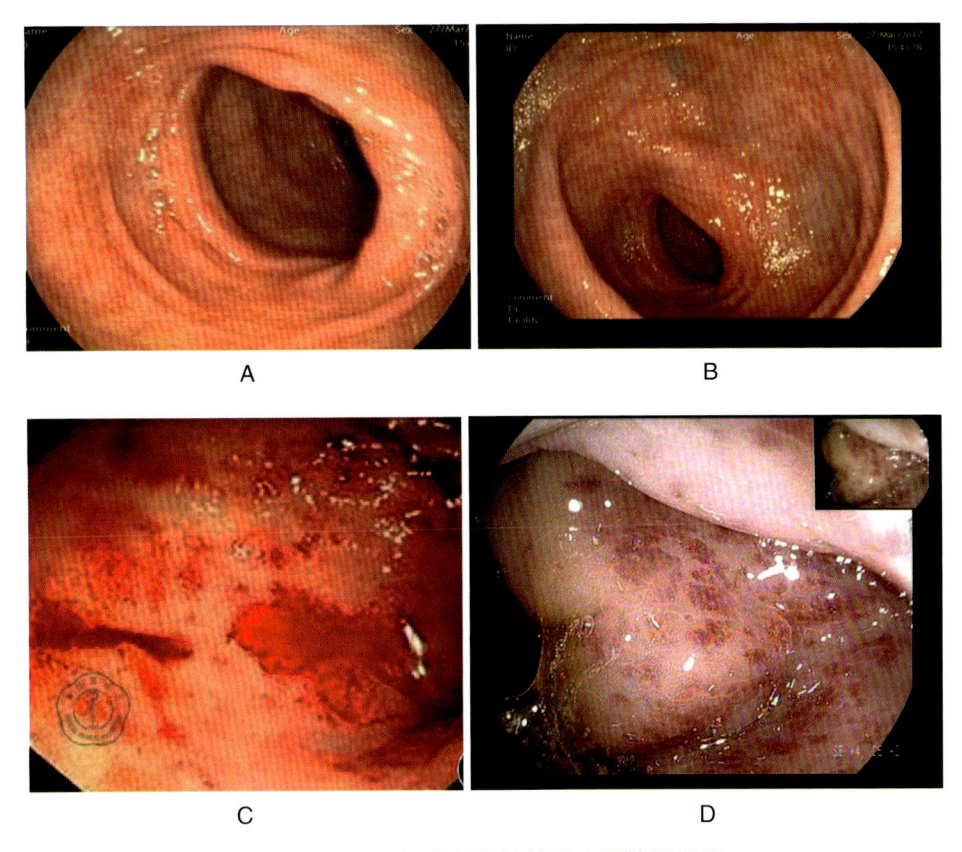

图 4-17-1 门脉高压性结肠病肠镜下所见

A、B.可见结肠炎样病变,结肠黏膜肿胀,以及多发分布的充血灶。C.大片状结肠黏膜充血、水肿、广泛性糜烂、出血。D.肠黏膜血管扩张[图C引自王俊雄,王海燕,谭漫红.门脉高压性结肠病合并大出血一例并文献复习.中华临床医师杂志(电子版),2013,7(15):7279-7281.]

(三)鉴别诊断

(1)缺血性肠炎

多见于老年患者,肠道血管病变或血液灌注不良导致结肠黏膜急性缺血性坏死溃疡,临床常见腹痛、腹泻和便血三联征,结肠镜检查可见肠黏膜充血、水肿及浅溃疡及出血灶。

(2)肠道血管发育不良

肠道血管发育不良是60岁以上老人慢性间歇性或急性下消化道出血的常见原因之一,主要临床特征表现为下消化道慢性失血和贫血，出血呈间歇性及自限性，肠系膜动脉造影及内镜检查具有诊断价值。镜检所见的病变平坦或稍高出黏膜的血管病灶，伴活动性出血及黏附血块。

（3）遗传性毛细血管扩张症

该病好发于空肠，也有发病于结肠者。

（4）过敏性紫癜

该病多见于青年人，有时也可见类似血管扩张样的病变。

（四）治疗

（1）生活指导

戒酒、通便等。

（2）药物治疗

有消化道出血史者应预防再出血，治疗主要以降低门静脉压力为主，如口服普萘洛尔等。对活动性出血者，常用特利加压素、生长抑素或其类似物奥曲肽止血。

（3）内镜治疗

直肠曲张静脉出血可用内镜下套扎治疗，复发率低，安全有效（图4-17-2）；也可以在曲张静脉内注射硬化剂（聚桂醇注射液）等。血管扩张可用氩等离子体凝固术，使扩张血管凝固（视频4-17-1）。

视频4-17-1

（4）介入治疗

经颈静脉肝内门体分流术（TIPS）能显著降低门静脉压力，已成为治疗门静脉高压相关并发症的方法。

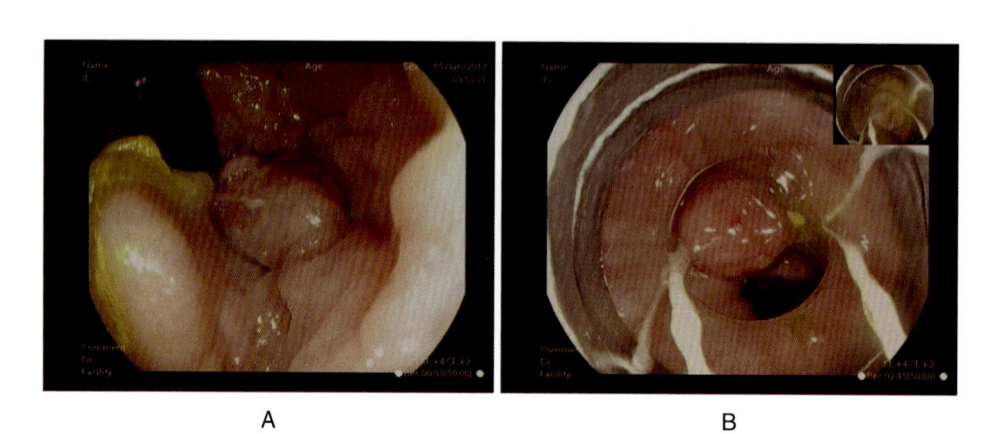

图4-17-2　直肠静脉曲张及内镜下套扎治疗

A. 肛门处翻转结肠镜可见迂曲的直肠静脉曲张。B. 内镜下套扎治疗

（王深皓）

第 18 节 结肠 Dieulafoy 病变

（一）概念

Dieulafoy 病即黏膜下恒径动脉破裂出血。1884 年由 Garland 首次报道了 2 例胃黏膜下粟粒样动脉瘤，1898 年法国外科医生 GeorgesDieulafoy 称其为单纯性溃疡病。除此外，该病命名尚有曲张动脉瘤、胃黏膜下动脉畸形、Dieulafoy 溃疡等。Dieulafoy 病可发生在整个消化道，其中 4% 位于结直肠，结直肠的病变则最常见于直肠和盲肠，目前病因及发病机制尚不明确。

Dieulafoy 病可见于任何年龄患者，常见于中老年人，男性多见，约为女性 2 倍。往往无胃肠道前驱症状，以间歇性、突发性、致死性大出血为临床特征，出血为大多数患者的首发症状，常伴有严重出血性休克症状。结直肠 Dieulafoy 病的主要临床表现为血便，因出血量大，通常为鲜血便，或兼有血凝块。恒径动脉破裂出血后形成血痂，可暂时止血，但随输液、输血处理后血压升高或激惹，血痂脱落，会再度引发大出血，呈反复发作性特点。若不及时行内镜或外科手术治疗，死亡率高达 80%。

（二）结肠镜下特点

Dieulafoy 病的镜下形态可在短期内发生变化（图 4-18-1）。静止期可以表现为假息肉状（图 4-18-2），误诊为肠息肉而进行结肠镜下电切治疗可能引起致命性大出血。Dieulafoy 病出血活动期可表现为动脉性出血、突出的小血管或新鲜的血栓，而周围黏膜无明显异常。具体的内镜下表现为：①小的黏膜缺损（常小于 3 mm），可见动脉喷射性或搏动性出血，周围黏膜正常；②黏膜缺损中央可见突出的小血管；③可见新鲜血凝块附着于小的黏膜缺损上或看似正常的黏膜上。

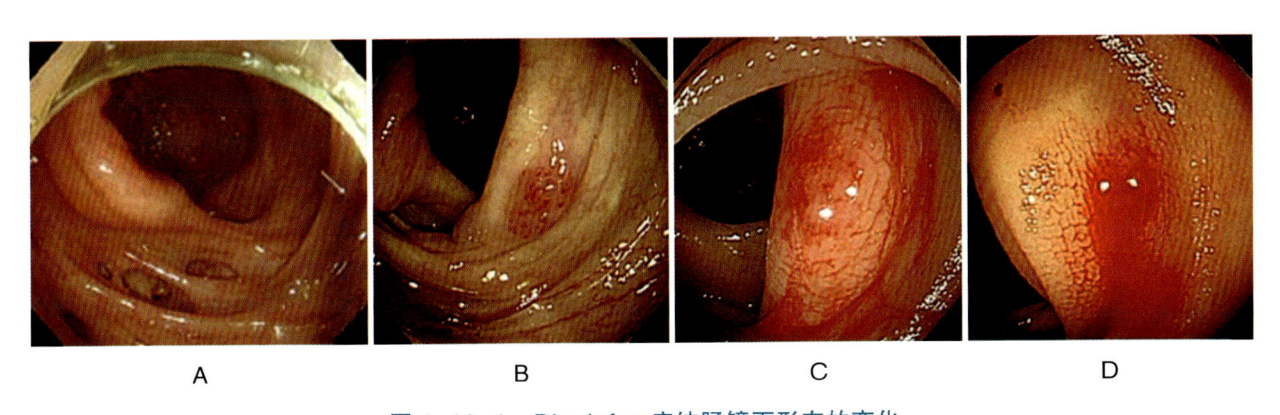

图 4-18-1 Dieulafoy 病结肠镜下形态的变化

A. 首次便血后 4d 行第一次结肠镜检查，未发现出血病因，仅见升结肠多发憩室（回顾性观察发现回盲瓣对侧毛细血管扩张样病变被漏诊）。B. 一个半月后再次便血行第二次结肠镜检查，回盲瓣对侧可见假息肉样隆起，表面血管扩张，无活动性出血未处理。C、D. 5d 后再次便血行第三次结肠镜检查，回盲瓣对侧可见搏动性出血，表面黏膜无破损（引自 Watari J, Yamasaki T, Kondo T, et al. Morphological changes of colonic Dieulafoy's lesion: a case that could be retrospectively reviewed in a patient without treatment. Clin J Gastroenterol, 2011, 4: 351-354.）

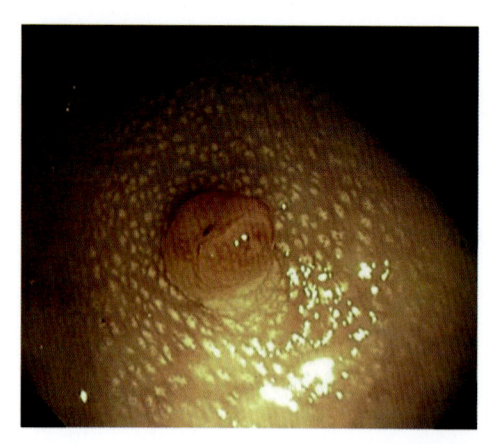

图 4-18-2　直肠 Dieulafoy 病静止期的镜下表现

（引自 Esmadi M, Ahmad D, Fisher K, et al. Atypical appearance of a rectal Dieulafoy lesion. Gastrointest Endosc, 2018, 87: 315-317.）

检查时机：发病 48h 内为最佳检查时机，检出阳性率高，内镜直视不仅能窥视病灶本身，还可以排除其他病变，同时还可进行治疗。由于结肠的特殊解剖特点，如锐角弯曲多，皱襞丰富，结肠袋深陷，且 Dieulafoy 病往往起病迅猛、出血量大，发生出血后肠腔内往往都是积血和肠内容物，影响内镜确诊率，确切的出血位置常常很难确定，而且病灶位置隐匿，病灶又小，出血呈间歇性，当出血停止时，病变很难检出，容易漏诊。最好选择在出血期进行内镜检查，清除局部积血，冲洗后仔细观察，有时需多次重复内镜检查才能发现病变。

超声内镜对确诊 Dieulafoy 病有帮助，其优势在于能明确病灶大小、边界及病灶在消化道壁中的定位；可清晰显示黏膜下层内异常扩张的血管，直径可达 2~3mm，往往穿过肌层抵达黏膜层。内镜脉冲多普勒探及明确的动脉血流信号是诊断的关键（图 4-18-3）。通过对血流信号的显示，超声内镜还可用来判断内镜局部治疗 Dieulafoy 病变的效果。

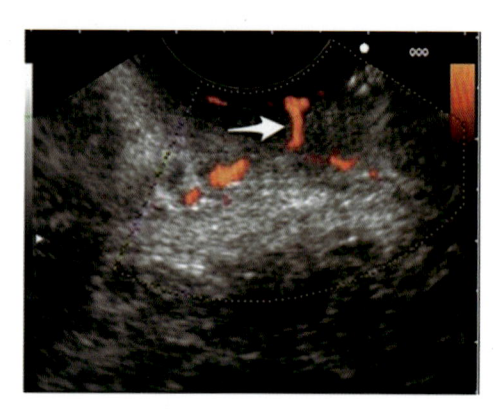

图 4-18-3　超声内镜可见一粗大血管（箭头所示）由直肠周围脂肪组织进入肠壁，到达黏膜表面而血管管径没有逐渐变细

（引自 Vila JJ, Pérez-Miranda M, Basterra M, et al. Endoscopic ultrasound-guided therapy of a rectal Dieulafoy lesion. Endoscopy. 2014, 46: E84-E85.）

（三）鉴别诊断

（1）血管发育不良

血管发育不良也可以表现为突发的下消化道大出血，血管造影时可表现为血管瘤样扩张和动静脉瘘形成。血管发育不良的组织学可见异常的黏膜下动静脉，而 Dieulafoy 病的组织学特点为黏膜糜烂下可见黏膜下层被侵蚀的、异常粗大的浅表动脉。

（2）结肠憩室出血、结肠毛细血管扩张（与 Osler-Weber-Rendu 综合征、Turner 综合征和系统性硬化症有关）、血管瘤

上述疾病均可通过临床、内镜，血管造影等特征进行鉴别。特别是对于口服 NSAIDS 之后出现便血的患者，结肠镜检查时不但应注意有无憩室出血，也要注意 Dieulafoy 病的可能性。不建议在诊断不确定时行内镜下活检。

(四)治疗

Dieulafoy 病传统的治疗方法是开腹手术,术式包括缝扎出血血管及病变肠段切除,由于 Dieulafoy 病病变血管范围过大以及其间歇性出血的特点,无法根治,缝扎止血的再出血率较高,现已很少采用。急诊开腹手术存在高风险、无法准确定位出血灶的可能,仍有较高的病死率。

随着结肠镜技术的进步及内镜下治疗的广泛开展,内镜下治疗成为 Dieulafoy 病的首选诊疗技术。推荐采用联合治疗及机械治疗,甚至重复内镜治疗,不仅可以提高止血率,且可降低再出血发生率(图 4-18-4)。内镜下治疗有多种方式可供选择,如喷洒止血药、局部注射肾上腺素、硬化剂注射、热凝固、套扎及钛夹等。硬化剂止血效果显著,但易形成医源性溃疡,反复注射甚至会导致消化道穿孔。热凝治疗对组织损伤小,但只能在明确出血点时可应用,大量出血亦会影响止血效果。钛夹作为一种迅速、有效、持久的止血方法在回顾性研究中显示出了更高的有效性。超声内镜检查使确定出血的来源变得比较容易并且使靶向治疗成为可能。有文献报道:超声内镜引导下穿刺黏膜下层的动脉血管,注入硬化剂治疗取得良好的治疗效果(图 4-18-5)。

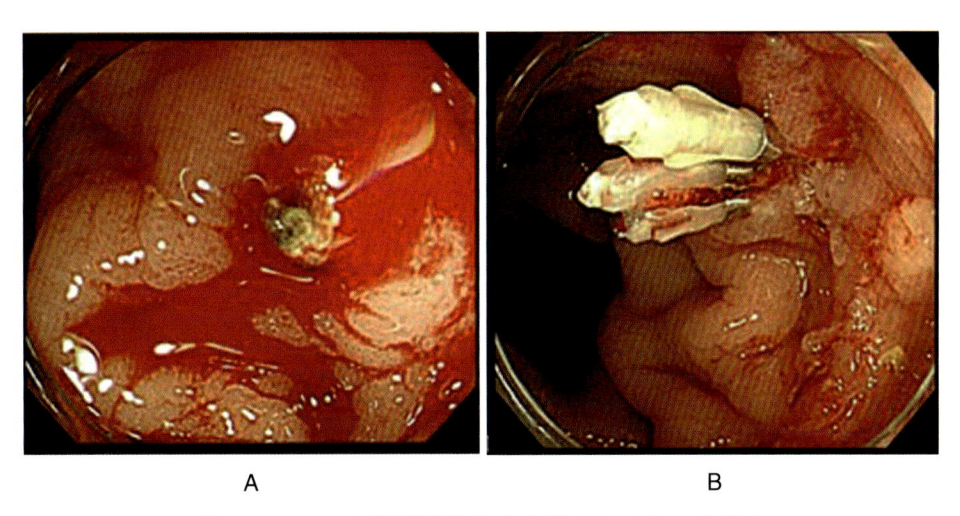

图 4-18-4 内镜下联合治疗直肠 Dieulafoy 病出血

A.距肛缘 10cm 直肠黏膜可见一裸露的血管有搏动性出血。B.病变处注射 2mL 的 1:10 000 肾上腺素,并以 3 枚钛夹治疗,出血立刻停止[引自 Kim HH, Kim JH, Kim SE, et al. Rectal Dieulafoy lesion managed by hemostatic clips. J Clin Med Res, 2012, 4(6): 439-441.]

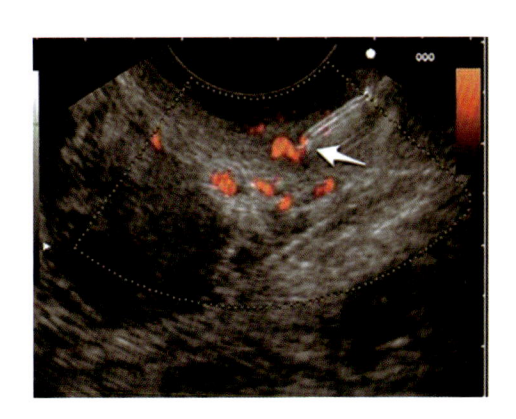

图 4-18-5 在 EUS 引导下穿刺,针尖(箭头所示)直对黏膜下层的动脉血管

[引自 Vila JJ, Perez-Miranda M, Basterra M, et al. Endoscopic ultrasound-guided therapy of a rectal Dieulafoy lesion. Endoscopy, 2014, 46(S1): E84-85.]

血管造影栓塞治疗不仅可明确诊断，还可进行紧急动脉栓塞或药物灌注止血治疗。造影时在出血部位可见扭曲的、异常扩张的小动脉，活动性出血时可见造影剂外渗，但需血流达 0.5mL/min 时才能发现病灶，故在出血量较大时检查可提高阳性率。栓塞治疗再出血率低，但栓塞技术难度大，且须明确病灶及出血点而无侧支血管，在出血静止期造影阳性率较低，无法准确判断罪犯血管，故临床应用较少。

（王　燕）

第19节　大肠血管瘤及其他畸形

（一）大肠血管瘤

1. 概述

血管瘤是衬有内皮细胞的血管发生局限性生长形成肿瘤样的畸形血管，是一种少见的先天性非遗传性疾病，更多见于小肠，其次是胃。大肠相对少见，约 50% 的大肠血管瘤发生于直肠。由于其非进行性生长，一般认为大肠血管瘤不属于肿瘤新生物，而属于错构瘤。好发于 10~20 岁，男性多于女性。病变常为多发，也有单发，可累及黏膜下层和肌层，部分可深达浆膜层，甚至可以侵及肠壁全层及系膜，部分还可以侵及肠外脏器，如膀胱、子宫、阴道和盆壁。有时病变累及直肠下端和肛管，易被误认为是内痔或外痔。根据大肠内血管形态可将血管瘤分为 3 类。①毛细血管状血管瘤：由增生的非扩张的黏膜下毛细血管丛小血管组成，管壁薄弱，排列紧密，内皮层分化良好，有包膜，常有家族史，此型通常少见，大多与海绵状血管瘤混合存在。②海绵状血管瘤：大多位于直肠和结肠远端；大多没有家族史，由扩张的血管团构成，血管壁薄，充满血液，间质内结缔组织稀少；常伴有其他脏器病变，如黏膜和皮肤血管瘤等。病变部位常伴有炎症和血栓形成，容易出血。大多在 20 岁以前就开始便血。③混合血管瘤：具有两种血管瘤的特征，瘤内可有与毛细血管状血管瘤相似的小血管，也有与海绵状血管瘤相似的大血管。

2. 结肠镜下特点

大肠血管瘤的典型内镜下表现为向肠腔内凸起的大小不等的结节形肿块，病变可呈不同颜色，如桃红色、紫红色、黑红色、蓝色、灰白色等。局限性毛细血管状血管瘤一般较小，数毫米至 1cm，为红色、暗红色（图 4-19-1A），也有呈白色的无蒂或亚蒂状单个或多个扁平隆起，表层黏膜完整无损，海绵状血管瘤内镜下表现为暗红色到紫红色、易出血的局部隆起（图 4-19-1B），或弥漫性分布的病变，边界难以确定（图 4-19-1C、D）。近期内有下消化道出血的本病患者，在病变表面或周围可见黏膜损伤或炎症糜烂、溃疡出血。活组织检查可能引起难以控制的大出血，应避免施行。

3. 鉴别诊断

本病应注意与内痔、外痔、直肠静脉曲张、结直肠炎性疾病、远端结肠炎、孤立性直肠溃疡、直肠腺瘤、直肠息肉以及肛门直肠脱垂等相鉴别。血管瘤多为红色或紫红色柔软隆起，无出血时，表面黏膜完整无糜烂，或有小红斑。血管瘤呈白色小隆起时与息肉不易鉴别。腺瘤表面呈粗颗粒状，

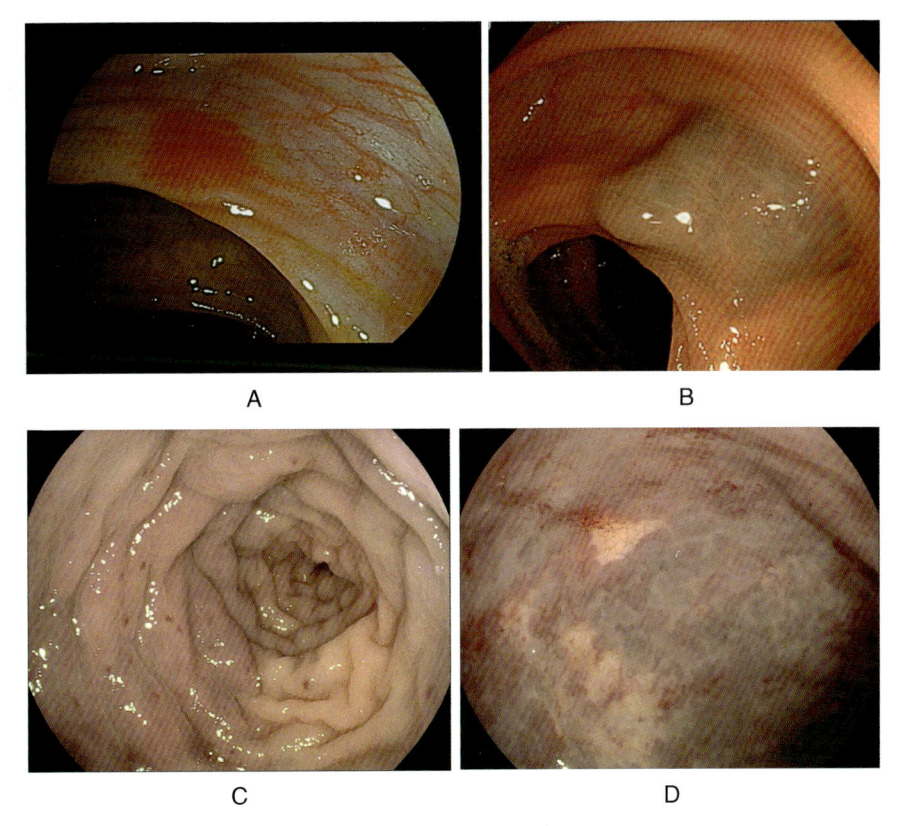

图 4-19-1 结肠血管瘤

A. 毛细血管状血管瘤。B. 海绵状血管瘤。C、D. 弥漫性海绵状血管瘤（B图由日本神户大学附属病院提供，C、D由西安市第三医院消化内科提供）

多有分叶，可见腺管开口。血管瘤累及直肠下端和肛管时需注意与内外痔鉴别，痔静脉扩张时病变仅限于肛管周围，而血管瘤侵及直肠黏膜。直肠静脉曲张成团时，亦可形成静脉瘤，表面呈蓝色或樱桃红色，需要鉴别。

4. 治疗

大肠血管瘤多需要积极治疗，在未做治疗的患者中，约40%最终死于血管瘤引起的出血。根据患者的全身状况、血管瘤的大小和部位可采用非手术治疗或手术治疗。非手术治疗方法包括血管瘤内镜下硬化剂注射、冷冻、电灼、电凝、套扎切除、钛夹等方法（图4-19-2），通过使血管瘤瘤体纤维固化，达到止血、缩小肿瘤的目的；适用于局限性或比较小的血管瘤以及全身情况较差不能耐受手术的患者；短期止血效果较好，但长期效果不稳定，复发率较高。手术方式取决于血管瘤的大小、数目和距齿状线的距离。可行局部黏膜下切除、病变肠段部分切除等。

（二）大肠其他血管畸形

1. 大肠毛细血管扩张

（1）概念

大肠毛细血管扩张是大肠黏膜和黏膜下微小血管的畸形。有人认为这种血管发育不良属于获得性黏膜下血管的退行性损害，属非家族性病变。病变多位于右半结肠，也可发生在整个胃肠道。绝大多数患者年龄在50岁以上，男女患病率接近。

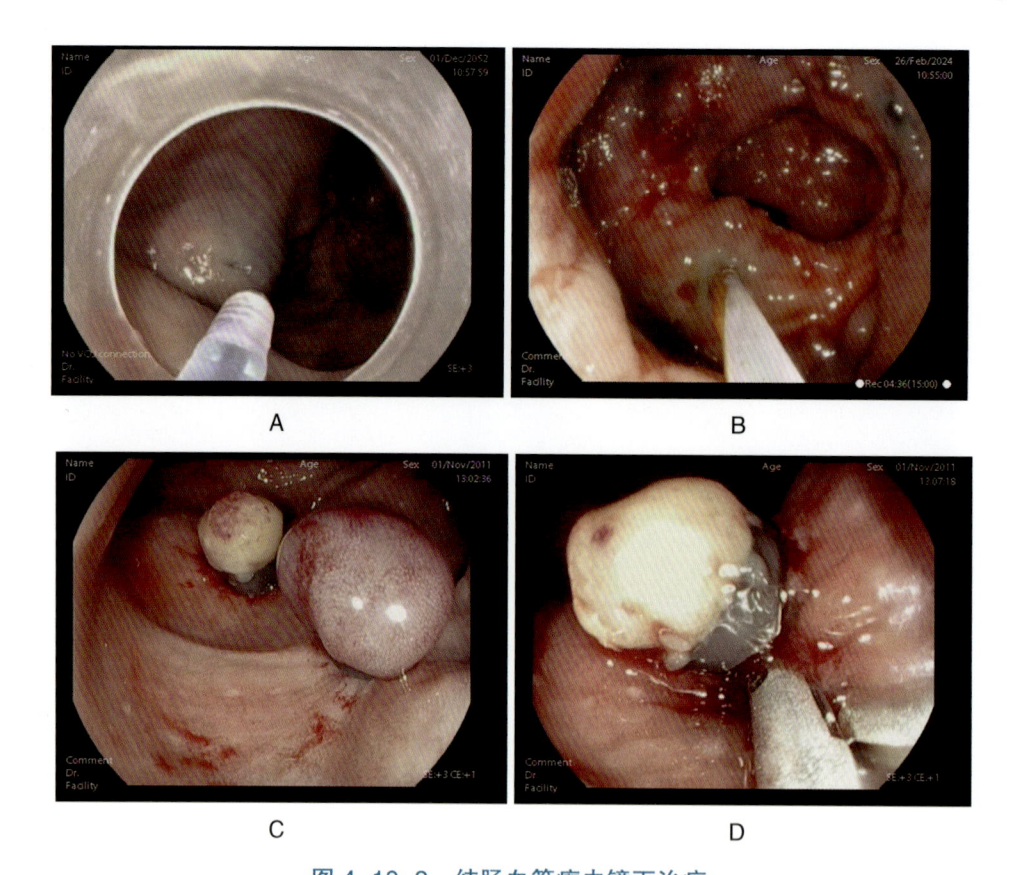

图 4-19-2　结肠血管瘤内镜下治疗
A、B. 内镜下注射硬化剂。C. 内镜下套扎治疗。D. 套扎治疗后基底部渗血补充钛夹

（2）结肠镜下特点

结肠镜下黏膜血管表面为不高出黏膜平面的小的斑片状、点状或蜘蛛样粗大畸形扩张，有时可见活动性出血或血痂附着。直径常在 2~4mm，很少超过 12mm，多发或单发，边缘与周围黏膜界限清楚，可呈扇贝样不规则。根据大肠血管发育不良内镜下的形态特征，大肠毛细血管扩张分为 4 型：Ⅰ型为局限型，血管呈局限性扩张，直径一般 < 1cm，圆形或条状（图 4-19-3A）；Ⅱ型为类蜘蛛痣型，病变呈斑点状鲜红色小团块，向周围放射，类似皮肤的蜘蛛痣（图 4-19-3B）；Ⅲ型为弥漫型，血管扩张呈弥散状，范围较广，鲜红色，反光强，与正常黏膜分界较模糊（图 4-19-3C）；Ⅳ型为血管瘤样型，病灶呈紫红色团块，直径 3~4mm，稍隆起于黏膜，分界清楚。

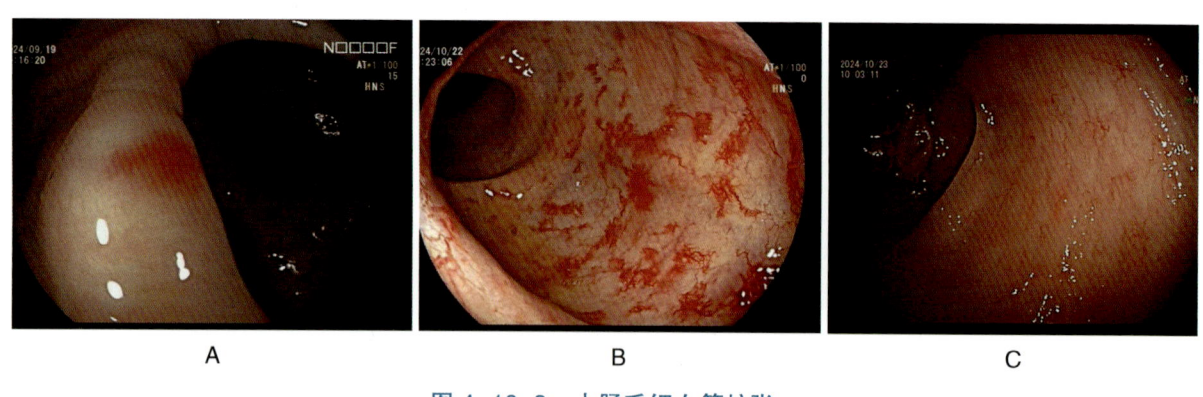

图 4-19-3　大肠毛细血管扩张
A. Ⅰ型。B. Ⅱ型。C. Ⅲ型

（3）鉴别诊断

与肠道黏膜的擦伤和糜烂鉴别，大肠毛细血管扩张无黏膜缺损，血管扩张黏膜表面上皮完好，诊断毛细血管扩张要特别注意在结肠镜插入时仔细观察。

（4）治疗

可对出血的病灶行内镜下硬化剂注射、微波、电凝烧灼、激光止血。

2. 遗传性出血性毛细血管扩张症

（1）概念

遗传性出血性毛细血管扩张症有家族史，除胃肠道外，还可见口鼻、颊黏膜、皮肤、足底、手掌等部位的毛细血管扩张。临床表现为反复自发鼻出血和慢性胃肠道出血。

（2）结肠镜下特点

扩张的毛细血管形态同上一节中毛细血管扩张，可出现在结肠、小肠及胃内，严重者甚至弥漫分布在整个胃肠道，范围很广泛（图4-19-4）。

（3）鉴别诊断

局限于盲肠、右半结肠等部位的毛细血管扩张与结肠血管发育不良在结肠镜下很难鉴别。需结合其他特征进行鉴别。此外还需与放射性肠炎相鉴别，放射性肠炎有盆腹腔放疗史，患者可有不同程度的便血、腹痛等症状，弥漫性毛细血管扩张主要局限于右半结肠。

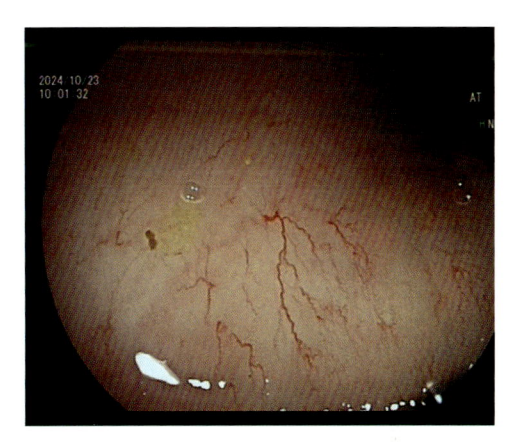

图 4-19-4　遗传性出血性毛细血管扩张症

（4）治疗

对有出血的病灶可行结肠镜下电凝烧灼、硬化等治疗。

3. 大肠静脉曲张

（1）概念

大肠静脉曲张少见，主要发生在直肠、乙状结肠远端和脾区，偶可累及全结肠。形成原因主要是先天性和门脉高压。各种肠系膜血管回流障碍性病变、充血性心力衰竭也可导致结肠血管曲张。

（2）结肠镜下特点

大肠曲张的静脉表现为黏膜下盘旋扭曲的绳索状蓝色囊性隆起，隆起显著时表面黏膜可呈青紫色或暗红色，与食管胃底静脉曲张相同（图4-19-5）。

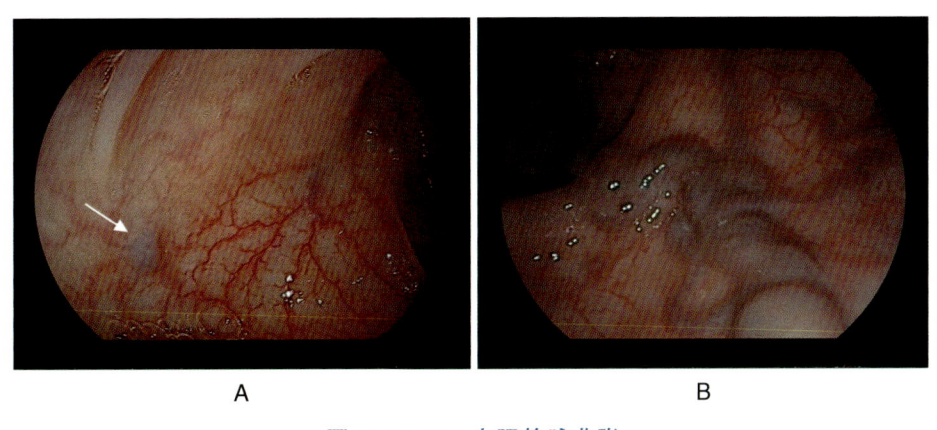

图 4-19-5　大肠静脉曲张

A. 局部小静脉。B. 明显曲张的静脉

（3）鉴别诊断

最主要的是与其他各种肠道隆起性疾病相鉴别。

（4）治疗

有出血风险的曲张静脉治疗同食管静脉曲张治疗。可行内镜下套扎或硬化治疗。对出血风险较小的曲张静脉，可密切观察变化情况，如有原发病则需要积极治疗原发病。

（陈芬荣）

第20节 肠道气囊肿病

（一）概述

肠道气囊肿病（pneumatosis cystoids intestinalis，PCI）是指在肠道黏膜下或浆膜下存在很多气囊的一种少见疾病，气囊肿多见于小肠，特别是回肠，其次是结肠以及身体其他部位，男性多见，发病率约为0.03%。仅局限于结肠者称为结肠气囊肿病（pneumatosis cystoides coli，PCC）。PCI可分为原发性或特发性（15%）和继发性（85%）。原发性PCI常累及左半结肠，病变位于黏膜下层且以节段性分布为其特点；而继发性PCI则以浆膜下常见，多见于胃、小肠和右半结肠，呈节段性或弥漫性分布。PCI的发病机制包括机械梗阻学说、化学反应学说及细菌学说。机械学说认为肠道内的气体在肠道腔内高压时通过肠壁较薄弱处进入黏膜及黏膜下，向肠壁各层扩散，从而形成多发的气性囊肿，有慢性阻塞性肺部疾病患者，气体有可能从破裂的肺泡进入纵隔，并沿主动脉及肠系膜血管周围到达肠系膜、胃肠韧带和肠壁浆膜下。也有研究认为肠道气囊肿系由于肠壁淋巴管中细菌感染形成。还有一些研究认为，食物中缺乏某些物质或碳水化合物代谢障碍等导致肠腔内酸性产物增多，可使肠黏膜通透性增加，酸性产物与肠壁淋巴管内碱性碳酸盐结合，产生二氧化碳气体，与血中的氮气交换而形成气体囊肿。

（二）结肠镜下特点

结肠气囊肿病在结肠镜下检查时可见黏膜下有单个或多个大小不等的圆形或类圆形黏膜下隆起，黏膜表面光滑完整，基底较宽，透明或半透明，使用活检钳推之有明显气囊弹性感，以镜身按压肿物可改变其形状；活检钳夹破肿物壁后有气体溢出，肿物也随之塌陷。超声内镜表现为肿物呈气体回声（图4-20-1）。

（三）诊断

本病缺乏特异症状及体征，可无症状或表现为非特异性胃肠道症状，如无固定部位的腹痛、腹胀、腹部不适、便秘、腹泻、直肠出血、里急后重、体质量减轻以及排便习惯改变。肠道并发症主要由囊肿（粪便嵌塞）引起的肠梗阻和粪性溃疡并发穿孔所致；肠外并发症则由腹膜粘连或巨大囊肿压迫邻近结构所致。诊断相对较困难，对腹部有隐约不适的患者，腹部X线平片发现间位结肠征象，即见大量气体位于肝和（或）脾与膈之间或膈下有游离气体而无腹膜炎时，应考虑本病的可能。X线钡剂检查可见肠壁边缘不规则的充盈缺损，腹部超声可见肠壁增厚，点状或

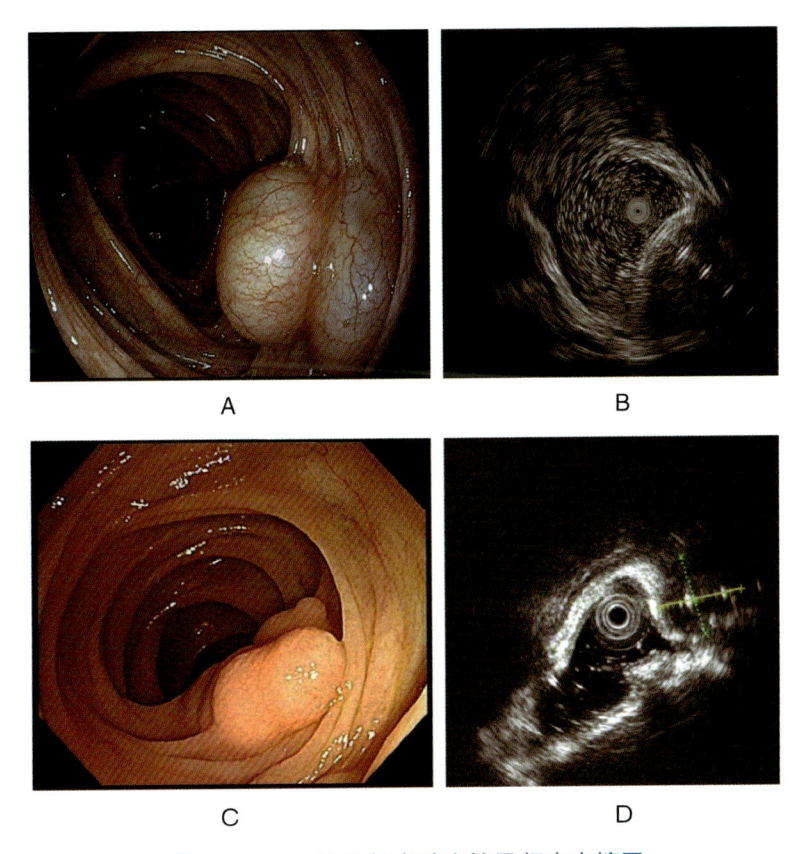

图 4-20-1 结肠气囊肿光镜及超声内镜图

A、C. 光镜下可见半球形黏膜下隆起，表面光滑与周围黏膜色泽一致，质软。B、D. 超声扫描见黏膜下层无回声占位，内部可见气体回声，呈振铃样

多发或固定不规则高回声区，CT可见病变肠管边缘呈葡萄或串珠状的低密度透光区，结肠镜检查同上述。

组织学检查可见黏膜下或浆膜下囊肿为圆形大小不等的空腔，囊壁是薄层结缔组织，为大小不等多核巨细胞或单个扁平或梭形细胞呈连续性紧贴囊壁，囊肿周围组织充血、水肿，有炎性细胞浸润。

（四）鉴别诊断

（1）肠源性囊肿

该病往往发生在回肠远端，位于肠壁内，多见于儿童，且一般为单发，内含囊液。

（2）结肠息肉和恶性肿瘤

与息肉病或黏膜下肿瘤不同的是，气囊肿隆起表面光滑，颜色与周围黏膜无异。结肠镜及活组织病理学检查可确诊。

（3）肠淋巴管瘤

肠淋巴管瘤的肠镜检查所见与气囊肿外观相似，区别为囊内所含是液体而非气体。

（五）治疗

由于高达50%病例的囊肿可自发消失，故一般认为，无症状或症状轻微者可临床观察，无需特殊治疗。气囊肿较大引起临床症状者，有以下治疗方式。

1. 病因治疗

针对其致病原因，如肺气肿、慢性支气管炎、肠梗阻等进行相应的针对性治疗，是治愈的关键。

2. 改善营养

据报道，加强营养并补充 B 族维生素可使症状缓解甚至消失，有较好的疗效。

3. 氧疗

给患者连续高浓度（70%~75%）的氧气吸入，可使血液内氧分压升高，置换肠气囊肿内的气体，从而使囊肿消失。

4. 结肠镜下治疗

（1）注射硬化剂法

先应用穿刺针将气囊肿内气体抽出，再注入无水酒精或聚桂醇泡沫硬化剂（硬化剂与气体混合比例为 1∶4~1∶3，反复抽吸混合后获得乳化状的微泡硬化剂）（图 4-20-2）。

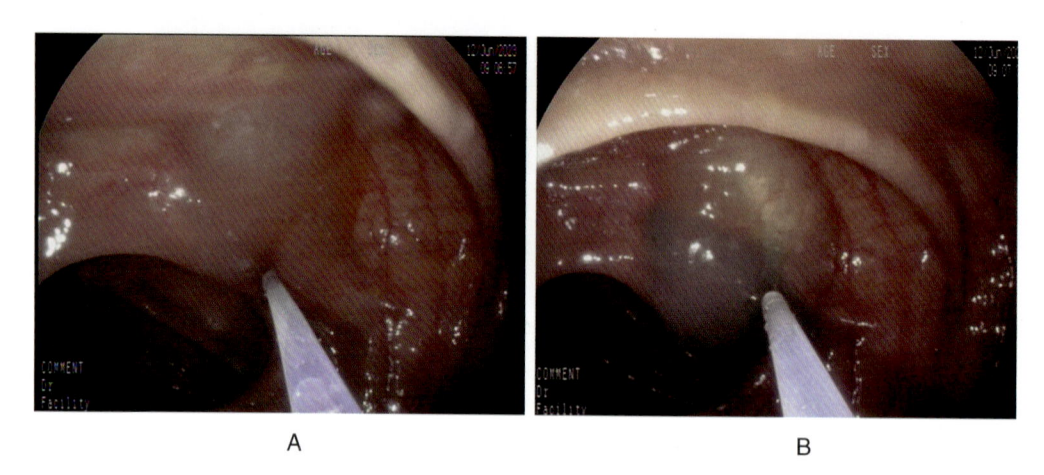

图 4-20-2 结肠气囊肿治疗图
A. 注射针抽气后可见局部明显减小。B. 给予泡沫硬化剂注射在局部黏膜下实施硬化治疗

（2）微波凝固法

先用活检钳将气囊肿壁夹破，然后将内镜微波治疗仪的同轴电缆通过内镜活检孔插入，电极头伸出活检孔 3~4cm，并接触囊肿外壁进行凝固。微波输出功率 40w，每次 2~3s，治疗后局部黏膜呈灰白色凝固。

5. 外科治疗

对于较大的结肠气囊肿症患者，或合并反复严重便血、肠梗阻、肠扭转等急性并发症的结肠气囊肿症患者则需进行外科手术切除病变肠段。但应注意，不要用电切，以免气囊肿内的气体爆炸。

（王楚莹 郭晓燕）

第21节　结肠淋巴管囊肿

（一）概述

淋巴管囊肿又称淋巴管瘤，为良性肿瘤，由若干扩张的淋巴管组成，管腔充盈乳糜样或浆液性液体，扩张淋巴管边缘环绕正常的内皮细胞。淋巴管瘤的病因尚未明确，可能与淋巴系统的先天性异常，以及外伤、淋巴阻塞、手术、炎症过程或放射治疗有关。淋巴管瘤可发生于除中枢神经系统以外全身含淋巴组织的任何部位，可发生于任何年龄，仅不到1%发生于消化道。国外学者统计其在消化道的发生率由高到低依次为胃、十二指肠、小肠、结肠和食管，内部可成单房或多房性改变。病理分4型：毛细淋巴管瘤、海绵状淋巴管瘤、囊性淋巴管瘤、血管淋巴管瘤。本病生长缓慢，瘤体较小时无任何症状，当瘤体较大时可使受累肠腔扩张，并出现腹胀、腹痛、不全性肠梗阻等症状。

（二）结肠镜下特点

结肠镜下可见黏膜下隆起，圆形或类圆形，表面光滑，宽基底，呈灰白色或粉红色，半透明状；质地通常中等偏软，活检钳探触可发现瘤体质软，推压后可见瘤体局部凹陷变形。

超声内镜检查表现为黏膜下层边界清晰的无回声囊性或多囊性肿块，具有多个较薄的隔膜，呈蜂窝状改变，并伴有后方回声增强，分隔上可见点线状血流信号，囊内无血流信号（图4-21-1）。

（三）诊断

结肠淋巴管瘤所引起的临床症状与瘤体大小、部位、生长方式均有关。对于发生在消化道的淋巴管瘤，当瘤体较小时常无临床症状，可在内镜检查或腹部影像学检查时偶然发现，随着病程的延长，瘤体可逐渐增大，引发消化道症状或压迫症状，较大的瘤体甚至可能引起肠梗阻或肠套叠。

腹部超声检查可见单个或多个低回声或无回声的囊性包块，内部可见薄的分隔，各囊腔之间互不交通；腹部CT检查可见密度均匀且边界尚清晰的囊性低密度肿块，有多个囊腔者可见不规则分隔，结肠镜及超声内镜检查同前述。

病理表现为淋巴管扩张，内衬单层内皮细胞及淋巴细胞大量聚集，D2-40、CD34、CD31和Ki67（+1%）阳性对诊断脉管来源的肿瘤有着重要意义。

（四）鉴别诊断

淋巴管瘤的表现多不典型，质地较实体肿瘤软，囊性淋巴管瘤触之变形明显。在镜下需要与脂肪瘤、囊肿、气囊肿、平滑肌瘤和神经内分泌瘤相鉴别。EUS有助于鉴别，EUS扫描时，脂肪瘤为起源于黏膜下层的高回声结构；囊肿为起源于黏膜下层的无回声囊状结构；气囊肿为起源于黏膜下层或浆膜下层的多发线状或不规则高回声伴声影（振铃样气体回声）；平滑肌瘤为起源于黏膜肌层的低回声肿块；神经内分泌瘤多为起源于黏膜下层或黏膜肌层的低回声或中低回声肿块。但对于超声图像不典型的病变，往往需要切除后行病理学检查才能准确鉴别。

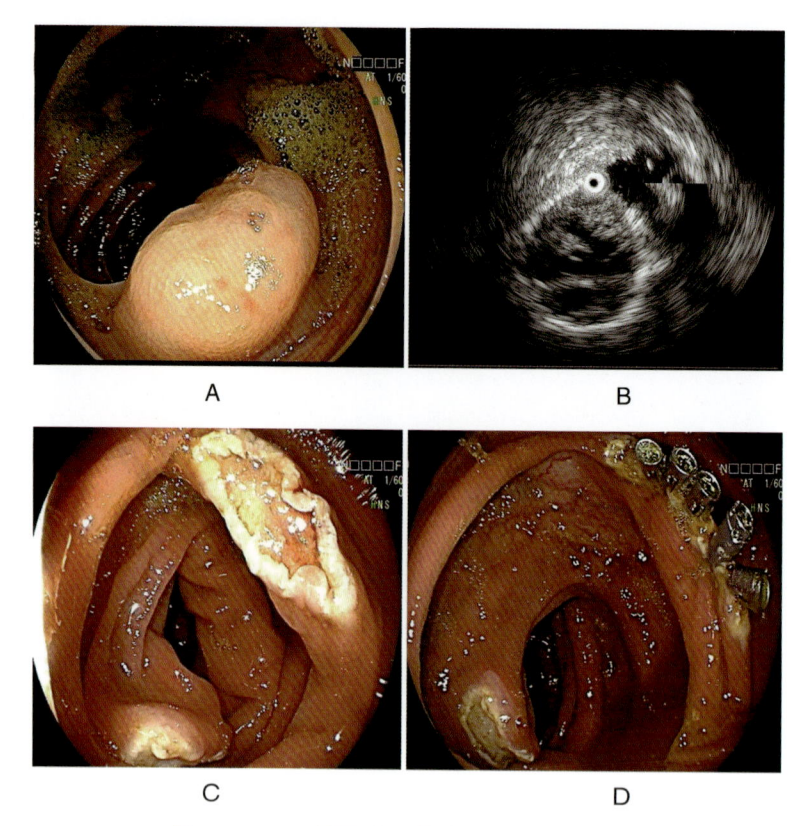

图 4-21-1　结肠淋巴管囊肿内镜及治疗图

A. 光镜下升结肠可见一大小约 30mm×40mm 广基隆起，半透明囊感，形态欠规则，表面黏膜光滑，与周边一致，质软。B. 超声内镜下可见隆起型病变位于管壁黏膜下层，呈囊性多分隔改变。C. EMR 切除肿物后的创面。D. 钛夹封闭创面

（五）治疗

手术切除是腹腔淋巴管瘤的首选治疗方法，近年来 ESD 已成为治疗淋巴管瘤的有效手段，对于直径 ≤ 2cm 的结肠直肠淋巴管瘤可行 ESD，该手术不仅能提供准确的病理学评估，又可达到切除目的，并且保留了消化道的完整性，不影响患者的术后生活质量。对于直径 ≤ 2cm 的病灶，也可以采用 EMR 方法切除。

若瘤体较大（直径 > 2cm），或合并有出血、梗阻、肠套叠等时，由于内镜下切除的难度增加以及出血、穿孔的风险增加，应考虑外科手术切除，常用方式为腹腔镜下或剖腹探查进行病变肠段切除术。

（王楚莹　郭晓燕）

第 22 节　结肠憩室

（一）概念

结肠憩室是结肠壁向外突出的袋状结构，分为先天性（真性）憩室和后天性（假性）憩室两类。真性憩室包括结肠全层，较少见。假性憩室系黏膜、黏膜下层通过肠壁肌层的薄弱区疝出，较多见。存在多个憩室时称为憩室病。多数结肠憩室患者终生无症状，少数患者有腹痛、便血。本病可有憩室出血、憩室炎等表现。老年人是结肠憩室病的高危高发人群。发病原因与长期摄入低纤维的食物，结肠动力障碍、吸烟、饮酒以及遗传因素等有关。

（二）结肠镜下特点

肠壁有圆形或类圆形洞口，有时为新月牙形裂孔状，大小常 < 1.0cm，可多发，也可以单发，憩室内壁黏膜光滑，色泽与周围黏膜相一致，有时有粪便的存留。部分憩室若并发憩室炎，可出现憩室口周围黏膜充血水肿，有时伴脓液附着，肠壁伸展不良。结肠憩室出血是下消化道出血原因之一（图 4-22-1）。

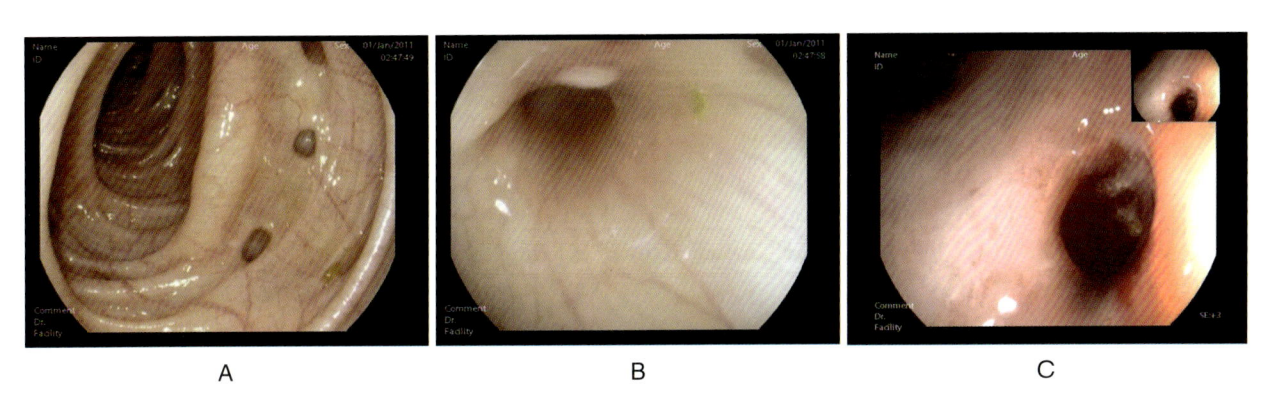

图 4-22-1　结肠憩室
A. 结肠多发憩室。B. 憩室炎。C. 憩室炎伴出血

（三）鉴别诊断

（1）Crohn 病

当憩室炎反复发作引起肠腔狭窄、瘘管，以及黏膜不平整，需要与 Crohn 病鉴别。通过病史、影像学、内镜检查、病理结果等不难鉴别。

（2）急性阑尾炎

好发于盲肠和升结肠的憩室炎，因与阑尾邻近，临床表现与阑尾炎相似，可能被误诊为急性阑尾炎。影像学检查有助于鉴别。

（四）治疗

若结肠憩室未出现并发症，不需要治疗。目前对于无并发症的憩室炎患者不建议常规使用抗菌药物，对于免疫功能低下、存在严重合并症，或伴有败血症迹象的单纯急性憩室炎患者可考虑使用抗菌药物治疗。对于出现较大脓肿者除了使用抗菌药物外还需行脓肿穿刺引流。憩室炎伴有全身炎症反应的非局限性的游离性穿孔、抗生素治疗和脓肿引流无效或无法引流的大脓肿、憩室炎并发瘘、梗阻或狭窄、癌变等建议外科治疗。憩室出血可予以镜下止血处理，若憩室出血经内科保守治疗、镜下治疗、介入治疗无效者，可考虑外科手术。

（钟庆玲　李　路）

第23节　结肠黑变病

（一）概述

结肠黑变病（melanosis coli，MC）是一种以结肠黏膜色素沉着为特征的良性、非炎症性、可逆性疾病。该病在西方国家一般人群中发病率10%左右，在老年人群中发病率20%；我国人群的发病率为0.06%~5.9%。随着经济社会发展、人口老龄化、饮食结构变化及结肠镜检查的普及，MC发病率及检出率在我国不断上升。目前认为该病与长期服用刺激性泻剂，特别是蒽醌类泻剂（如番泻叶、通便灵、麻仁丸、三黄片等）有关，药物中的游离蒽醌化合物含量高低决定了结肠黑变及损伤程度。蒽醌类泻剂诱导肠黏膜屏障破坏，促进肿瘤坏死因子（TNF-α）释放，从而导致结肠上皮细胞凋亡，凋亡的细胞被巨噬细胞吞噬后在结肠的固有层沉积形成棕色色素。此外蒽醌类泻药还可导致水通道蛋白（AQP8）表达下降，减少水的吸收，从而发生结肠黑变病。除服用蒽醌类泻剂外，炎症也可能导致本病发生。其中慢性便秘患者大便在结肠中停留的时间过长，滞存的粪便对肠壁形成刺激，诱导肠壁细胞的凋亡，巨噬细胞吞噬凋亡的细胞后转化为脂褐素，而慢性炎症性肠病（如溃疡性结肠炎、克罗恩病）和无服泻药史的慢性腹泻有可能也是引起结肠黑变的因素。目前普遍认为MC与结肠息肉，包括腺瘤性息肉的检出率增高相关，但与结肠癌的关系争议较大。

（二）结肠镜下特点

本病以结肠黏膜色泽改变为主，结肠黏膜表面不同范围内出现程度不等的弥漫性黑色、棕色或暗灰色色素沉着，整个结肠黏膜呈虎皮花斑样、蛇皮样或网格颗粒样改变，血管纹理模糊甚至消失，色素沉着呈间断或连续性分布，可有白色或粉色的息肉隆起。结肠黑变病分3度。Ⅰ度呈浅黑褐色，类似豹皮，并可见不对称的乳白色斑点，黏膜血管纹理隐约可见。病变多累及直肠或盲肠，或局限在结肠的某一段黏膜，受累结肠黏膜与无色素沉着的肠黏膜分界线多不清楚。Ⅱ度呈暗黑褐色，间有线条状的乳白色黏膜，多见于左半结肠或某一段结肠黏膜，黏膜血管多不易看到，病变肠段与正常肠段分界较清楚。Ⅲ度呈深褐色，在深褐色黏膜间有细小乳白色线条状或斑点状黏膜，血管纹理消失，病变累及全结肠（图4-23-1）。

有黑变病背景的结肠息肉本身无褐色素沉积，因此检查时应注意无变色区域以便发现病灶，该处病变在黑褐色的背景下显得比较明显（图4-23-2）。

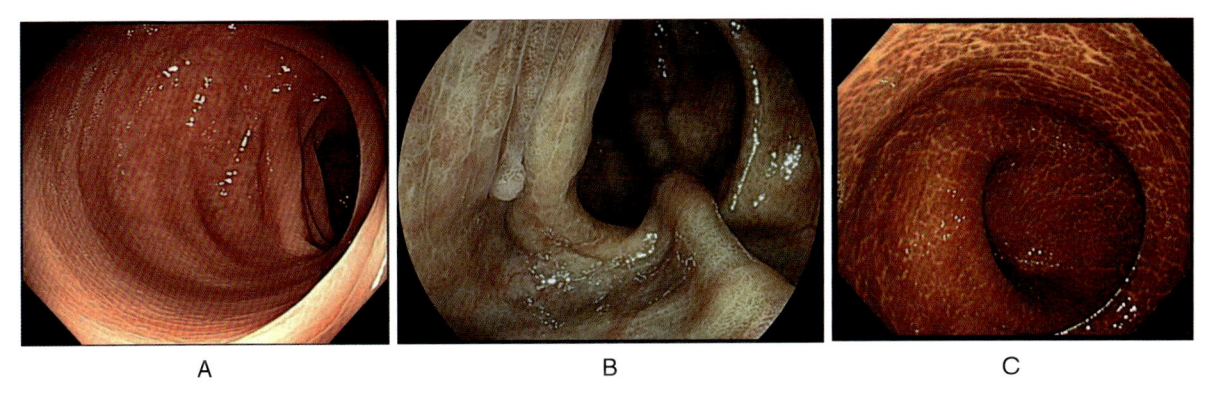

图 4-23-1 结肠黑变病

A. Ⅰ度结肠黏膜呈浅黑褐色，豹纹样，结肠血管纹理隐约可见。B. Ⅱ度结肠黑变病，结肠黏膜呈暗黑褐色，结肠血管纹理不易看到，可见息肉样隆起。C. Ⅲ度结肠黑变病，结肠黏膜呈深褐色豹纹样，结肠血管纹理消失

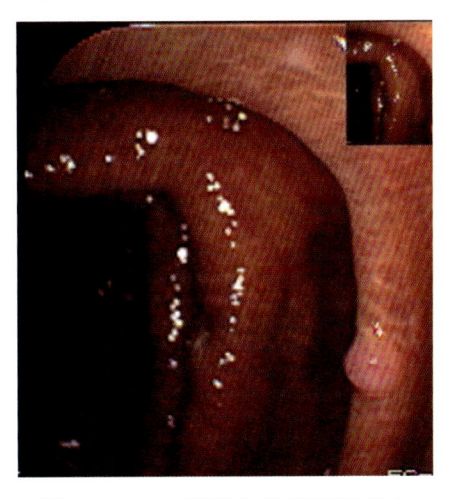

图 4-23-2 黑褐色背景下的息肉

（三）诊断

多数 MC 患者临床表现不明显，病情较重者可出现便秘、腹痛、腹胀、腹泻、粪便隐血等非特异性症状，诊断主要依靠肠镜和组织病理学检查，肠镜表现如前所述，病理学检查可见 MC 患者病变肠段结肠黏膜固有层内有大量含脂褐素样物质的巨噬细胞，以及少量淋巴细胞、浆细胞和嗜酸粒细胞浸润。

（四）鉴别诊断

结肠黑变病与棕色肠道综合征表现相似，后者脂褐素沉积于肠道平滑肌细胞核周围，使结肠外观完全呈棕褐色，但结肠黏膜则无色素沉着，结肠镜检查可鉴别。少数结肠癌患者也可能有结肠黏膜色素沉着，如果无便秘及长期服用蒽醌类泻剂病史而有结肠黏膜色素沉着，应警惕结肠癌的可能。

（五）治疗与预后

目前认为结肠黑变病是一种良性病变，消除致病因素可使其逆转，比如停用蒽醌类泻剂等。但也有研究者认为，结肠黑变病多不能治愈，临床表现变化也不大，因此应加强预防措施，对便秘的患者尽量使用促肠道动力药而非蒽醌类泻剂通便，嘱咐患者养成定时排便的习惯，增加粗纤维饮食，加强活动锻炼。如必须使用含蒽醌类泻药时，应短时、间断地服用，大便通畅后立即停止服用。对

结肠黑变病患者应该行全结肠镜检查以防漏诊；在严重的结肠黑变病患者中，应警惕结肠腺瘤性息肉和结肠癌的存在，如发现结肠息肉、肿瘤或者炎症表现者，应及早进行治疗。

（王楚莹　郭晓燕）

第 24 节　阑尾开口异常及急性阑尾炎

（一）概述

正常阑尾开口在盲肠中部，位于 V、Y 形皱襞的夹角附近，距回盲瓣 2~4cm。阑尾口多呈半月形或圆形似半月状（图 4-24-1）。阑尾手术后，阑尾开口常消失。急性阑尾炎症时常见阑尾开口充血水肿、有炎性分泌物，但也有开口正常者，需做阑尾腔造影确定。

（二）结肠镜下特点

急性阑尾炎的内镜下表现主要为阑尾口充血水肿，阑尾内口可附有脓苔或有炎性分泌物溢出（图 4-24-2）；内镜逆行阑尾造影（endoscopic retrograde appendicography，ERA）使阑尾腔直接显影，

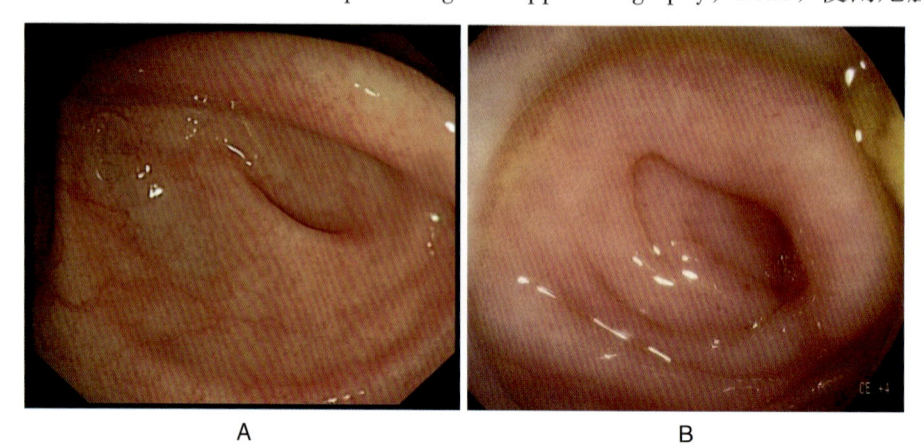

图 4-24-1　正常阑尾开口
A 半月形开口。B 圆形开口

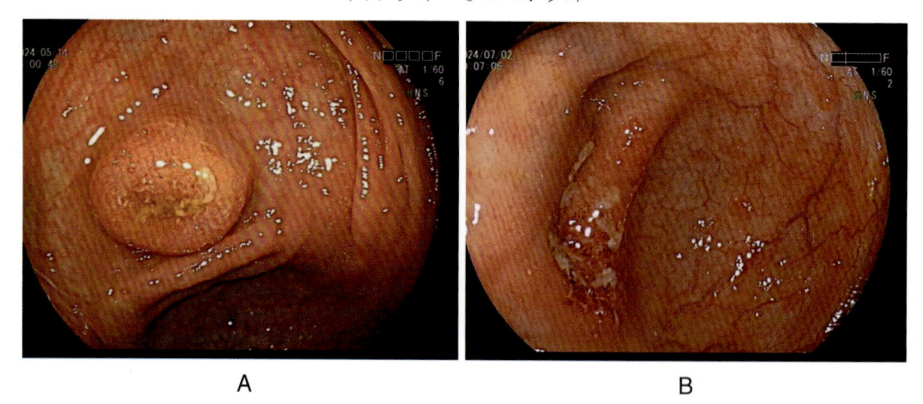

图 4-24-2　急性阑尾炎的结肠镜下表现
A. 阑尾内口黏膜充血肿胀。B. 阑尾内口附有脓苔

阑尾的形态改变可以表现为阑尾腔的扩张或狭窄、内壁黏膜的不光整、阑尾走行固定或扭曲、腔内显示粪石等（图4-24-3）。ERA特别是对于那些阑尾内口黏膜正常，而阑尾中段或尖端有炎症的急性阑尾炎患者有意义。急性阑尾炎的镜下表现结合ERA所见，诊断要点如表4-24-1所示。

阑尾开口局部因手术荷包缝合，口部常呈半球形隆突，类似无蒂或亚蒂息肉，但表面光滑，色泽正常（图4-24-4）。

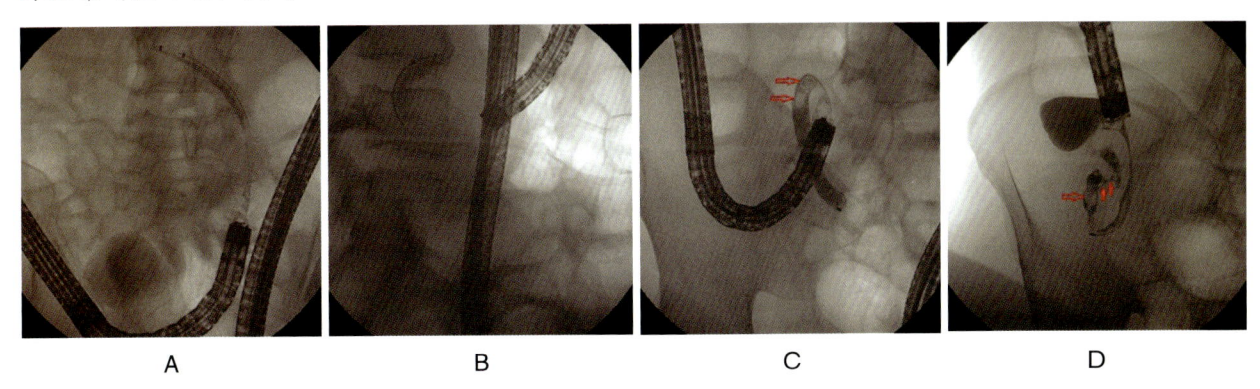

图 4-24-3 急性阑尾炎的 ERA 表现

A. 正常阑尾ERA。B. 阑尾形态扭曲，阑尾腔扩张，内壁不光整。C. 阑尾腔内清晰可见2枚粪石。D. 粪石阻塞的远端阑尾腔扩张，并可见造影剂外渗

表 4-24-1 急性阑尾炎的诊断要点

内镜下表现
1. 炎症：阑尾内口甚至周围盲肠黏膜充血肿胀
Ⅰ°：阑尾内口黏膜轻度充血肿胀
Ⅱ°：阑尾内口黏膜明显充血肿胀
Ⅲ°：阑尾内口及周围盲肠黏膜充血肿胀
2. 粪石：取出阑尾粪石，或可见粪石嵌顿于阑尾内口
3. 化脓：阑尾内口附有脓苔或脓液
ERA 表现
1. 炎症：阑尾腔扩张（≥5mm）或狭窄，内壁不光整，阑尾走行固定或扭曲
2. 粪石：腔内可见大块粪石或碎渣样粪石
3. 穿孔：可见造影剂外渗或膈下游离气体

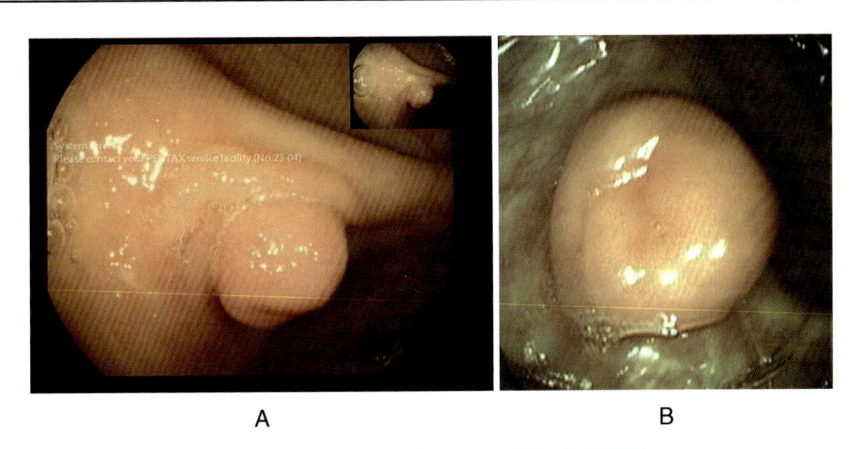

图 4-24-4 阑尾术后开口呈息肉样隆起

（三）鉴别诊断

（1）阑尾肿瘤

阑尾肿瘤少见，一般无症状，常在腹部手术中或尸解时发现，当阑尾肿瘤伴有急性炎症表现时，与急性阑尾炎鉴别较困难。阑尾类癌患者可出现类癌综合征，表现为面部潮红、腹泻、痉挛性腹痛、喘鸣及右心瓣膜病等，但发生率很低。当恶性肿瘤累及盲肠时，内镜下可鉴别。较晚期肿瘤可发现肝脏转移灶。下腹部CT检查有利于发现易漏诊的阑尾肿瘤。

（2）溃疡性结肠炎的阑尾改变

很多左半结肠溃疡性结肠炎的患者，在与之不相连的阑尾内口，有明显炎症表现。阑尾内口炎是溃疡性结肠炎疾病活动的一个内镜学标志。急性阑尾炎的典型组织学特征是管壁溃疡、中性粒细胞透壁浸润甚至穿孔以及浆膜炎。溃疡性结肠炎的阑尾表现为慢性炎症和自身免疫性炎症，中性粒细胞浸润不明显，阑尾表现常与结肠黏膜病变一致，是同一疾病的跳跃性表现。

（3）慢性阑尾炎急性发作

慢性阑尾炎常起病隐匿，症状发展缓慢，间断发作，病程持续较长，或首次阑尾炎发病后，经非手术治疗而愈或自行缓解，病程中再次或多次急性发作，所以通过详细询问病史可以鉴别。另外，急性阑尾炎患者因阑尾粪石梗阻，造影表现为管腔扩张者较多，而慢性阑尾炎急性发作患者表现为阑尾腔狭窄或闭塞者较多，或造影可见阑尾与周围组织粘连征象。

（4）阑尾口隆起需与盲肠息肉鉴别

盲肠息肉表面色红，有的伴糜烂；术后阑尾口隆起为黏膜折叠所致，表面色泽正常。

（四）治疗

目前临床上急性阑尾炎的治疗方法有外科手术、抗生素保守治疗和内镜逆行阑尾炎治疗术（ERAT）三种。近年来阑尾切除术在治疗急性阑尾炎中的黄金地位逐渐受到了挑战，原因有术后并发症及术后病理回报阴性率（切除正常阑尾）高等问题。随着新的抗生素谱覆盖了引起阑尾炎及各种严重并发症的致病体，保守治疗急性阑尾炎取得良好疗效的报道越来越多，但保守治疗也存在适应证有限、治疗后复发率高等局限性。ERAT治疗急性阑尾炎正是针对其主要病因，内镜下阑尾插管成功后，首先进行阑尾腔减压，进而造影显示阑尾腔内粪石梗阻位置或管腔狭窄处，之后冲洗、取石和放置阑尾支架引流等，病因得到有效解除，因此更有利于获得显著的治疗效果。另外，随着超细子镜的出现及子镜下取石网篮的问世，部分内镜中心已经在尝试将子镜系统应用于急性阑尾炎的治疗，可在避免应用X线的基础上，实现对阑尾腔的直接观察、冲洗及粪石取出等工作，该方法初步显示出良好的治疗效果。

（赵　刚　厉英超）

第 25 节　大肠淀粉样变性

（一）概述

淀粉样变性（Amyloidosis）是指由特定的蛋白前体发生病理性错误折叠、聚集，形成不溶性、不被蛋白酶降解的淀粉样纤维，在不同器官或组织的细胞外沉积，导致细胞损伤、组织破坏及器官功能障碍，并呈进行性进展的疾病。由于沉积蛋白的种类、受累脏器及受累方式不同，淀粉样变性呈现多样化的临床表现形式。一般全身性淀粉样变性可表现为沉积在消化道，偶可呈现局限性的消化道淀粉样变。

根据形成淀粉样原纤维的前体蛋白种类分析，目前累及消化道淀粉样变性主要包括：①轻链（light chain，AL）型淀粉样变性，为最常见的类型，系统性 AL 型主要与克隆性浆细胞异常增殖有关。②继发性淀粉样变性又称血清淀粉样 A 蛋白（amyloid A，AA）型淀粉样变性，常继发于慢性炎症性疾病，如自身免疫性疾病（类风湿性关节炎、成人型斯蒂尔病、炎症性肠病等）、慢性感染（慢性骨髓炎、结核等）、遗传性疾病（家族性地中海热等）、淋巴瘤、实体恶性肿瘤等。AA 型纤维前体蛋白源于急性期反应物 - 血清淀粉样蛋白 A（serum amyloid A，SAA）。③甲状腺素转蛋白淀粉样变性（transthyretin amyloidosis，ATTR），此型与遗传型和野生型均相关，遗传型淀粉样变是一种罕见的常染色体显性遗传，常有神经症状。老年性淀粉样变与衰老有关，其特征是野生型转甲状腺素在组织中积累，常伴有腕管综合征、心脏淀粉样变性。④ β2M 淀粉样变性（Beta2-microglobulin-derived amyloidosis，Aβ2M）可发生在终末期肾衰竭的患者中，主要影响骨骼和关节。

临床表现多样，与沉积的程度不一定相关。多数进展缓慢，可表现为恶心、呕吐、食欲缺乏、腹痛、腹泻、腹胀、消化不良、肠梗阻、便秘等非特异性消化道症状，严重者可表现为消化道出血、肠穿孔、肝脾大、巨舌症、眶周紫癜为相对特异的临床表现。心脏受累是淀粉样变性发病和死亡的主要原因。另外进行性周围病变和自主神经病变是遗传性淀粉样变的典型病程，进展迅速，严重的消耗和营养不良可导致死亡。

（二）结肠镜下特点

结肠镜下可表现为糜烂、结节状增生、黏膜下血肿等（图 4-25-1）。在 AA 型中，淀粉样蛋白沉积在黏膜固有层、黏膜下层、小血管壁周围，结肠镜下以颗粒样黏膜、黏膜脆易出血、继发性溃疡 / 糜烂等为主要表现。在 AL 型中，淀粉样蛋白沉积在黏膜下层和固有肌层，肠镜下多表现 SMT 样隆起、皱襞的肥厚、多发血肿、溃疡 / 糜烂等。

（三）鉴别诊断

胃肠道淀粉样变性常需与缺血性肠炎、嗜酸性粒细胞性胃肠炎、感染性肠炎、药物相关出血性肠炎、炎症性肠病、胶原性肠炎等相鉴别。当出现结肠血肿时，大多数淀粉样变性的患者肠镜下表现通常是非特异性的，有时鉴别十分困难，常被误认为其他疾病，故病理诊断、影像学诊断对于累及消化道的淀粉样变性十分重要。组织活检病理可见无定形均质粉染物质沉积，刚果红染色阳性呈砖红色改变，偏光镜下为苹果绿双折光现象（图 4-25-2）。结果阳性者需进一步行免疫荧光、免疫组化、质谱分析、免疫电镜检查，以便对淀粉样变性的亚型进行分型，怀疑遗传型淀粉样变性者应行相关基因检测。

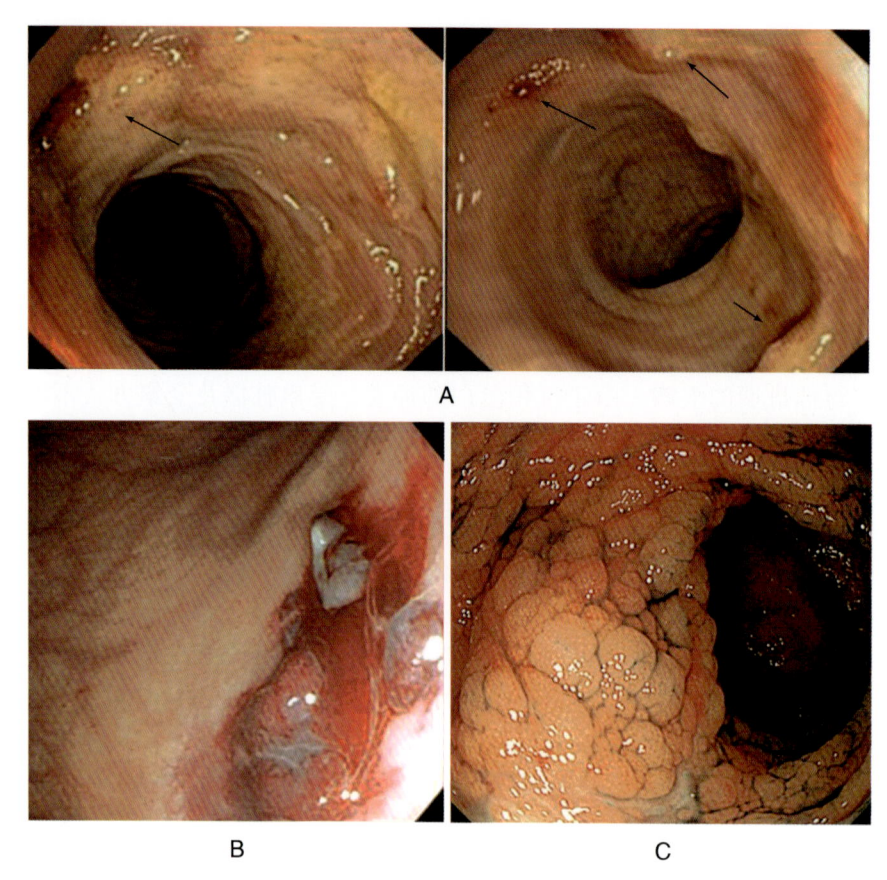

图 4-25-1　结肠淀粉样变的镜下所见

A.乙状结肠发现软的圆形病变，表面有小红斑，黏膜脆性增加。B.25cm 处肠黏膜可见血泡样病变。C.结肠水肿、颗粒状伴糜烂［图 A 引自 Martín-Arranz E, Pascual-Turrión JM, Martín-Arranz MD, at al. Focal globular amyloidosis of the colon. An exceptional diagnosis. Rev EspEnferm Dig, 2010, 102（9）：555-556. PMID: 20883073.　图 B 引自卜部繁俊、山川正規、今村祥子．内視鏡の経過観察をなし得た AL 型大腸アミロイドーシスの 1 例 Gastroenterological Endoscopy 51（4）：1148-1157.　图 C 引自 Izuka S, Yamashita H. Gastrointestinal Amyloidosis. N Engl J Med, 2021, 384（22）：2144. PMID: 34077646.］

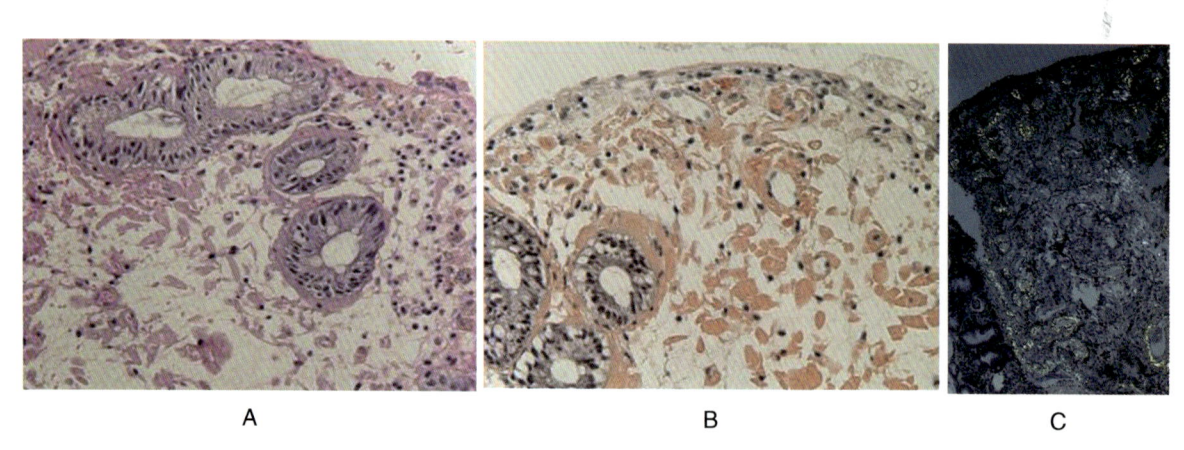

图 4-25-2　病变的病理学所见

A.部分间质可见嗜酸性均一物质沉着。B.淀粉染色呈橘红色，血管壁也有淀粉沉着。C.活检标本显示偏振光下刚果红染色呈苹果绿双折射的淀粉样沉积［图 A、B 引自卜部繁俊、山川正規、今村祥子，等．内視鏡の経過観察をなし得た AL 型大腸アミロイドーシスの 1 例．Gastroenterological Endoscopy, 51（4）：1148-1157.　图 C 引自 Izuka S, Yamashita H. Gastrointestinal Amyloidosis. N Engl J Med, 2021, 384（22）：2144. PMID: 34077646.］

（1）缺血性肠炎

好发于老年人，男性多见，常有器质性心脏病、高血压、糖尿病等基础疾病，以腹痛、腹泻、便血、发热、呕吐为主要表现，若出现症状体征不符合需警惕此病。肠镜下以左半结肠（脾曲、降结肠、乙状结肠）受累常见，病变呈节段性；受累肠段充血、水肿、糜烂、溃疡，严重时有紫色出血结节。当缺血改善，患者症状消失快，同时病变恢复快，有助于与其他疾病鉴别。

（2）嗜酸性粒细胞性胃肠炎

常有腹痛、腹胀、呕吐等不适，一般便血少见，可见弥漫性颗粒状黏膜、黏膜水肿红斑、糜烂等肠镜表现，组织病理有助于诊断；激素治疗通常有效。

（3）感染性肠炎

发生于任何年龄，常有流行病学特点（如不洁饮食史、疫区接触史），以腹痛、腹泻、便血、呕吐、发热为主要临床症状。急性细菌感染性肠炎具有自限性，病程一般为数天至1周，不超过6周，肠镜下黏膜充血水肿、糜烂、溃疡，但不同病原微生物引起的病变部位、肠镜下表现不同。活检组织、大便培养、血清抗体有助于疾病诊断，抗感染治疗通常有效。

（4）药物相关出血性肠炎

常有明确的用药史，之后出现腹痛、腹泻、便血、发热等急性症状；肠镜下可见黏膜充血水肿、糜烂、溃疡等；停药后病变常可愈合有助于疾病的诊断。

（四）治疗

1. 对于AL型淀粉样变性患者，我国指南目前推荐以下方法：①符合移植条件的首选自体造血干细胞移植（ASCT），拒绝移植的也可选择糖皮质激素、烷化剂、免疫调节剂、蛋白酶体抑制剂、抗CD38单抗等药物的联合方案；②不符合移植条件的，推荐含硼替佐米的联合治疗方案，每两个疗程后再次评估是否符合移植条件；③三药联合方案疗效优于两药，但需综合考虑患者耐受性和药物不良反应等因素选择联合治疗方案；④血液学不能达到非常好的部分缓解（VGPR）及以上疗效的患者应考虑巩固治疗，达到VGPR及以上疗效的患者，可考虑停药观察；⑤对于复发难治的AL型淀粉样变性的患者，若条件符合推荐优先参加临床实验。一般来说，局限性AL淀粉样变不会发展为全身性淀粉样变，患者不需要系统治疗，预后良好。

2. 对于AA型患者以治疗原发疾病为主，可减少淀粉样沉积物。秋水仙碱能有效预防家族性地中海热相关淀粉样变性。

3. 对于ATTR型患者可使用稳定转甲状腺素蛋白的药物（二氟尼柳、氯苯唑酸等），器官移植可延长因淀粉样变性导致器官衰竭患者的生存期。

4. 一般治疗和对症支持治疗。

（钟庆玲　李　路）

第 26 节　蓝色橡皮疱痣综合征

（一）概述

蓝色橡皮疱痣综合征（blue rubber bleb nevus syndrome，BRBNS）又称 Bean 综合征。该病是自然突变引起的常染色体显性遗传性疾病，是一种以多血管橡皮样改变为特征的少见疾病，常表现为存在于皮肤和胃肠道的海绵状或毛细血管状血管瘤。此病可累及多个器官，除最常见的胃肠道和皮肤外，还可累及骨骼肌、关节、肝、肺、肾、中枢神经系统等。

（二）结肠镜下特点

蓝色橡皮疱痣综合征的内镜特征为多发蓝色黏膜隆起，呈蓝紫色乳头状或丘疹样、扁平状海绵状血管瘤为主，大小为 0.2~2.0cm，病变数目不等，可多至数百个，中央呈棕褐色血管瘤，部分结节渗血，活检钳压之有弹性，质软（图 4-26-1）。

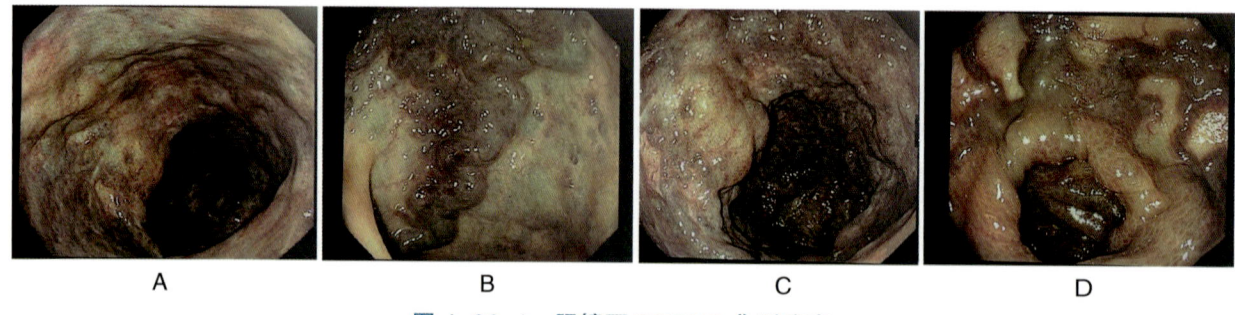

图 4-26-1　肠镜下 BRBNS 典型病变

A. 横结肠可见紫蓝色海绵状静脉瘤呈弥漫性、全周性分布及红色征。B. 降结肠可见静脉瘤呈蚯蚓状、条索状改变及红色征。C. 乙状结肠可见静脉瘤呈紫蓝色弥漫性分布，结肠皱襞消失及局部瘢痕。D. 直肠可见曲张静脉呈条索状分布且存在丰富交通支［引自皮亚妮，邢枫，吕靖，等. 蓝色橡皮疱痣综合征 1 例. 国际消化病杂志，2022，42（4）：267-270.］

（三）诊断

凡有特殊皮肤表现（如蓝色斑）（图 4-26-2）及消化道出血者均应考虑本病。BRBNS 的诊断主要基于典型皮损，伴或不伴消化道出血与其他器官累及。对于皮肤病变，可通过查体直接发现；对于胃肠道与其他器官的病变，则主要依靠内镜检查。此外，超声、CT、磁共振等影像学检查也有助于实质脏器病变的检出。

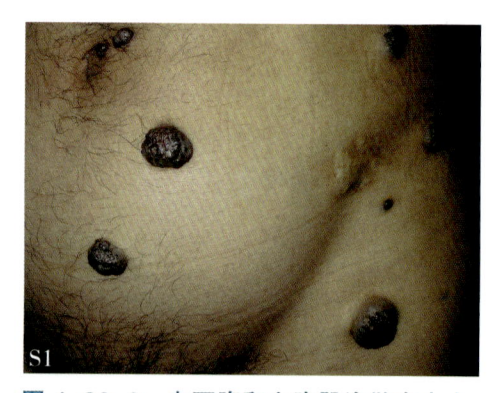

图 4-26-2　左下腹和左腹股沟散在大小不等的蓝紫色结节

［引自 Zheng Gu, Dong-Lai Ma. Blue Rubber Bleb Nevus Syndrome. Mayo Clinic Proceedings, 2024, 99（6）：1013-1014］

（四）鉴别诊断

（1）Osler 病（遗传性出血性末梢血管扩张症）

Osler 病是一种常染色体显性遗传的疾病，全消化道多发大小不一的结节状、蜘蛛状血管瘤，引起反复性的出血，内镜可鉴别。

（2）动静脉畸形（arteriovenous malformation：AVM）

病理组织学上可观察到纤维性和肌性扩张的动静脉的吻合、转移像，多在黏膜下层和固有肌层发生。内镜观察到黏膜下肿瘤样隆起，血管造影可确诊。

（五）治疗

（1）保守治疗

由于大部分皮损没有症状，通常不需要治疗。当合并有胃肠道受累时，如果仅有轻微的出血，则可选择补铁、输血等治疗来改善贫血。此外，平阳霉素、皮质醇、干扰素、大剂量丙种球蛋白等均对该病有一定疗效。

（2）内镜治疗

内镜治疗可分为传统的内镜治疗和双气囊内镜下治疗，分别针对位于小肠以外的消化道病变和小肠病变。经传统内镜下或者双气囊内镜下可行病灶切除术、套扎术以及氩离子凝固术，检查中探查到的病灶可直接处理。

（3）外科手术治疗

对病变位置局限、病灶数量较多、内镜治疗困难的患者，可行外科手术治疗。

（杨龙宝　赵　平）

第27节　直肠黏膜脱垂综合征

（一）概述

直肠黏膜脱垂综合征（rectal mucosal prolapse syndrome，RMPS）是一类与直肠黏膜脱垂有关的疾病的总称，一般是指以直肠为中心形成的溃疡性病变或隆起性病变。孤立性直肠溃疡、深在囊性直肠炎、炎性泄殖源性息肉均被归类为RMPS。

（二）结肠镜下特点

内镜下可表现为隆起型、平坦型及溃疡型。隆起型多在齿状线正上方，为低矮的隆起时表面光滑，隆起明显时可观察到表面糜烂、凹凸不规则和附着白苔（图4-27-1A）。平坦型以齿状线正上方的红色单发斑状病变最多见，在第一直肠横襞上可见发红的环状病变，从全周性到1/4周性不等（图4-27-1B）。溃疡型多见于直肠下段，溃疡多为浅而多发，不规则形、圆形或卵圆形（图4-27-1C）。

（三）诊断

直肠黏膜脱垂的诊断需要综合考虑患者的症状、体征及检查结果。

临床表现多为直肠出血、里急后重、残便感、黏液排出等。肛门指诊检查可发现直肠黏膜脱出，呈花瓣状，质软，触之有弹性。内镜表现多为以直肠为中心形成的溃疡性病变或隆起性病变，通过直肠镜或乙状结肠镜检查可直接观察到直肠黏膜脱垂的程度、范围。

组织病理学上见有黏膜固有层的平滑肌纤维和胶原纤维的增生（纤维肌病）（图4-27-2）。

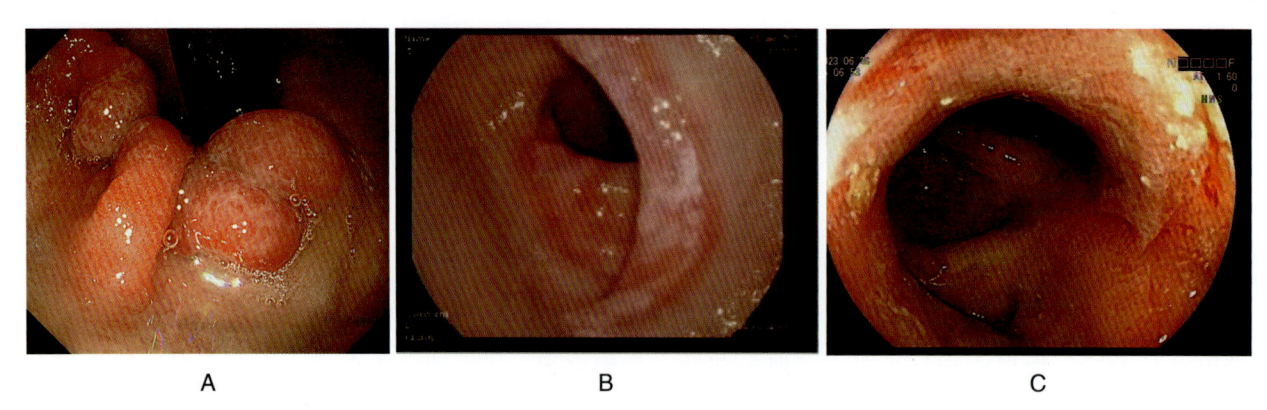

图 4-27-1 直肠黏膜脱垂综合征的镜下所见
A.隆起型。B.平坦型。C.溃疡型

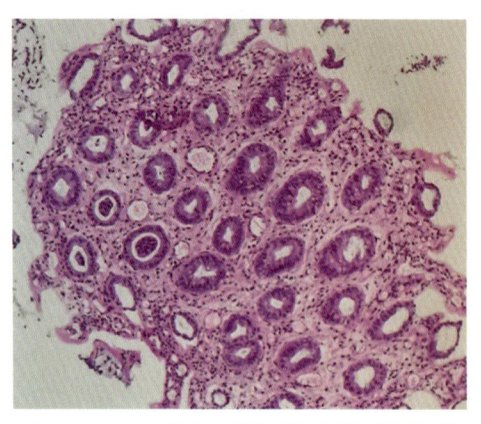

图 4-27-2 病理上可见增生的胶原纤维

（四）鉴别诊断

（1）直肠癌

RMPS 患者通常较年轻，病程较长，而直肠癌患者则通常年龄较大。直肠癌内镜表现为不规则的隆起或溃疡，可能伴有结节或环周性改变，组织学上可见恶性肿瘤细胞。

（2）子宫内膜异位症

常见的症状包括痛经、非经期出血、性交疼痛等，组织学上可能看到异位内膜周期性的变化，包括内膜样腺体和间质细胞。

（五）治疗

（1）保守治疗

高纤维食物饮食，纠正不良排便习惯，如控制排便时长、改正不良的排便姿势；对于慢性便秘患者可服用缓泻剂。

（2）内镜治疗

主要包括内镜下病变损毁（APC）或切除（ESD）等。

（3）外科手术治疗

对于合并直肠壁全层、脱出肛门外的完全脱垂则需外科手术，如直肠固定术、直肠固定联合乙状结肠切除术等。

（杨龙宝 赵 平）

第 28 节 其他大肠疾病

（一）结直肠黏膜桥

（1）概念

结肠黏膜桥（colonic mucosal bridge）即黏膜表面可见条带状组织附着，如桥样，所以称黏膜桥。结肠黏膜桥多见于溃疡性结肠炎、克罗恩病、肠结核等，多数在病变造成的溃疡愈合过程中出现。病理基础是由于线性溃疡的黏膜融合，其上的黏膜呈悬空的桥状。在修复时，再生的上皮包绕黏膜桥，因此黏膜桥完全由黏膜组成，其两端附着在结肠壁。凡能引起深层溃疡的炎症，均有可能形成黏膜桥。

（2）结肠镜下特点

可见正常或炎症的结肠黏膜背景上有条索状组织，两头与结肠壁相连，中央与结肠壁有间隙，表面与周围黏膜相似，结肠黏膜桥可与假性息肉并存（图 4-28-1）。

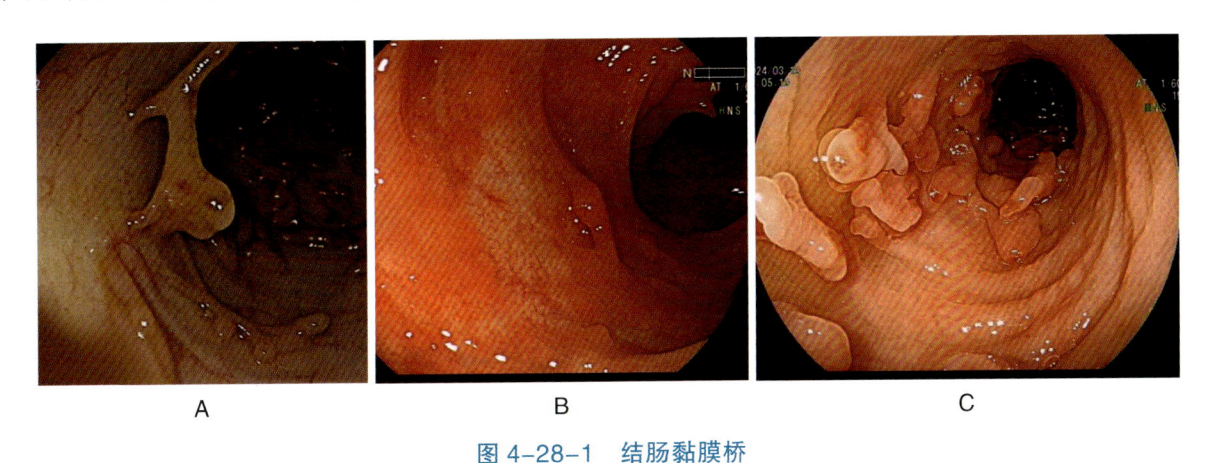

图 4-28-1 结肠黏膜桥
A、B.结肠黏膜桥。C.伴随的假性小息肉

（3）鉴别诊断

结肠黏膜桥需要与条形息肉鉴别，有的条形息肉横置于黏膜上，形态与黏膜桥相似。活检钳拨动后可鉴别。

（4）治疗

主要治疗原发病，对黏膜桥本身无需治疗。

（王深皓）

（二）大肠黄色瘤

（1）概念

大肠黄色瘤是由脂质代谢异常导致的胆汁酸合成障碍，胆汁中的胆固醇无法正常溶解于胆汁中，在肠道内被重吸收并积聚在大肠黏膜上而形成。这些积聚的胆固醇会形成黄色素沉着斑块，即所谓的"黄色瘤"。

（2）结肠镜下特点

可见大肠壁上微隆起的病变，表面黄色颗粒状，黏膜光滑（图4-28-2）。

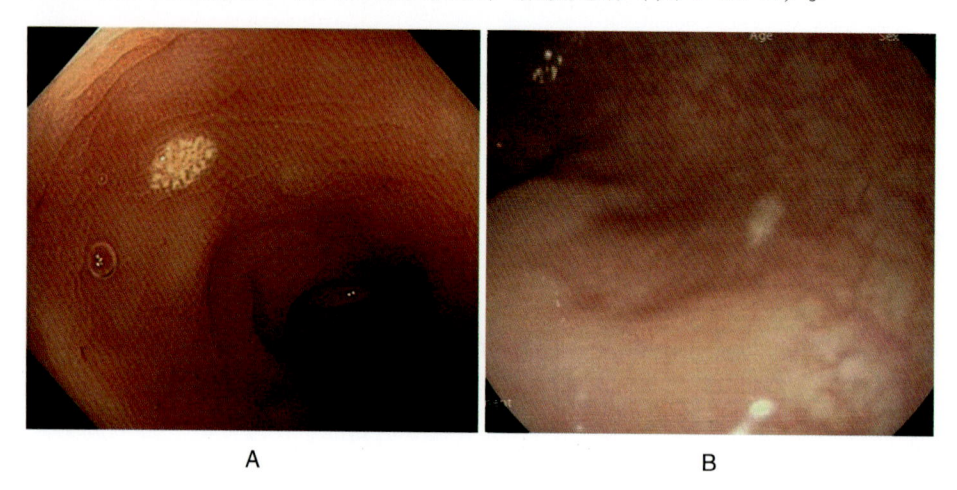

图 4-28-2　大肠黄色瘤

（3）鉴别诊断

直肠黄色瘤需要与神经内分泌肿瘤鉴别，黄色瘤病理ＡＢ／ＰＡＳ组化染色多呈阴性，脂肪染色阳性；神经内分泌瘤可见syn等阳性。

（4）治疗

一般无需特殊治疗，大部分通过活检钳可一次性去除。直径大的可分部位分次去除，也可用微波烧灼去除。

（三）大肠粪石

（1）概念

大肠粪石症是指残留在肠管内的硬质粪块在肠内引起的大便不通、肠梗阻的一种阻塞性病变。它可发生在肠道的任何部位，常见部位为直肠，其次是乙状结肠和盲肠。多见于排便不畅、大便干结的患者和活动少、肠道运动功能减退的老年人。多数患者曾服用含有鞣酸多的食物，如柿子、黑枣等，上述物质经过肠道，与粪质凝集成块，可造成肠梗阻。钡剂灌肠时，钡剂常达到粪石团块时受阻。粪石团块可在肠腔内略移动，不带蒂，周围肠壁无浸润及变硬现象。

（2）镜下特点

结肠镜下可见到黄色或灰色异物，呈球形或不规则形，表面常附着粪质。活检钳触之可拨动。回肠末端粪石和结肠粪石的内镜下表现相似。

（3）诊断

需要与肿瘤性病变鉴别，粪石与肠壁不相连，可活动。

（4）治疗

首先调节饮食习惯，预防粪石形成，注意纠正患者的偏食习惯，适当增加一些富含纤维素的食物，如青菜、菠菜、油菜、白菜、芹菜、红薯、山药、马铃薯、萝卜、西红柿、黄瓜等；并养成良好的排便习惯。内镜下可用碎石网篮粉碎后取出（图4-28-3）。

（四）大肠子宫内膜异位症

（1）概念

大肠子宫内膜异位症是指具有活性的子宫内膜组织离开宫腔，侵犯结肠、直肠和肛管引起的疾病。

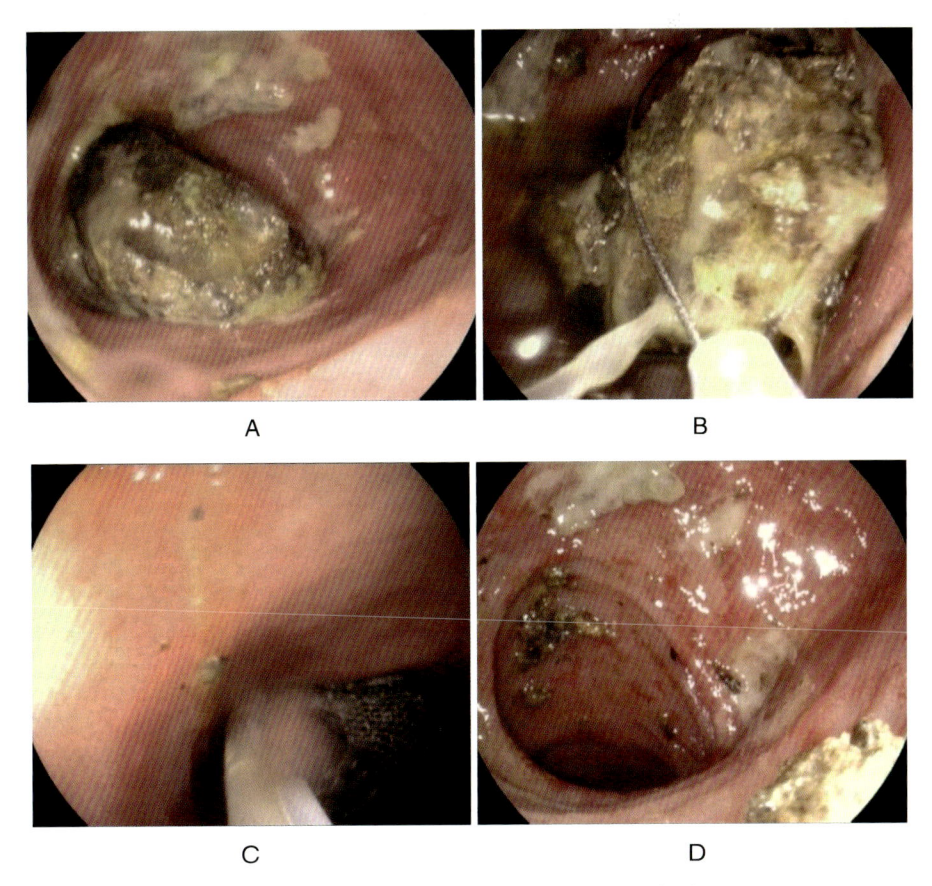

图 4-28-3 回肠末端粪石及内镜下治疗过程
A. 回肠末端粪石嵌顿。B. 圈套器圈套，之后用圈套器勒断。C. 用网篮去除粪石。D. 取出粪石后的回肠末端。

其中直肠、乙状结肠最容易受累，回盲部次之。病变常先累及浆膜层，后侵犯肠壁肌层，很少破坏黏膜，但透壁浸润可导致黏膜溃疡甚至穿孔。病变较小者，患者几乎无肠道症状表现。当其侵入肠道肌层，沿肌层上下蔓延时，可出现与月经周期相关的非特异性的消化道症状，包括肛门坠胀感、下腹部绞痛、腹泻、便秘等。

（2）结肠镜下特点

可见肠腔受压变形，腔内隆起性病变或环形狭窄，黏膜可正常。如病变侵犯黏膜亦可有充血、水肿及浅表溃疡。活检多提示黏膜慢性炎症，少数可见异位子宫内膜腺体或间质（图 4-28-4、图 4-28-5）。

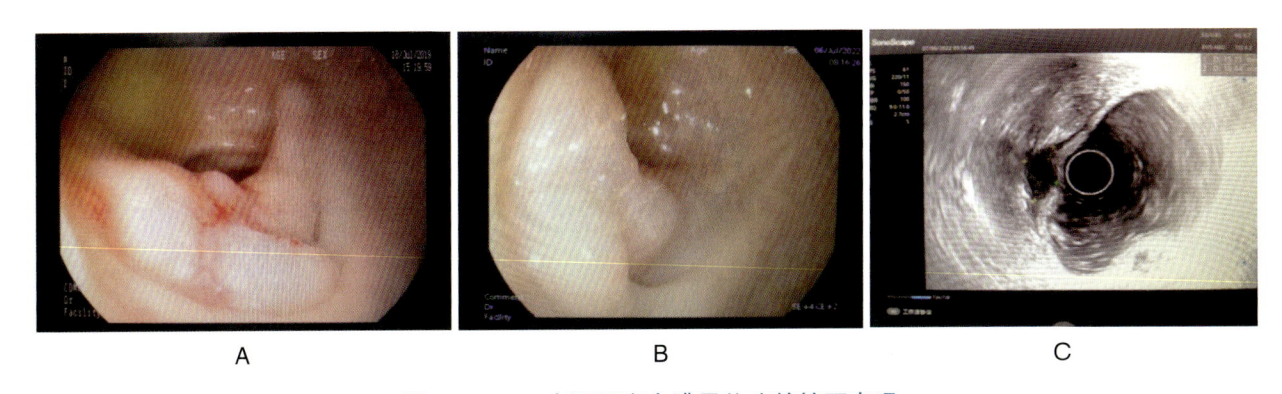

图 4-28-4 直肠子宫内膜异位症的镜下表现
A、B. 可见不规则肿块，其上有溃疡。C. 超声内镜示固有肌层均匀低回声无血流

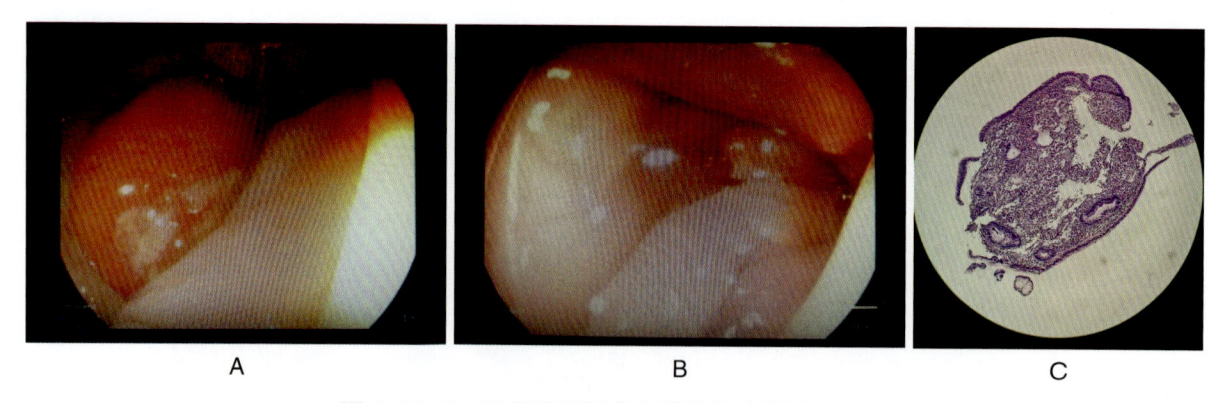

图 4-28-5　乙状结肠子宫内膜异位症的镜下所见
A，B.隆起性病变表面伴糜烂，口侧肠管狭窄。C.病理证实

（3）鉴别诊断

1）溃疡性结肠炎　溃疡性结肠炎腹痛与月经周期无关。结肠镜检查可见病变部位肠管弥漫性充血、水肿糜烂、浅表溃疡，附有脓苔等。

2）大肠肿瘤　当异位组织突出于黏膜时可能会诊断为大肠肿瘤。病理检查可鉴别。

（4）治疗

治疗方法应根据患者病情严重程度、生育意愿、年龄等进行选择。对症状明显的且无生育要求的可考虑手术治疗。

（五）子宫结直肠瘘

（1）概述

女性生殖道与附近器官（主要指泌尿道和肠道）之间可能形成的异常通道，其中直肠阴道瘘较多见，而子宫结直肠瘘也可能见到。形成原因以产伤为主，其次有手术、放射线损伤，尤指阴道放疗、癌瘤浸润、长期放置子宫托等。

（2）结肠镜下特点

结肠镜下可见结肠直肠肠壁出现瘘口，较大者透过瘘口可见到异常腔隙，系直肠阴道瘘。在内镜下子宫结直肠瘘与子宫阴道瘘所见相似（图 4-28-6）。经结直肠腔注入亚甲蓝，于阴道内见亚甲蓝染色者，可以证实子宫结直肠瘘。

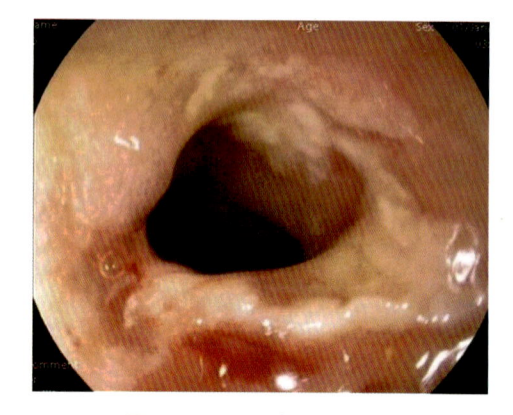

图 4-28-6　直肠阴道瘘

（3）鉴别诊断

鉴别有些简单。对于粪瘘患者必须进行详细的妇科检查和直肠指诊，以排除结直肠-阴道瘘。结直肠-阴道瘘经检查发现阴道和结直肠有完整的瘘管。直肠阴道下段瘘有时从阴道外口直接能看到瘘口。X线下经瘘口插管造影可了解直肠末端位置以及与瘘管的关系。

（4）治疗

子宫结直肠瘘的手术治疗方案应根据不同的病因选择，有多种术式，如全子宫切除术+部分肠管吻合术等。

（王深皓）

第29节 痔

（一）概述

痔是临床上最常见的肛肠疾病之一，好发于20~65岁的中青年人群。根据其发生部位与肛门齿状线的相对关系，分为内痔、外痔和混合痔。内痔由内痔血管丛组成，外痔由外痔血管丛组成。齿状线是其血管丛的解剖学分界。临床上内痔占比最多，本节主要讲述内痔。

内痔血管丛是人体正常的解剖结构，由3个软性充血垫组成，俗称为"肛垫"。目前全球公认的内痔发病理论是"肛垫滑动/缓冲学说"。内痔血管丛由大量的小动脉－小静脉吻合形成一个海绵状毛细血管网络。直肠上动脉和中动脉在直肠壁外形成血管丛，穿过直肠壁，在齿状线上方的左、右前和右后（即截石位3、7、11点）3个方位形成3个主要分支汇入内痔血管丛，与内痔静脉丛相互沟通。生理状态下，右侧肛管受力大于左侧，且11点处最大，因此，11点位内痔脱垂最常见，肛管右侧松弛较左侧常见。

内痔的主要症状为出血、脱垂、肿胀、疼痛、瘙痒、黏液外溢、肛周不适、肛门肿块及排便困难等，如反复出血可导致继发性贫血，一旦大出血需要急诊手术和输血治疗。

（二）结肠镜下特点

首先要辨识两条线，即肛直线和齿状线，两者之间的肛柱区是内痔形成的区域。

镜下肛直线为一条清晰的细线，反转内镜从直肠向远侧看到的第1条清晰的细线，其近侧为粉红色直肠黏膜，远侧为蓝白色过渡上皮。或者顺镜观察时为通过肛门即将到达狭窄与扩张交界处时（肛门直肠环）看到的清晰的线。镜下齿状线为连接各肛柱下端和肛瓣边缘的锯齿状环形线，距肛门缘2~3cm。在肛管充分松弛扩张时可观察到完整、清晰的齿状线（图4-29-1）。

镜下内痔通常表现为右前、右后和左侧3个部位的肛柱呈现明显肿大，表面呈蓝色、或呈现红色征或血泡征；表面黏膜血管纹理模糊不清，可出现糜烂、溃疡，甚至活动性出血（图4-29-2）。根据内痔的严重程度分为四度，见表3-10-1。

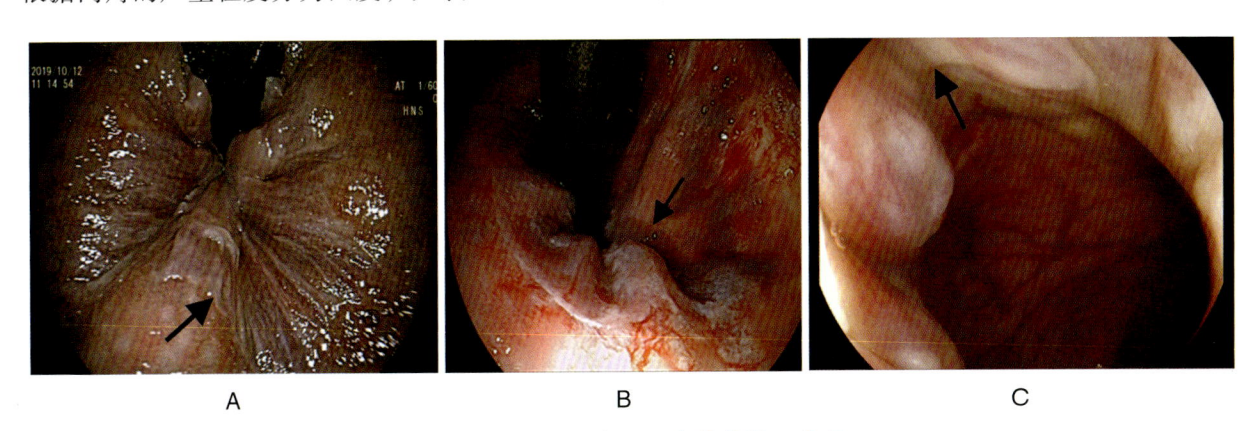

图4-29-1 肛直线和齿状线镜下表现
A.反转镜下肛直线（黑色箭头所示）。B.反转镜下齿状线（黑色箭头所示）。C.顺镜下齿状线（黑色箭头所示）

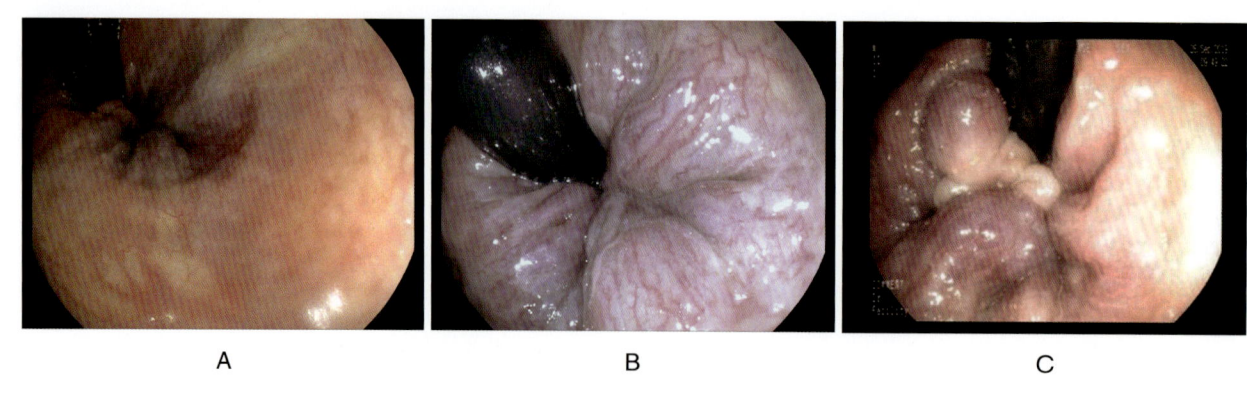

图 4-29-2　Ⅰ度～Ⅲ度内痔的镜下表现
A. Ⅰ度内痔。B. Ⅱ度内痔。C. Ⅲ度内痔

（三）诊断

1）病史及体格检查　询问病史和体格检查至关重要。详细病史应包括：症状（如便血、脱出等及其诱发因素）、排便情况、既往病史、手术史、服药史、女性患者应询问孕产史和月经史等。专科体格检查主要有肛门区视诊和直肠指诊，必要时可借助肛门镜等。

2）辅助检查　年龄＞45岁、有肿瘤疾病个人史或家族史、血便症状（包括肉眼及镜下）的患者需行结肠镜检查以除外肿瘤性病变。

（四）分类

目前国内外最常用的内痔分类法是Goligher分类法，根据痔的脱垂程度将内痔分为Ⅰ度～Ⅳ度。我国令狐恩强团队提出了LDRF分类，根据内痔直径和危险因素进行分级，对内痔的镜下微创治疗有指导意义，见表3-10-2。

（五）鉴别诊断

（1）外痔

外痔通常表面覆盖着皮肤，无法被纳入肛门内，因此不太容易引发出血。它的主要症状包括疼痛以及肛周的异物感，给患者带来很大的不适（图4-29-3）。

（2）肛裂

可有便血，大便干燥时会出现肛门疼痛，便后疼痛非常剧烈，检查多可在后正中或前正中见到肛管皮肤有裂口（图4-29-4）。

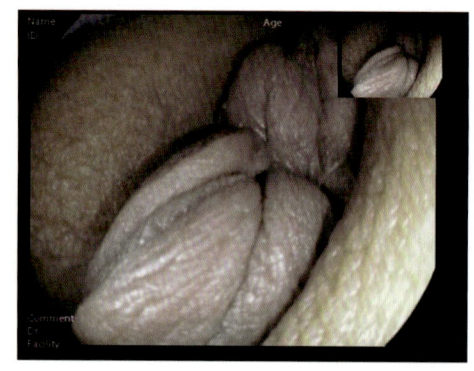

图 4-29-3　外痔
肛门口外突出物，表面覆盖皮肤

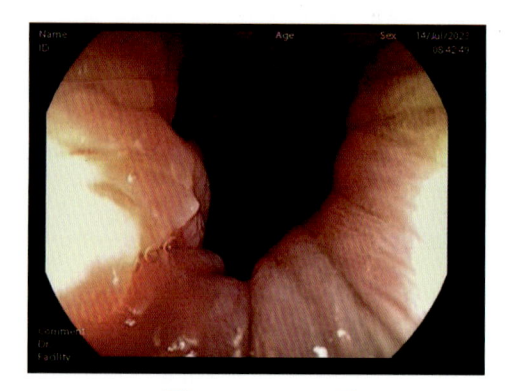

图 4-29-4　肛裂
图中7点方向可见肛管皮肤裂口

（3）直肠息肉

常有便血症状，色鲜红，一般血与粪便不相混，也可偶见便血量较多。内镜检查可鉴别。

（4）肛乳头肥大

位于肛门齿状线处，多呈灰白色，一般肛乳头肥大本身无便血症状，可有刺痛或触痛。当肥大的肛乳头增大时，可出现肛内肿物脱出的症状（图4-29-5）。

（5）直肠脱垂

多见于儿童和年老体弱患者。脱出物与痔核不同，为粉红色黏膜、呈环状，表面可有环形皱襞，黏膜光滑，无静脉曲张。一般不出血，如脱出的黏膜受到损伤，则可发生溃疡及出血。肛门指检有可能触及折叠的黏膜（图4-29-6）。

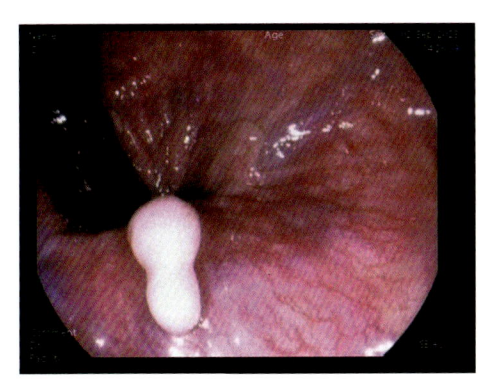

图 4-29-5 肛乳头肥大
图中显示肛门齿状线处灰白色突起

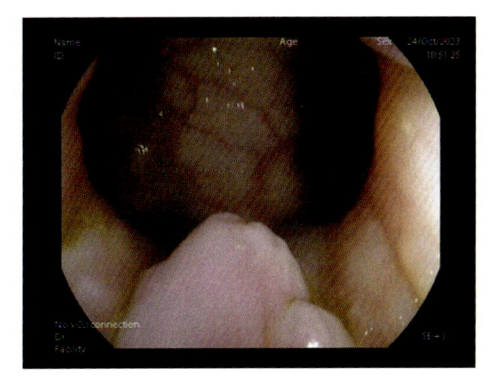

图 4-29-6 直肠脱垂
图中6点方向显示粉红色黏膜，表面光滑并可见皱襞

（6）溃疡性结肠炎

有腹痛腹泻、里急后重、黏液脓血便等症状。肠镜检查及病理活检有助于确诊。

（六）治疗

1. 内痔的保守治疗

保守治疗能够缓解痔疮的症状，但并不能完全治愈。如病情严重或反复发作，则需要考虑手术治疗。

（1）调整生活方式、饮食结构及口服用药

1）养成良好的生活习惯，避免辛辣刺激食物、避免久坐，摄入充足的液体和膳食纤维，口服缓泻剂，有助于预防和改善便秘，防止痔疮的恶化。

2）纯化微粒化黄酮成分黄酮类制剂（micronized purified flavo-noid fraction，MPFF）是Ⅰ度~Ⅳ度内痔患者治疗首选药物。该药通过增强毛细血管阻力、降低毛细血管通透性和改善微淋巴引流来改善微循环通透性，有效缓解内痔症状，减少复发。

（2）中药治疗具有消炎、止痛、收敛等功效，包括内服、坐浴和外涂药膏。温水坐浴能促进血液循环，加速炎症消散。外用药膏能迅速缓解肛周疼痛和不适感，还能促进痔疮组织的修复和再生，帮助患者恢复肛门的正常功能。

（3）局部外用药物包括复方角菜酸酯栓、复方消痔栓、硝酸甘油软膏、卡波姆痔疮凝胶等。

2. 内镜下微创治疗

目的是消除或减轻内痔的症状，内痔的微创治疗方法选择和治疗程度，应该根据内痔的严重程度分度和患者的耐受性等因素来决定，包括硬化治疗和套扎治疗。

3. 内痔的外科治疗

常用手术方式有结扎术、痔切除术、内括约肌部分切断术、外剥内扎术、切除缝合术、吻合器直肠黏膜环状切除术等（procedure for prolapse and hemorrhoids，PPH）。

（程　妍　董　蕾）

第 5 章
结肠镜检查的常见并发症及处理

结肠镜检查的并发症主要是由于适应证选择不当，术前准备不充分，术者缺乏经验、操作不熟练和（或）术者在进镜困难时急躁、缺乏耐心而粗暴进镜所致。结肠镜检查发生严重并发症的风险较低，与结肠镜检查相关的死亡率约为 0.007%，超过 85% 的不良事件发生于息肉切除术。年龄大和有共存疾病的患者发生严重不良事件的风险高于年轻患者。

（一）穿孔

1. 发生原因、部位及临床表现

结肠镜检查过程中穿孔发生率因操作不同而不同，比如筛查性结肠镜检查穿孔发生率较低，为 0.01%~0.1%，多见于直肠、乙状结肠。吻合口狭窄扩张时穿孔发生率为 0~6%，支架置入时穿孔发生率约 4%，结肠内镜下黏膜切除时穿孔发生率是 0~5%，克罗恩病狭窄扩张时穿孔发生率为 0~18%。穿孔的危险因素包括高龄、多种共存疾病、憩室病、梗阻、右结肠 > 1cm 的息肉切除及其他治疗性操作。穿孔的其他危险因素包括结肠动力降低、结肠壁薄弱、既往内镜下切除结肠病变不完全、结肠镜由非胃肠病医生进行，以及内镜医生经验不足等。肠穿孔的原因包括结肠镜对肠壁特别是直肠乙状结肠壁或者肠腔狭窄区域施加压力造成机械性创伤；当结肠内压力超过结肠区域（常为盲肠）的爆破压时造成气压伤等。

由于穿孔位置和大小、粪便渗漏入腹膜的程度以及患者的共存疾病不同，患者肠穿孔后表现的症状也会有所不同。当出现以下情况应高度警惕穿孔：如果在检查中发现充气不能维持肠腔扩张，或是退镜时发现有血性液体不断流出；检查结束后，如患者主诉腹痛、腹胀，且持续不缓解；发现气胸、纵隔气肿、皮下气肿、阴囊气肿均应怀疑穿孔。遇到上述情况，应及时通过体格检查（注意肝浊音界是否消失，是否有弥漫性或局限性腹部压痛以及腹膜刺激征）和 X 线检查（膈下有无游离气体）以判定是否存在穿孔。如不能明确诊断，可进行水溶性造影剂灌肠后行腹盆腔 CT 扫描，如有对比剂进入腹腔，则可确诊（图 5-1、图 5-2）。

2. 处理方法

结直肠穿孔的处理取决于病因、严重程度、受影响的结肠位置和患者的健康状况等。对于没有腹膜炎或败血症的患者，可通过肠道休息、使用广谱抗生素和每 3~6 小时 1 次的腹部检查来治疗。如果出现腹膜刺激征、败血症或血流动力学不稳定的迹象，则需要进行外科干预，如初步修复、切除和吻合，或者转流粪便造口术。接受结肠镜穿孔外科治疗的患者死亡率较高，特别是如果出现并发症。

随着微创手术在结肠镜穿孔治疗中的应用日益增多，内镜治疗作为一种有价值的微创方法，尤其适用于术中或术后 4h 内识别的医源性结直肠穿孔。文献报道，对直径 < 2cm 的结肠镜穿孔进行立即内镜闭合，可以避免早期并发症。内镜修补可以使穿孔完全封闭、愈合，防止腹膜炎的发生，同

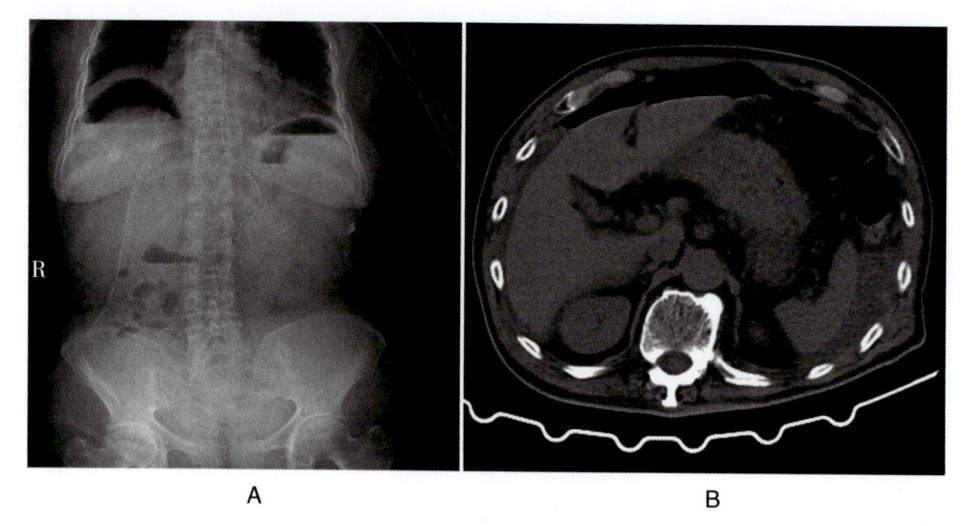

图 5-1　肠穿孔时膈下游离气体
A.X 线所见。B.CT 所见

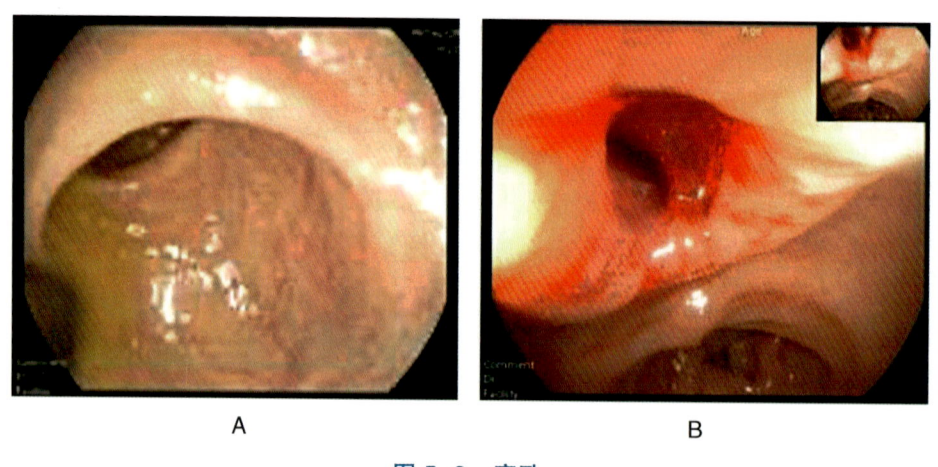

图 5-2　穿孔
A.穿孔前所见。B.穿孔时可见肠壁有一小孔

时减少腹膜粘连并避免手术。然而，是否采用内镜治疗取决于穿孔大小、内镜医生的经验及特殊器械的可用性。内镜下常用缝合方法见下文。

1）传统金属夹夹闭法，操作易行，经济成本低，适合缝合较小穿孔（图 5-3）；内镜治疗时发生的穿孔，也可用此法夹闭（图 5-4）（视频 5-1）。

2）特殊金属夹缝合法，三壁夹（TriClip）和 over-the-scope-clip（OTSC）可夹闭肌层甚至全层缝合，缝合相对严密（图 5-5）。

视频 5-1

3）金属夹联合尼龙圈的荷包缝合，把尼龙圈沿穿孔周围用金属夹固定于黏膜上，收紧尼龙圈达到缝合目的，可适用相对较大穿孔。

（二）肠道出血

1. 发生原因、时间及临床表现

肠道出血的发生率为 0.55%~2.0%，通常与息肉切除术相关，很少出现在诊断性结肠镜检查时。由于出血部位的不同，患者可表现为便血或黑便（右半结肠出血可表现为黑便）。不同情况、不同

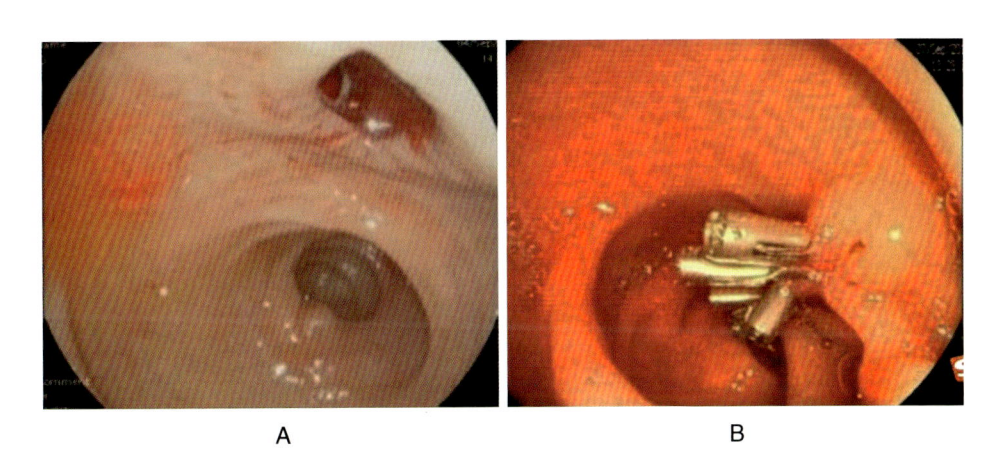

图 5-3 一例直肠小穿孔时用金属夹夹闭
A. 穿孔前。B. 夹闭后所见

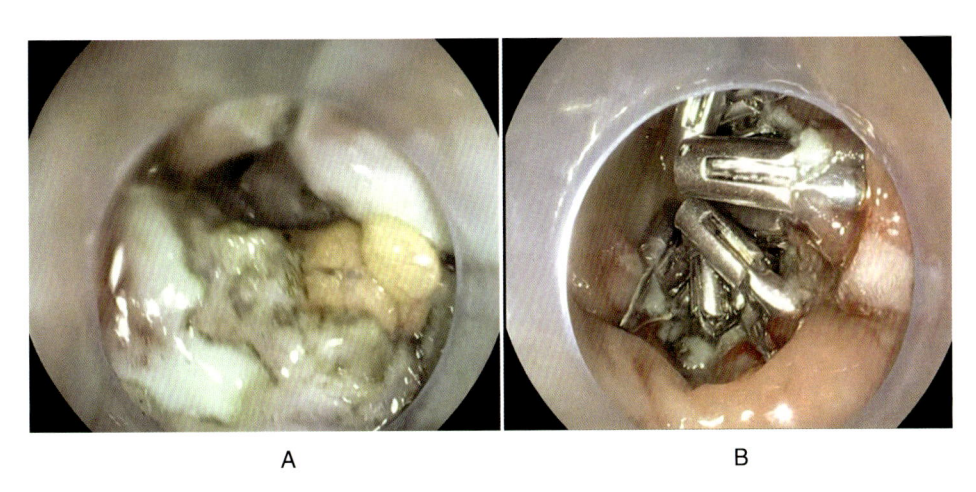

图 5-4 一例内镜治疗中发生的穿孔
A. 穿孔处可见黄色大网膜。B. 金属夹夹闭

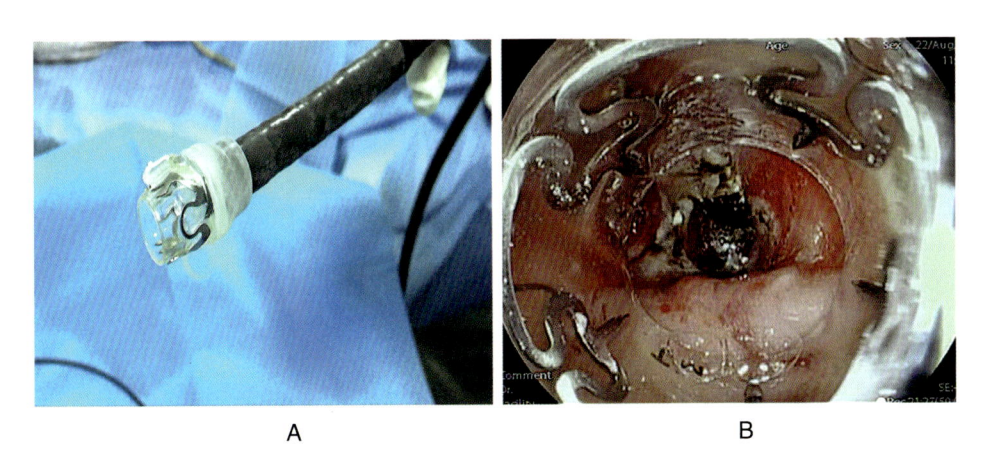

图 5-5 使用 OTSC 夹闭
A. 体外装在内镜头端的 OTSC。B. 体内释放显示图

个体术后出血的时间也不相同，早期出血可在结肠镜实施过程中发生，迟发性出血通常发生在操作后 1~7d 后，也有报道最迟在 4 周后发生出血。以下情况容易发生肠道出血。

（1）非甾体抗炎药、抗凝血药或有血液系统疾病凝血功能障碍者，取活检可引起持续出血。

（2）对富含血管的病变（如毛细血管扩张）或炎症显著、充血明显的部位取活检，可引起较大量的出血。

（3）息肉电切时，特别是无蒂或粗蒂大息肉，圈套器圈套息肉后收紧速度过快、过猛和（或）电流强度过强致凝固不足，均可导致息肉被机械性切除而引起出血；如电流强度过弱，电凝时间过长，残蒂焦痂脱落时可引起延迟出血。

2. 处理方法

结肠镜检查后持续出血的患者，原则上应即刻复查结肠镜。一旦发现出血灶，应依出血性质，判断内镜下采取的治疗方法。如局部渗血可采用 5%~10% 孟氏液、注射用凝血酶 1 单位、4~8mg/dL 去甲肾上腺素或医用粘接剂喷洒，也可采用电凝、热凝、氩气和激光止血；喷射性出血均为较粗的小动脉出血，宜采用钛夹或钛夹联合组织胶止血（参见有关章节）。

（三）肠系膜、浆膜撕裂

1. 发生原因及临床表现

此类并发症较罕见。在插镜过程中进镜阻力增大，结肠镜前端前进困难或不能前进反而后退且患者痛苦较大时提示肠袢已形成，如继续进镜，肠袢增大，肠管过度伸展使浆膜和系膜紧张，如再注入过多空气，使肠腔内压力升高，超过浆膜所能承受限度时便会发生撕裂。当患者结肠镜检查前无外伤手术史，术后无明显诱因出现腹痛伴血红蛋白下降，应警惕肠系膜血管撕裂。

2. 处理方法

肠系膜动脉撕裂为一种罕见的并发症，常见血管撕裂的解剖位置为降支、直肠上动脉和横结肠系膜动脉，病情急，死亡率高，一般需要紧急手术处理。

（四）感染

1. 发生原因及临床表现

结肠镜检查相关的感染发生率非常低，极少数抵抗力低下的患者，在取活检或内镜切除治疗后可能会出现菌血症；也有与设备缺陷和（或）不遵守恰当的内镜再处理方案相关的乙型肝炎、丙型肝炎及细菌传播的病例报告。

2. 处理方法

菌血症持续时间短，临床大多不引起感染性病变，无须预防性使用抗生素。

（五）脑血管意外

在患者原有心、脑血管疾病的基础上可发生心力衰竭、急性心肌梗死、心脏骤停、脑出血等并发症。

（六）气体爆炸

极为罕见。主要是由于肠内含有过高浓度可燃性气体氢气和甲烷，通电进行息肉或黏膜切除及电凝止血时可能引起爆炸。多见于肠道准备不充分和（或）使用不能完全吸收的碳水化合物制剂，如乳果糖、甘露醇或山梨醇。因此，不推荐使用这些碳水化合物来清洁肠道。此外，在通电操作前反复抽吸肠道内的气体，抽出肠道内的可燃性气体，注入新鲜空气以避免气体爆炸。

（七）其他

如静脉血栓、皮下气肿、心律失常、低氧血症、麻醉意外、电凝术后综合征及消毒液造成的急性化学性结肠炎等。由于泻剂而致水、电解质紊乱，甚至严重时发生低钠性脑病等。腹腔脏器损伤，如脾破裂和脾脏外膜下血肿也有报道，推测可能主要是因为镜身通过脾曲结肠时牵拉脾动脉或进镜时过度拉长脾结肠韧带造成脾与结肠原有的粘连处撕裂所致。

（全晓静　邹百仓）

第 6 章

常用结肠镜治疗设备及仪器

（一）概述

早期结肠镜下治疗最常用的是高频电设备，此后随着氩等离子体凝固术（argon plasma coagulation，APC）的出现和逐步完善，APC也开始大面积应用于临床，对结肠镜下的各种治疗也起到了非常关键的作用。

近年来，随着医疗设备的不断研发和技术突破，无论进口还是国产设备，均出现了氩气与高频电刀相结合的一体式内镜治疗平台，这为消化内镜医生提供了更便利、更安全、更高效的操作体验。

（二）工作原理

临床常用的高频电设备一般为300kHz~1000kHz高频电流，利用其对机体的热效应，使组织局部迅速升温而使组织蛋白质，特别是结缔组织内的蛋白质变性、干燥、凝固坏死。当局部组织在大约0.1s的瞬间温度升高至100℃以上时，便会产生气化放电而切断息肉等肿物。电流通过组织时所引起的温度变化，与组织断面的截面积成反比（即作用电极的面积越小，局部产生的温度越高），而与通过组织的电流量、通电时间及电流通过组织的阻力成正比。

氩气是一种性能稳定、无毒无味、对人体无害的惰性气体。它在高频高压电的作用下，被电离成氩气离子。这种氩气离子具有极好的导电性，可连续传递电流，它能引导高频电流到达组织表面，APC不会碳化或气化组织，APC的热效应仅限于组织失活、凝固、干燥及干燥后所产生的组织固缩。APC的物理特性是氩等离子体沿着电极和组织间的电场方向流动，离子流从电极到达最近的导电组织，组织一旦干燥就会失去导电性，离子流会自动从干燥组织流到湿组织，直到相近组织表面被烧灼干燥。所以APC作用的深度仅限于一个很小范围，一般在3~4mm。

随着消化内镜诊疗技术的不断进步和操作领域的持续拓展，尤其是内镜黏膜下剥离术、经口内镜食管下括约肌切开术（peroral endoscopic myotomy，POEM）以及经隧道黏膜下肿瘤切除术（Submucosal tunnel endoscopic resection，STER）等技术的应用，广大消化内镜医生对内镜下治疗设备的效率及安全性有了更高的要求。在此背景之下，众多医疗设备厂商纷纷推出了集高频电刀与氩气刀于一体的新型仪器。此类设备的治疗的效果和速度明显优于普通的高频、微波等治疗仪器，可提高工作效率并降低劳动强度；在一定程度上降低了并发症的发生概率。

（三）仪器简介

该仪器国内外都有品牌，国外品牌以ERBE为代表，国内也已有多家产品（图6-1）应用于临床。

以下以某国产品牌高频氩气电刀一体机为例进行介绍。该仪器包含以下组成部分：主机，其工作频率为450kHz，最大输出功率为350W。电源电压：220V±10%，整机输入功率800VA。主机上还包含有液晶显示及操作面板和各种插线接口。另外还有电源电缆（图6-2A）、高频连接电缆（图

6-2B)、中性电极连接电缆(图6-2C)、中性电极(图6-2D)、重复性软电极(氩气管)(图6-2E)以及不同类型的脚踏开关(图6-2F、图6-2G)。

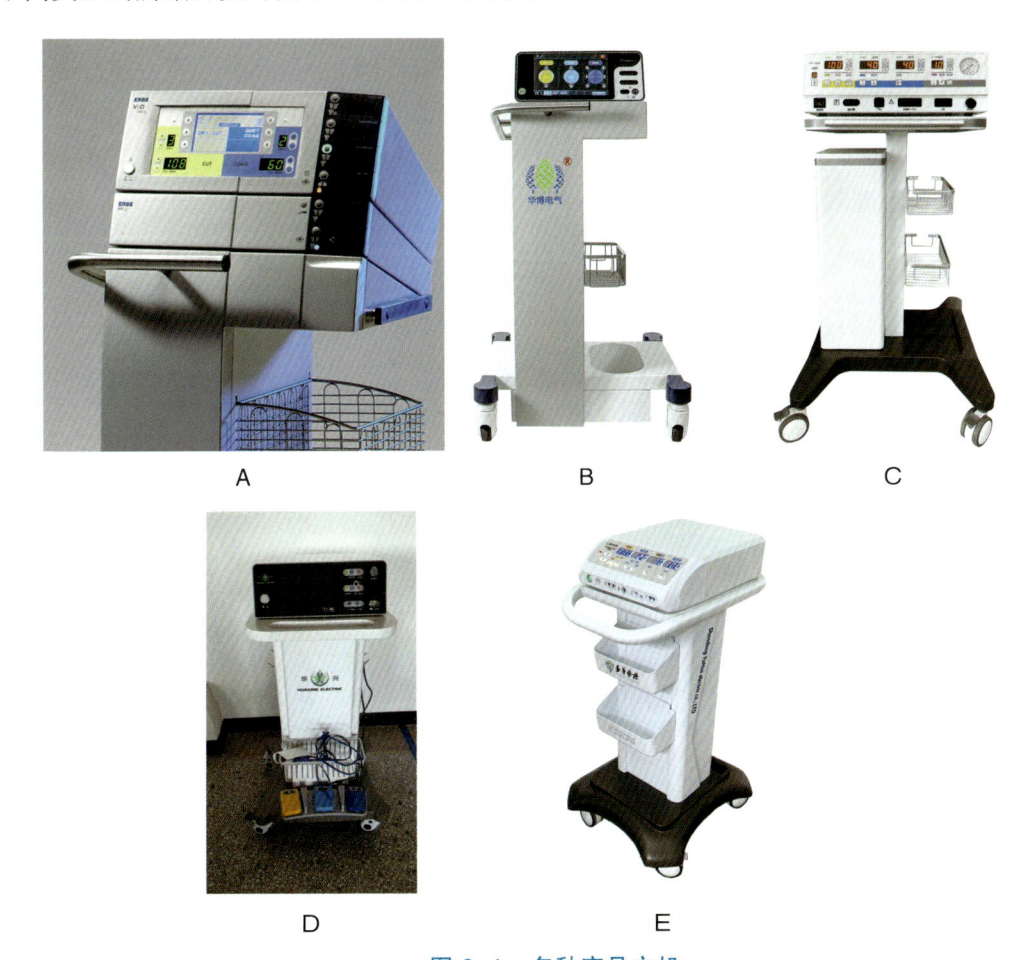

图6-1 多种产品主机
A.ERBE。B.华博。C.麦迪康维。D.华兴。E.玉华

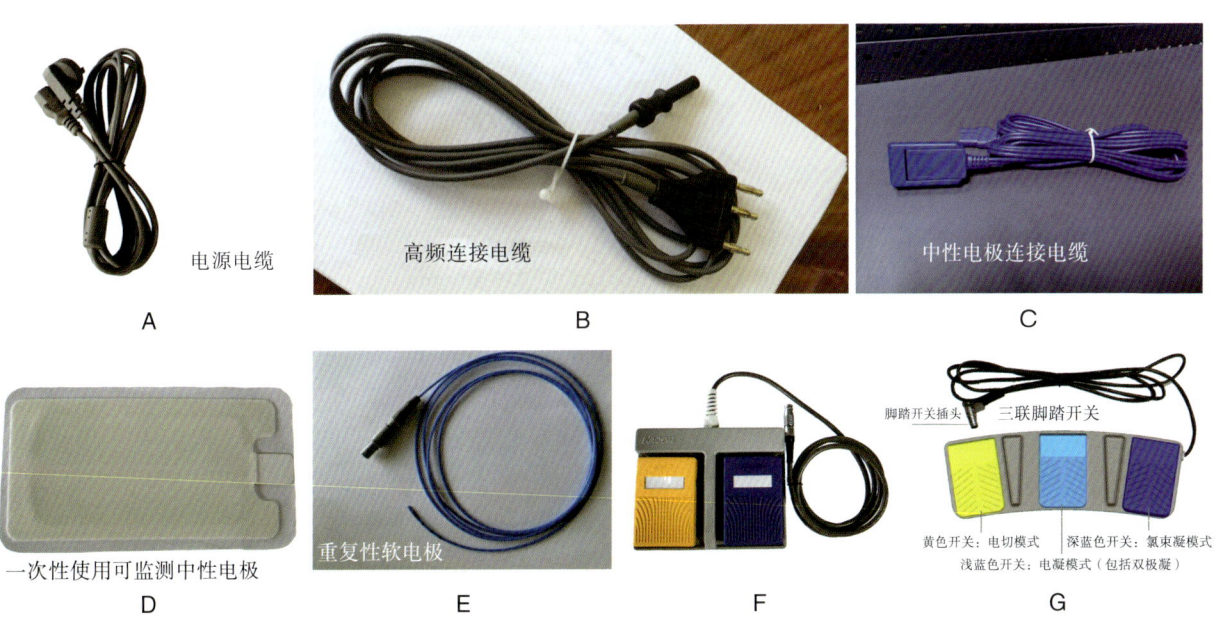

图6-2 各种配件
A.电源电缆线。B.高频连接电缆。C.中性电极连接电缆。D.中性电极。E.重复性软电极。F、G.脚踏开关

201

（四）仪器特性

1. 一体化设计

仪器具有纯切 1、纯切 2、混切 1、混切 2、内镜切 1、内镜切 2、柔和凝、强力凝、喷射凝、氩束凝、双极凝等功能。内镜切对应德国 ERBE 设备的 Q 切和 I 切的工作模式。内镜切 1 增加部分电凝成分防止术中出血，用于息肉圈套、EMR、ERCP 等治疗。内镜切 2 减少电凝输出，突出电切在治疗中的作用，使创面更清晰，用于 ESD、POEM 等治疗。可智能控制输出功率的大小，从而达到精细化切割的效果。

2. 冲洗功能

具有氩气冲洗功能，可有效提高氩气激发距离，防止氩离子束电极阻塞。

3. 视野清晰

氩束激发距离在 7~10mm 以上，激发距离越远越容易发挥氩束不接触组织的优势，不产生烟雾，从而保证内镜下的视野清晰。

4. 操作方便

（1）配备专用内镜治疗模块，内镜治疗模式一键式选择，智能控制输出功率大小，精细切割。具有内镜切 1、内镜切 2 两种工作模式。

（2）可同时接入两个脚踏，提供两种三联脚踏、双联脚踏、单联脚踏四种形式以供选择，从而适应不同术者的操作习惯。

（3）功率自动补偿系统。手术过程中可实时检测人体组织阻抗，根据阻抗变化维持恒定功率输出，确保切凝效果。

（4）配备低压内镜模式，可降低设备对内镜的热损伤效应。

5. 参数保存功能

支持自定义参数保存，可保存 10 种自定义手术模式；断电参数自动保存。

6. 其他

支持单极切凝扩展功能，可根据需要扩展出多个单极接口。

（五）仪器操作注意事项

1. 使用前注意

（1）患者准备同普通内镜，但不得用甘露醇准备肠道，因甘露醇可使结肠内积存易爆气体。安装有心脏起搏器及脑内埋电极者禁忌使用。

（2）充分检查仪器设备功能是否正常，接线是否完备正确，功能调节按钮是否灵敏等。

（3）将肢体电极与患者身体牢靠贴固（一般选择下肢或臀部），并确认仪器面板上的相关报警提示为绿色（正常）状态。

2. 使用中的注意事项

（1）根据临床情况不同及个人经验合理选择仪器设备模式与参数。笔者单位习惯选用混切模式，通过降低或升高电流强度，可分别产生凝固或切开效果，在切开的同时也有适当的凝固层形成，同时有止血作用，使用较方便。

（2）使用圈套器时应注意勒紧组织后再通电，如出现白色凝固层，说明起到了凝固效果；在凝固层出现冒烟现象，说明产生电火花，出现了切割效果。切勿用机械力量切割，以免引起出血。

（3）通电时应注意患者反应，如诉说疼痛应立即停止通电，这是涉及消化管肌层的信号，如不停止则可能引起穿孔。

（4）正常功率下如息肉仍不能顺利切除，应考虑有电流分流的存在，不应盲目增大功率，待分流解除后再通电，可避免烫伤、穿孔、出血等并发症。

（六）高频氩气电刀在内镜治疗中的临床应用

1. 内镜下黏膜切除、黏膜下剥离等治疗

内镜黏膜切除术（EMR）或内镜黏膜下剥离术（ESD）是最常见的结肠镜下操作。除了高频氩气电刀设备外，还需要用到注射针、圈套器、IT刀、Hook刀或Dual刀等特殊附件。以ESD操作为例，首先需要对所要剥离的病变进行标记，通常可选择Dual刀或APC在距离病变0.5~1.0cm处进行电凝标记，如果病变隆起较明显且边界清晰，也可省略该步骤；然后再以注射针对病变进行黏膜下注射（图6-3A），可见病变整体明显上抬，之后再以Dual刀等工具进行逐步的剥离（图6-3B）。剥离过程中，对于较大的裸露血管应进行热止血钳电凝止血（图6-3C）。

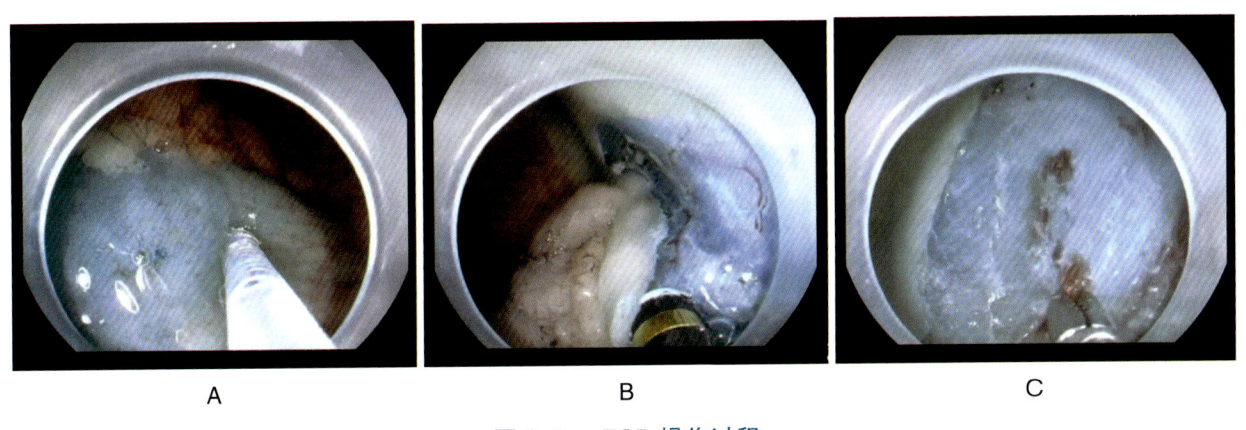

图6-3　ESD操作过程
A.黏膜下注射。B.剥离黏膜下组织。C.处理术后创面（电凝止血）

2. 内镜下止血治疗

在进行内镜下结肠病变切除或黏膜剥离等治疗过程中，有发生即刻出血的风险，可立即进行内镜下止血治疗。另外，对于各种内镜下治疗术后发生的迟发性出血以及毛细血管扩张、放射性肠炎等引起的出血等也首选内镜下止血治疗。由于APC治疗的非接触性，可最大限度确保操作视野的清晰度，也可在一定程度上避免氩气喷洒管等附件头端与组织形成的焦痂粘着而影响止血治疗的效果（图6-4）。

（七）高频氩气电刀治疗的副作用

1. 参数设置不当或操作失误可能引起出血、穿孔等并发症。
2. 氩气流量过大或操作时间过长等有可能引起患者腹胀不适，因此，在治疗过程中应不断负压抽吸排出相关废气。

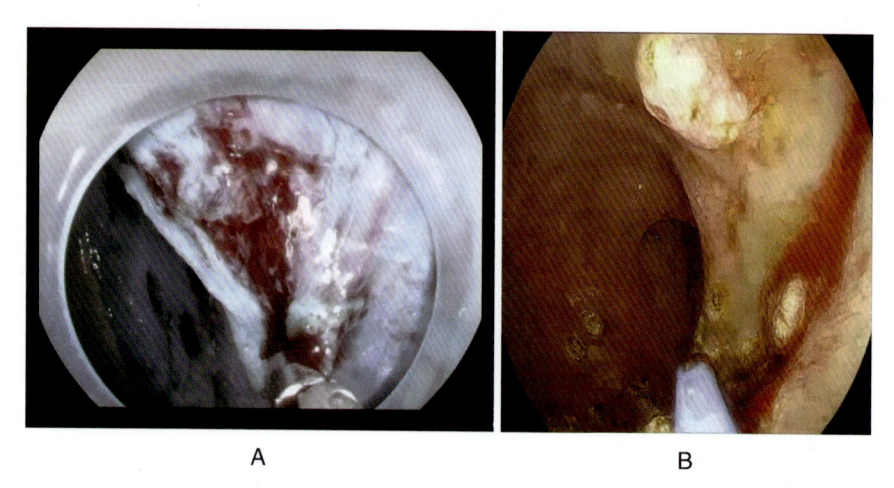

图 6-4 结肠病变出血止血治疗

A. 高频电凝止血。B.APC 止血

3. 不要将已启动的 APC 电极紧贴组织或器官，否则有可能会造成气肿或器官壁损伤。

4. 在置入支架的部位操作时不要将 APC 直接接触支架的金属部分，以免金属传热，造成非治疗部位的损伤。

（赵 刚）

第7章

结肠镜的清洗消毒及质量控制

（一）电子结肠镜的消毒方法

电子结肠镜作为诊断和治疗结肠疾病的重要工具，在操作中密切接触患者的体液、细胞和组织等，若清洗消毒不彻底则会造成医院感染事件的发生，因此，对电子结肠镜实施正确的清洗消毒就显得尤为重要。有研究证明，仅充分清洗就可使病原菌减少到难以引起感染的程度，并可提高消毒剂的消毒效果。遵循2016版《软式内镜清洗消毒技术规范WS507-2016》的规定，结合2024年《中国消化内镜再处理专家共识》，现将电子结肠镜的消毒方法介绍如下。

电子结肠镜的清洗消毒方法分为自动清洗机清洗消毒和手工清洗消毒两种。

目前科室使用的方形槽包括：清洗槽、漂洗槽、消毒槽、终末漂洗槽（图7-1）。软式内镜清洗消毒流程如图7-2所示。

清洗消毒流程按如下步骤进行：床侧预处理、清洗、消毒和终末漂洗，现分述如下。

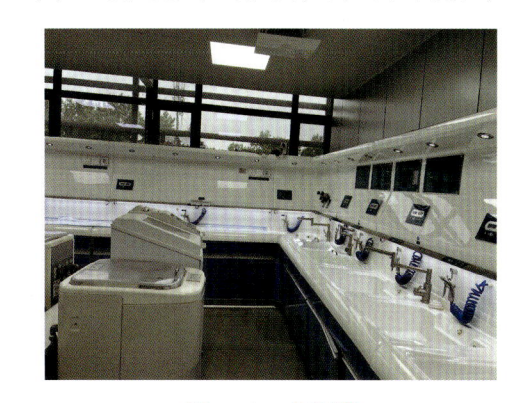

图 7-1 方形槽

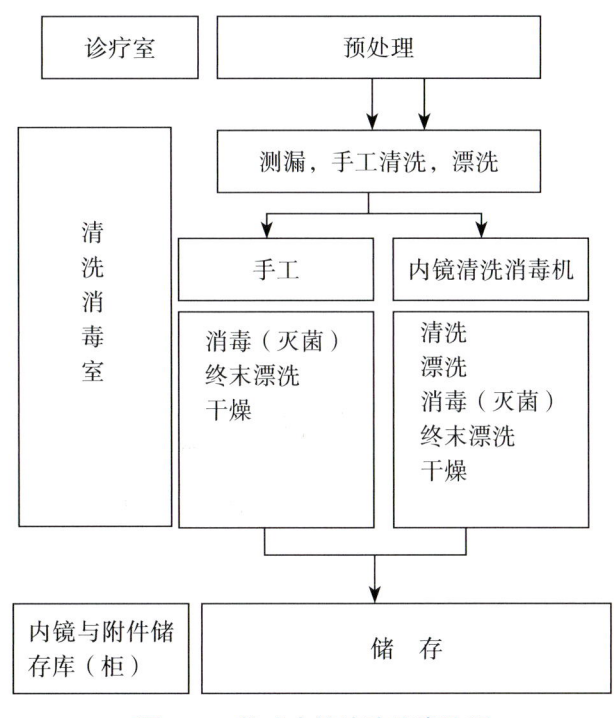

图 7-2 软式内镜清洗消毒流程

（二）清洗消毒原则

1. 所有的软式内镜每次使用后均应进行彻底清洗和高水平的消毒或灭菌。
2. 软式内镜及重复使用的附件、诊疗用品应遵循以下原则进行分类处理。

（1）进入人体无菌组织、器官，或接触破损皮肤、黏膜的软式内镜及附件应进行灭菌。

（2）与完整黏膜相接触，而不进入人体无菌组织、器官，也不接触破损皮肤、黏膜的软式内镜及附属物品、器具，应进行高水平消毒。

（3）与完整皮肤接触而不与黏膜接触的物品宜低水平消毒或清洁。

3. 注意事项

（1）内镜使用后应按以下要求测漏。

· 每次清洗前测漏。

· 条件不允许时，应至少每天测漏 1 次。

（2）内镜消毒或灭菌前应进行彻底清洗。

（3）清洗剂和消毒剂的作用时间应遵循产品说明书。确诊或疑似分枝杆菌感染患者使用过的内镜及附件，其消毒时间应遵循产品的使用说明书。

（4）消毒后的内镜应采用纯化水或无菌水进行终末漂洗，采用浸泡灭菌的内镜应采用无菌水进行终末漂洗。

（5）内镜应储存于清洁、干燥的环境中。

（6）每日诊疗工作开始前，应对当日拟使用的消毒内镜进行再次消毒、终末漂洗，干燥后方可用于患者诊疗。

（三）手工清洗消毒操作流程

1. 床侧预处理

（1）内镜从患者体内取出后，在光源和视频处理器拆离之前，应立即用含有清洗液的湿巾或湿纱布擦去外表面的污物，擦拭品应一次性使用。

（2）反复送气与送水至少 10s（图 7-3A）。

（3）将内镜的先端置入装有清洗液的容器中，启动吸引功能，抽吸清洗液直至其流入吸引管。

（4）盖好内镜防水盖（图 7-3B）。

（5）放入运送容器，送至清洗消毒间（图 7-3C）。

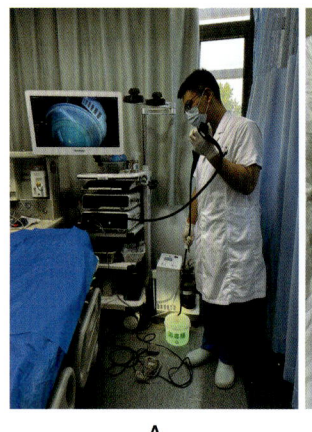

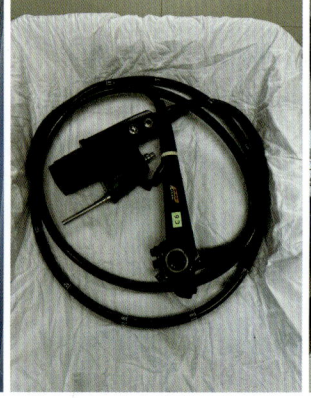

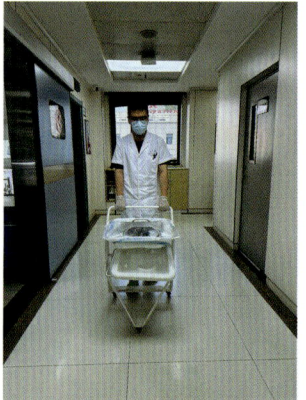

图 7-3 床侧预处理
A. 反复送气送水。B. 盖好防水盖。C. 送至洗消间

2. 测漏

（1）取下各类按钮和阀门，连接测漏器，并注入压力（图7-4A）。

（2）将内镜全浸没于水中，使用注射器向各个管道注水，以排出管道内气体。

（3）首先向各个方向弯曲内镜先端，观察有无气泡冒出，再观察插入部、操作部，连接注入空气直到测漏器的指针到达20kPa为止，放置约30s，确认测漏器指针是否有下降，下降5kPa以上情况即可能是气密不良（图7-4B）。对弯曲部进行上述操作，有可能发现渗漏，测漏完毕放松空气阀门，确认指针下降到0kPa以确保送入的空气全部排除（图7-4C）。

（4）取下电子结肠镜导光接头上的测漏器通气管。

（5）如发现渗漏，及时保修送检，并在维修登记本上记录。

（6）测漏后在测漏登记本上进行记录（图7-4D）。

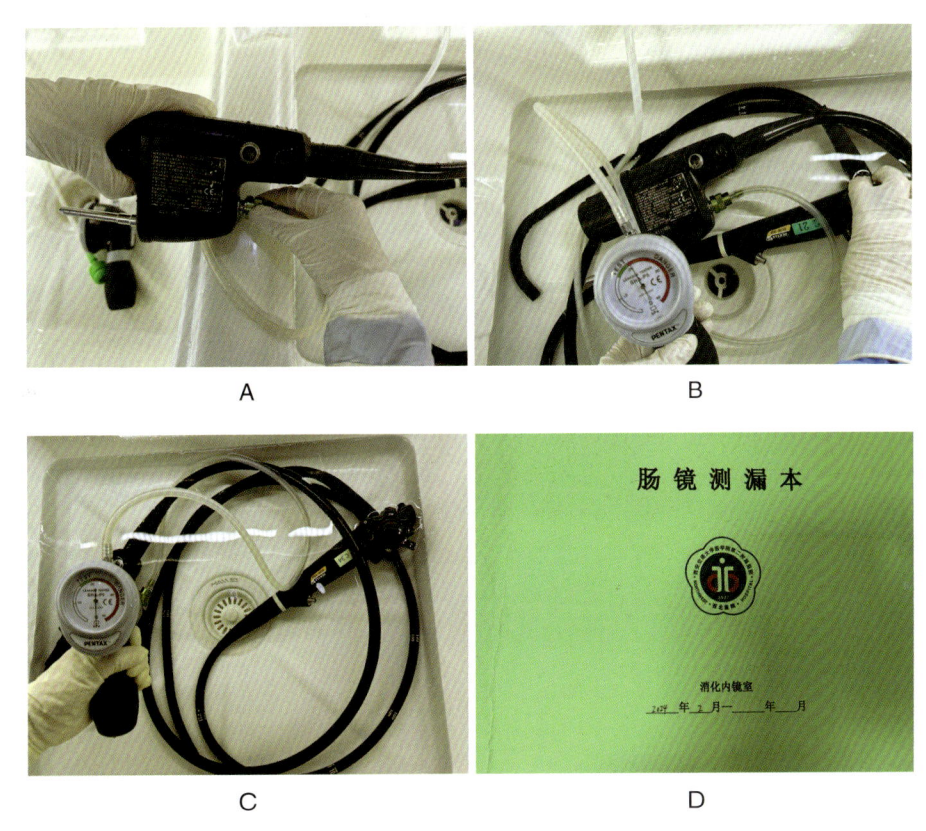

图7-4 测漏
A.连接测漏器。B、C.测漏方法。D.测漏登记本

3. 清洗

（1）在清洗槽内配制清洗液，一镜一酶液，将内镜、按钮和阀门完全浸没于清洗液中（图7-5A）。

（2）用擦拭布反复擦洗镜身，应重点擦洗插入部和操作部，擦拭布应一用一更换（图7-5B）。

（3）在清洗液中用电子结肠镜专用的清洗刷刷洗所有管道（图7-6A），刷洗时应两头见刷头，并洗净刷头上的污物，反复刷洗至没有可见的污染物（图7-6B）。

（4）安装全管道灌流器，管道插塞、防水帽和吸引器，用清洗液反复清洗电子结肠镜的每个腔道（图7-7）。

（5）使用专用刷子对按钮孔和轴的部分进行刷洗（图7-8A），钳道帽清洗时打开活塞后请轻轻刷洗（图7-8B）。

（6）电子结肠镜清洗刷是一次性耗材。

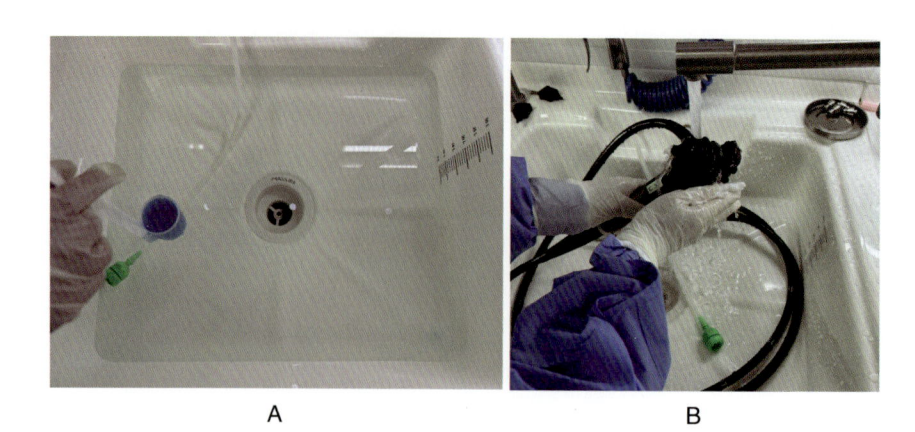

图 7-5 擦洗镜身
A.酶液内浸泡。B.擦洗镜身

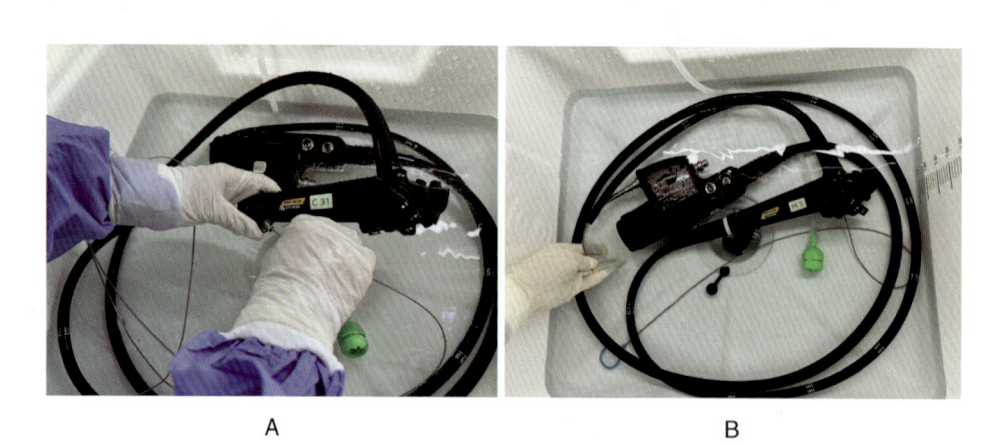

图 7-6 清洗刷头污物
A.刷洗管道。B.清洗刷头污物

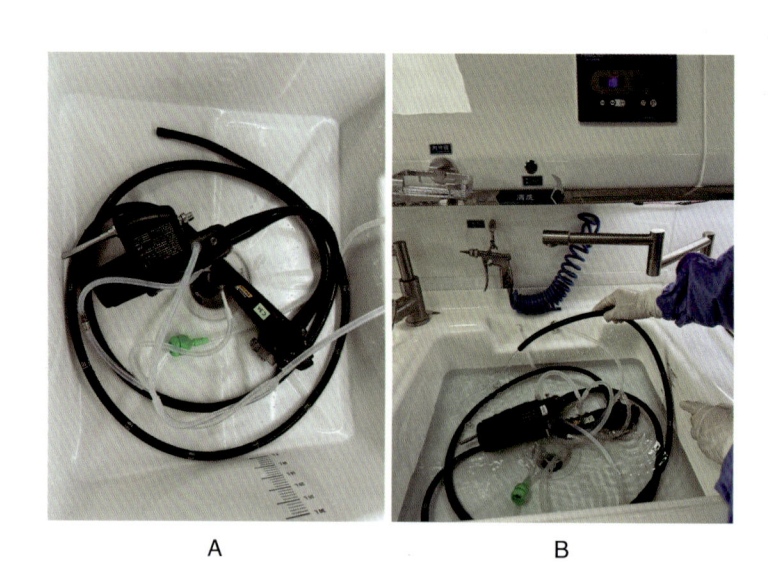

图 7-7 连接灌流器
A.连接灌流器。B.观察灌流速度

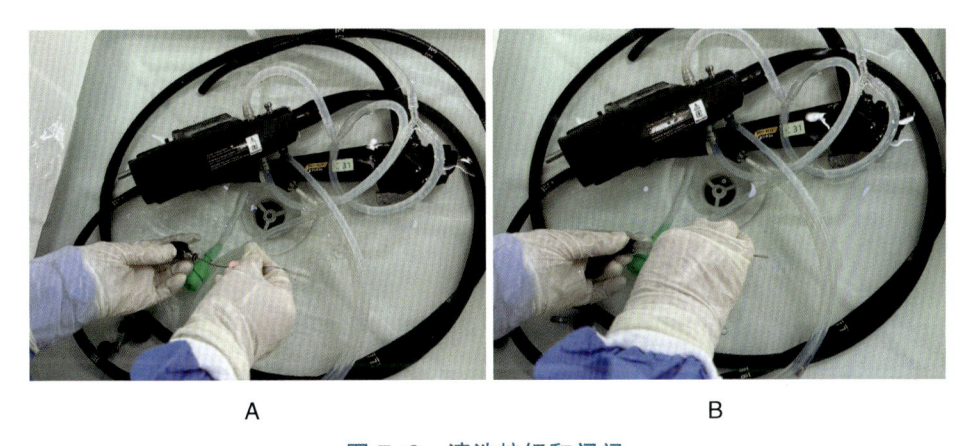

结肠镜的清洗消毒及质量控制 第 7 章

图 7-8 清洗按钮和阀门
A.按钮刷洗。B.钳道帽刷洗

4. 漂洗

（1）将清洗后的内镜连同全管道灌流器、按钮、阀门移入漂洗槽内（图 7-9A）。

（2）使用压力水枪充分冲洗内镜各管道至无清洗液残留（图 7-9B）。

（3）用流动水冲洗内镜各管道至无液体残留（图 7-9C）。

（4）用流动水冲洗内镜的外表面、按钮和阀门。

（5）使用压力气枪向各管道充气至少 30s，去除管道内水分（图 7-9D）。

（6）用擦拭布擦干内镜外表面、按钮和阀门，擦拭布应一用一更换。

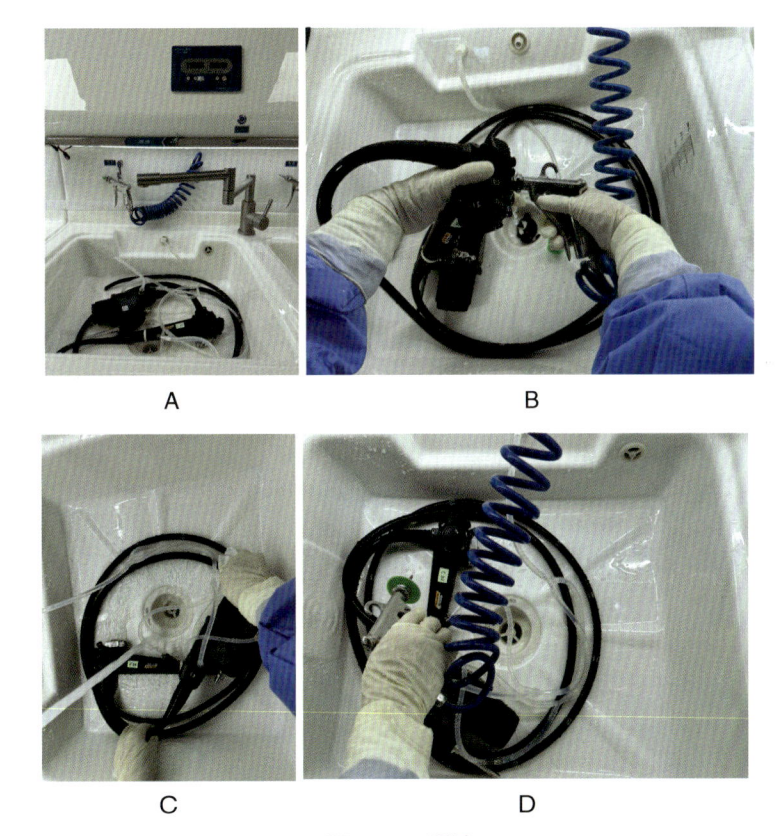

图 7-9 漂洗
A.放置漂洗槽。B.压力水枪充分冲洗。C.流动水冲洗表面。D.压力气枪去除管道内水分

209

5. 消毒

（1）自动清洗消毒机消毒

镜子放置到洗消机前应更换手套,电子结肠镜放置洗消机内,请注意不要让盖子夹住镜子插入部。盖子关上时,压制网不要压住电子结肠镜。肠镜插入部不要被导光部等比较重的部位压住（图7-10）。

使用自动清洗机清洗消毒之后,请及时取出肠镜。电子结肠镜长时间放置于清洗机内,是导致水雾与黑点的重要原因,管腔内干燥后再放置到储镜柜内。

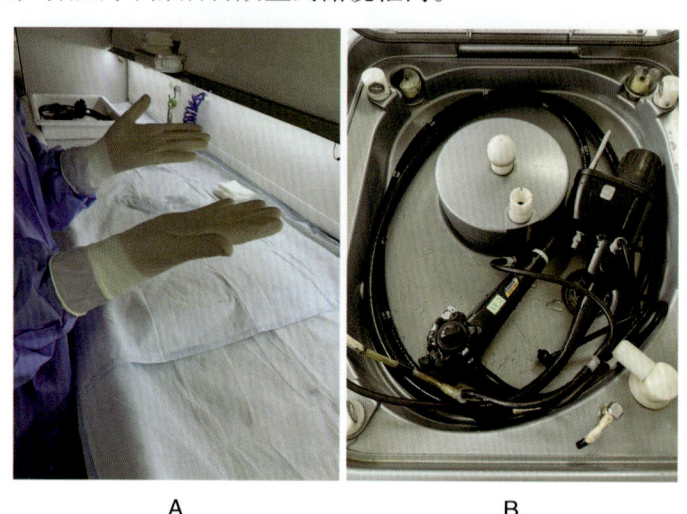

图 7-10 自动洗消机消毒方法
A.更换手套。B.镜子放入消毒机

（2）手工消毒

1）将电子结肠镜连同全管道灌流器、按钮、阀门移入消毒槽内,并全部浸没于消毒液中,将内镜各钳道里面灌满消毒液,消毒时间和消毒方法应遵循产品说明书（图7-11）。

2）消毒结束,在取出镜子前,更换手套,连同全管道灌流器、按钮、阀门移入终末漂洗槽内,使用纯化水将管道内及镜身消毒液冲洗干净,管腔内干燥后再放置到储镜柜内（图7-12）。

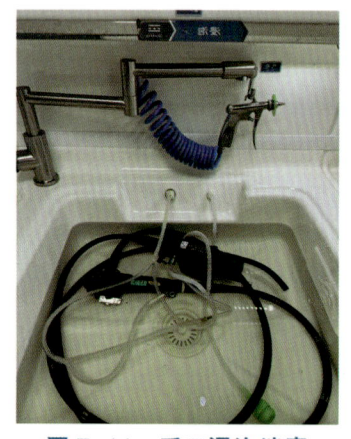

图 7-11 手工浸泡消毒　　图 7-12 终末漂洗

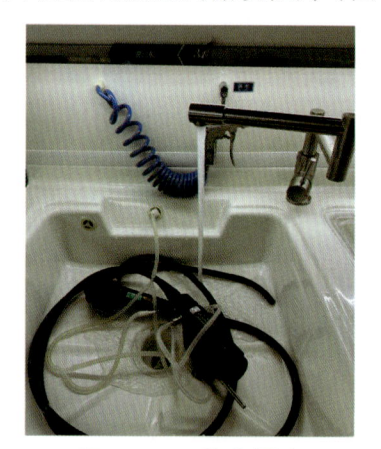

6. 干燥

（1）将内镜、按钮和阀门置于干燥台无菌巾上,无菌巾4h更换一次（图7-13A）。

（2）所有管道灌注75%乙醇,用压力枪向管道充气至少30s,使其完全干燥。

（3）用无菌巾、压力枪干燥内镜外表面、按钮和阀门（图7-13B、C）。

（4）安装按钮和阀门。

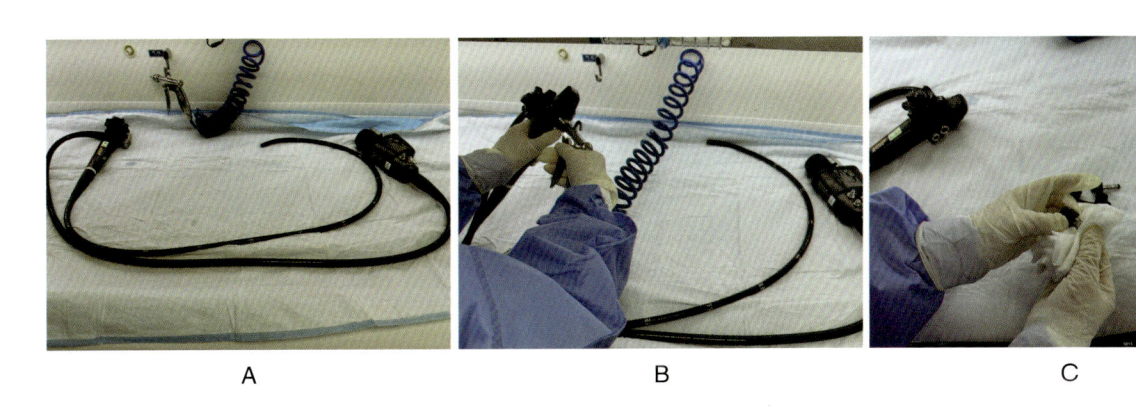

图 7-13 结肠镜干燥步骤
A.放置于无菌巾上。B.气枪干燥管道。C.按钮干燥

7. 送气水瓶的清洗、消毒

送气水瓶每天清洗，清洗干净后送供应室灭菌。

8. 储存

（1）每日诊疗结束将干燥后的电子结肠镜储存于镜柜内；各类按钮和阀门单独储存（图7-14A）。

（2）每日诊疗前，应当对当日使用的内镜再次消毒，终末漂洗，干燥后用于治疗。

（3）镜柜应每周清洗消毒一次并记录（图7-14B）。

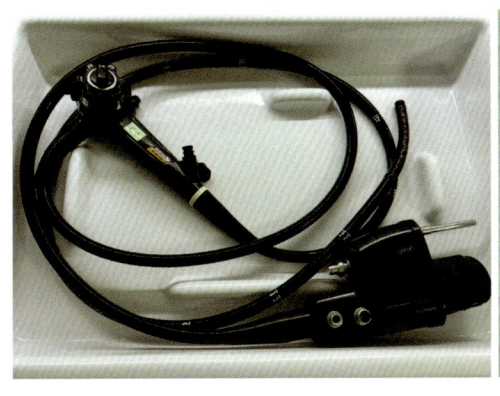

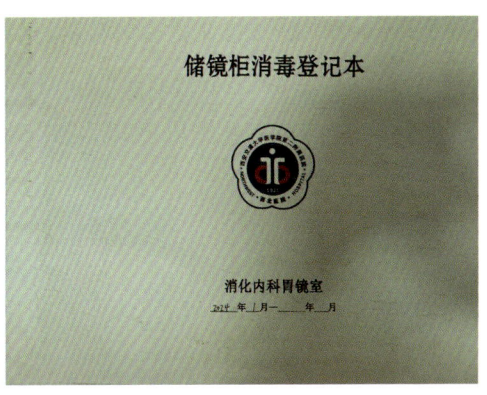

图 7-14 电子结肠镜储存及记录
A.内镜储存。B.记录本

（四）内镜清洗消毒机操作流程

（1）使用内镜清洗消毒机前应先遵循规范对内镜进行预处理、测漏、清洗和漂洗。

（2）内镜清洗机的使用应遵循产品使用说明。

（3）内镜使用附件属于一次性耗材。

（五）设施、设备及环境的清洁消毒

（1）每日清洗消毒工作结束后，应对清洗槽、漂洗槽等彻底刷洗，并使用含氯消毒剂进行消毒（图7-15）。

（2）洗消机每日工作结束后，用含氯消毒剂擦拭洗消

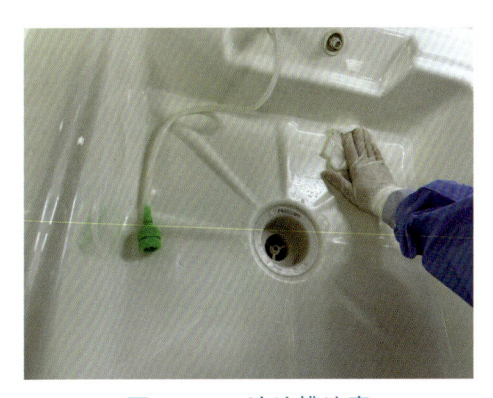

图 7-15 洗消槽消毒

机内表面及盖子，盖子打开，每周进行洗消机消毒（图 7-16）。

（3）每日定时对内镜诊疗室的环境进行空气消毒。

（4）常用消毒液见表 7-1。

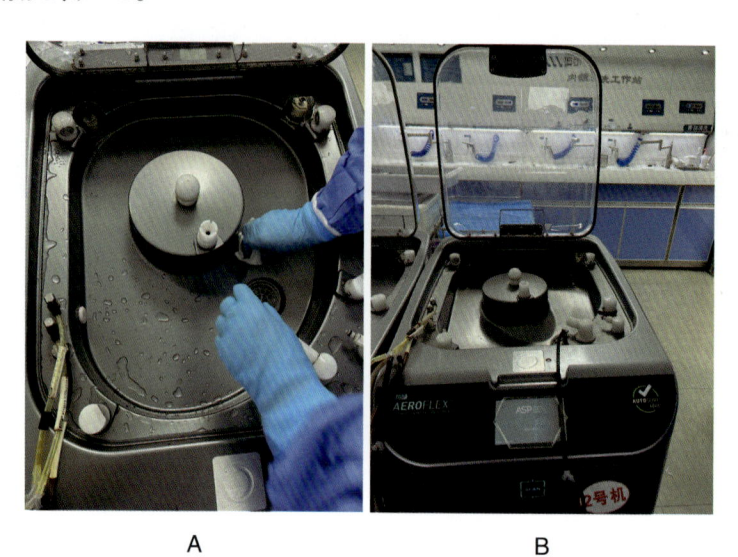

图 7-16 洗消机消毒

A. 消毒擦拭消毒机。B. 消毒后消毒机盖打开

表 7-1 常用消毒液

名称	浓度	有效成分	性能	使用范围	使用方法	注意事项
邻苯二甲醛	原液	主要有效成分 OPA（正-邻苯二甲醛），OPA 量 0.55%~0.60%	可杀灭肠道致病菌、化脓性球菌、分枝杆菌、致病酵母菌和细菌芽孢，并能杀灭病毒	用于胃、肠道内镜的消毒	消毒：浸泡 5min 灭菌：浸泡至少 14h	有效期 14d
多酶清洗剂	3~7ml/L	酶	清洗效能极高，安全和温和			水温最高不超过 45°
乙醇消毒液	75%	乙醇	杀灭肠道致病菌，化脓性球菌，致病酵母菌等细菌繁殖体	皮肤表面	1~3min	有效期：开启后 30d
医疗器械消毒液	0.4%~0.5%	二氯异氰尿酸钠	可杀灭肠道致病菌、化脓性球菌、龟分枝杆菌、致病酵母菌和细菌芽孢、黑曲霉菌，并能灭活病毒	各种医疗器械、内镜、透析机等的消毒、灭菌	灭菌：原液使用 10min 消毒：原液使用 5min	不宜超时浸泡
健之素手消毒剂		以异丙醇为主要成分的复合醇	杀灭肠道致病菌、化脓性球菌、致病酵母菌等细菌繁殖体	手消毒	每次挤出 1~2mL	有效期：开启后 30d
爱尔碘皮肤消毒液	0.1%	以有效碘为主要成分的复合物	杀灭肠道致病菌、化脓性球菌、致病酵母菌等细菌繁殖体	人体皮肤、黏膜消毒	外用	有效期：开启后 3d

（六）检测及记录

医院感染越来越引起国内外医学专家的重视，对人体有侵入操作的内镜更受到重视。为了确保医疗护理质量，预防和控制医院感染，保障患者和医务人员的身心健康，定期对内镜室的消毒灭菌效果进行检测至关重要。

（七）检测基本要求

1. 按（2016）软式内镜清洗消毒技术规范要求定期检测使用中消毒剂浓度并记录；每天记录空气消毒数据。

2. 每月对使用中的消毒剂进行微生物检测。

3. 每季度对胃镜及肠镜进行微生物学检测并记录，每次按25%的比例抽检。小肠镜数量少，使用次数多，每月进行微生物学检测并记录。

4. 每季度对空气，物体表面，医护人员的手进行检测，并完整记录。

5. 内镜清洗消毒机新安装或维修后，应对清洗机消毒后的内镜进行生物学检测，检测合格后方可使用。

6. 内镜清洗消毒机的其他检测应遵循国家的有关规定。

7. 质量控制过程的记录与可追溯的要求。

（1）应记录每条内镜的使用及清洗消毒情况。

（2）应记录使用中消毒剂浓度及染菌量的检测结果。

（3）应记录内镜的生物学检测结果。

（4）应记录手卫生和环境消毒质量检测结果。

（5）记录应具有可追溯性，消毒剂浓度检测记录的保存应≥6个月，其他检测资料的保存期应≥3年。

（安 苗 宋亚华）

第8章

结肠镜检查和治疗的麻醉

结肠镜检查是消化科常用的检查和治疗肠道疾病的技术。无痛结肠镜检查是指由经验丰富的麻醉医生给患者静脉注射有镇静、镇痛作用的麻醉药物，并在相关技术的配合下，消化科医生对患者进行结肠镜检查和治疗的过程，使患者对镜检过程遗忘，达到无痛苦检查和治疗的目的。

（一）麻醉的适应证和禁忌证

1. 适应证

（1）因诊疗需要、并自愿接受无痛电子肠镜检查的患者。

（2）对电子肠镜诊疗心存顾虑或恐惧感、高度敏感而不能自控的患者，小儿患者、精神病患者及服刑人员等特殊人群的检查。

（3）操作时间较长、操作复杂的内镜诊疗技术，如超声内镜、内镜黏膜切除术、内镜黏膜下剥离术等。

（4）一般情况良好，美国麻醉医师协会评估系统中Ⅰ、Ⅱ级患者。

（5）处于稳定状态的美国麻醉医师协会评估系统中Ⅲ、Ⅳ级患者，可酌情在密切监测下实施。

2. 禁忌证

（1）绝对禁忌证

严重心肺等器官功能障碍者；无法耐受或配合内镜检查者。

（2）相对禁忌证

小肠梗阻无法完成肠道准备者，有多次腹部手术史者，孕妇，其他高风险状态或病变者（如中度以上食管-胃静脉曲张者、大量腹水等），低龄儿童（＜12岁）。

（二）麻醉条件

（1）设备

1）可以进行血压、心率、氧饱和度等各种无创监测的监护仪。

2）麻醉机。

3）可视喉镜。

4）不同型号的气管导管及固定器。

5）麻醉深度监测仪。

6）心脏除颤仪。

7）吸痰管。

8）供氧和吸氧装置（图8-1）。

（2）药品

1）镇痛药物　舒芬太尼、瑞芬太尼、喷他佐辛等。

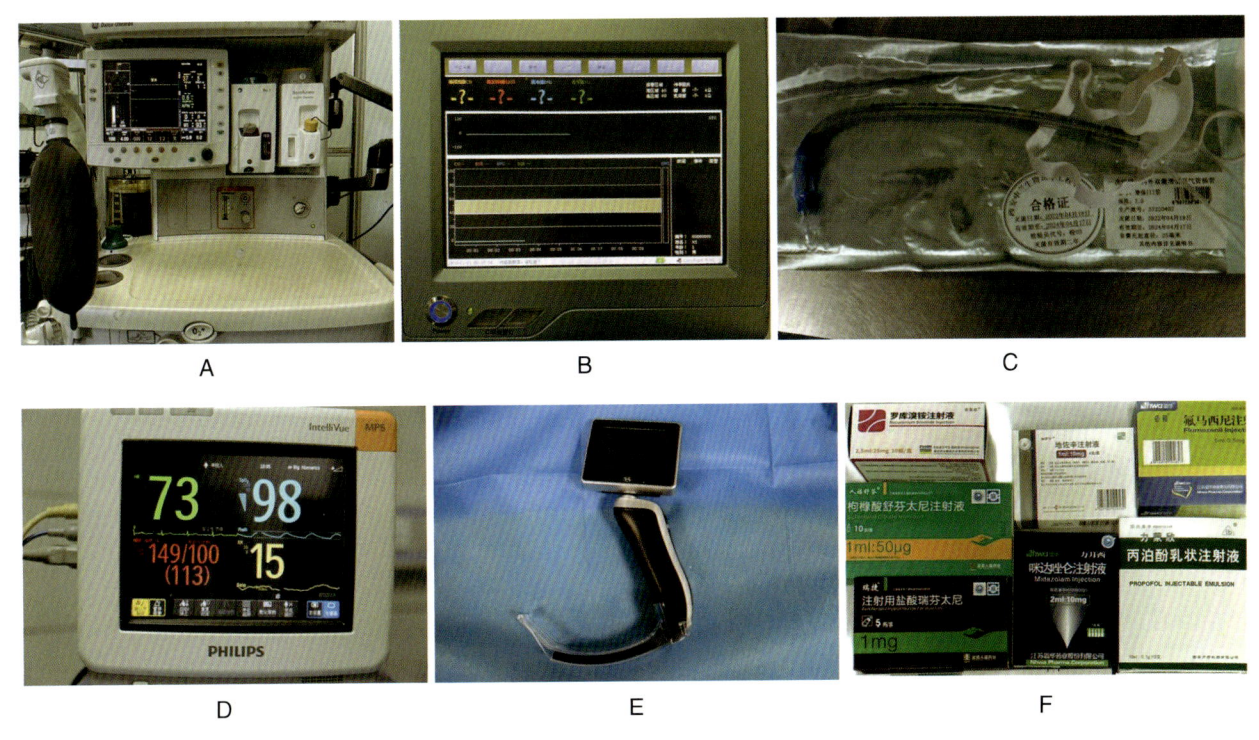

图 8-1　设备和药品

A. 麻醉机。B. 麻醉深度监测仪。C. 气管导管。D. 监护仪。E. 可视喉镜。F. 麻醉药品

2）镇静药物　咪达唑仑、丙泊酚、右美托咪定。

3）肌松药　罗库溴铵、阿曲库铵。

4）拮抗药　氟马西尼、纳洛酮。

5）急救药品　麻黄碱、肾上腺素、去甲肾上腺素、去氧肾上腺素、地塞米松等（图8-1）。

（3）设置专人负责的麻醉复苏室

（三）操作流程

1. 麻醉前访视和评估

在进行无痛结肠镜检查和治疗前，麻醉医生和消化内科内镜医生需要充分沟通，做好如下麻醉前访视与风险评估。

应告知患者和（或）患者家属无痛结肠镜检查和治疗操作方案，并向患者和（或）受托人解释告知无痛结肠镜检查和治疗目的和风险，并签署电子结肠镜及麻醉知情同意书。

麻醉风险评估主要包括三个方面：病史、体格检查和实验室检查。重点判别患者是否存在困难气道、恶性高热风险；是否存在未控制的高血压、心律失常和心力衰竭等可能出现的严重心血管事件；是否有肥胖、哮喘、吸烟和未禁食等可能出现的严重呼吸系统事件；是否有胃肠道潴留、反流或梗阻等可能导致反流误吸等情况。

一般患者应在术前禁食至少12h，术前禁水至少2h；如患者存在胃排空功能障碍或胃潴留，应适当延长禁食和禁水时间，必要时行胃肠减压置入。

2. 麻醉实施

患者入室，根据检查类别摆放好体位，连接监护设备，自主呼吸下充分给氧去氮（8~10L/min，3~5min），开放静脉通道，并记录患者生命体征，可采用下列不同的麻醉方法。

（1）咪达唑仑的成人初始负荷剂量为1~2mg（或小于0.03mg/kg），1~2min内静脉给药。可每隔2min重复给药1mg（或0.02~0.03 mg/kg）。检查结束后可用氟马西尼（0.2~0.6mg）进行拮抗。

（2）成人静注芬太尼（1μg/kg）或舒芬太尼（3~5μg）3min后，缓慢静脉注射初始负荷剂量的丙泊酚（1~2mg/kg）或依托咪酯（0.2~0.3mg/kg），当患者出现睫毛反射消失、呼吸略缓慢及全身肌肉松弛时停止注射，开始进行结肠镜检查和治疗。根据患者体征，如呼吸加深、心率增快，甚至体动等情况每次可静脉追加丙泊酚（0.2~0.5mg/kg）或依托咪酯（0.1mg/kg），也可持续泵注丙泊酚［3~5mg/（kg·h）］或依托咪酯［10μg/（kg·min）］。对于一些体重偏低、心肺功能差的老年患者，一般单用丙泊酚负荷剂量1.0~2.0mg/kg即可达到深度镇静要求。

（3）1~5岁的小儿消化内镜诊疗可选用氯胺酮，肌内注射3~4mg/kg后开放静脉，待患儿入睡后进行检查；必要时可持续泵入2~3mg/（kg·h）。

（4）当仅做结肠镜检查和结肠镜下进行息肉治疗时间较短时，可以在不插管的情况下，进行全身麻醉。操作时间较长、操作复杂的内镜诊疗技术，如超声内镜、内镜黏膜切除术、内镜黏膜下层剥离术，建议行气管插管下的全身麻醉。

3. 麻醉苏醒

（1）检查结束退出结肠镜，密切观察患者生命体征。

（2）将检查床转运至复苏室，继续进行吸氧和监测（血压、心率、呼吸、脉搏、血氧饱和度和患者意识情况），重点观察是否有烦躁、恶心、呕吐等并发症。

（3）复苏室护士要严密监护，并且确保不发生坠床等严重不良事件。

（4）观察患者30min后，经麻醉医生依据转出评分标准评估后，由护士和麻醉医生一起将患者转运至病房（图8-2）。

（四）结肠镜检查和治疗麻醉的注意事项

1. 为了确保患者的安全，应该按照手术室麻醉的要求配备相应的药品、设备和空间。

2. 术前认真访视，严格把握麻醉的适应证和禁忌证，防止麻醉意外的出现和发生。

3. 建议结肠镜检查、治疗操作及麻醉均由经验丰富的医生来配合完成，良好的配合将缩短操作和麻醉的时间，减少麻醉药物的使用量，降低麻醉意外和并发症的发生，并提高患者的安全性和舒适性。操作过程中如果发生出血、心脏骤停等不良事件，暂停操作或者终止检查并实施抢救。

4. 如存在肠道梗阻患者，麻醉风险较高，建议术前放置胃肠减压管，必要时在清醒状态下使用胃镜对上消化道进行清理，最大限度地避免反流误吸风险。

5. 需要结肠镜检查和治疗的患者，部分存在肠道梗阻的症状，尤其是患者需要大量的药水和清水对肠道进行清理时，增加了患者反流误吸的风险。国内部分医院采用清醒镇静的方法进行检查，比如哌替啶、安定等镇静镇痛药物的使用，虽然每位患者严格按照麻醉要求实行4~8h禁饮食，但仍有个别患者在过程中出现了反流误吸的事件，操作时间较长的结肠镜治疗应采用气管插管的全身麻醉。

PACU 转出评分标准
（Aldrete 评分表）

活动力
2：按指令移动四肢
1：按指令移动两个肢体
0：无法按指令移动肢体

呼 吸
2：能深呼吸和随意咳嗽
1：呼吸困难
0：呼吸暂停

循 环
2：全身血压波动幅度不超过麻醉前水平的20%
1：全身血压波动幅度为麻醉前水平的20%~49%
0：全身血压波动幅度超过麻醉前水平50%

意 识
2：完全清醒
1：可唤醒
0：无反应

经皮脉搏血氧饱和度：
2：呼吸室内空气下氧饱和度≥92%
1：需辅助给氧下维持氧饱和度≥90%
0：即使辅助给氧下氧饱和度≥90%

注：上述五项总分为10分，当患者评分≥9分，可考虑转出PACU

图8-2 麻醉复苏室转出评分标准

（田俊斌 赵 静）

附 录

附录一 肠镜检查知情同意书

患者姓名：	性别：	年龄：	病案号：

疾病介绍和治疗建议
　　医生告知我目前诊断考虑为＿＿＿＿＿＿＿＿，根据病情诊治的需要，有必要进行肠镜检查，建议我认真了解以下相关内容并作出是否接受检查的决定。
　　肠镜检查的适应证
　　·有腹泻、腹痛、贫血、腹部包块等症状、体征而原因不明者。
　　·原因不明的消化道出血。
　　·钡剂灌肠或其他检查不能确定肠道病变性质者。
　　·已确诊的肠道病变如炎症性肠病、结肠息肉、结肠癌术后等需定期随访复查者。
　　·有结肠癌家族史，需要进行肠镜检查者。
　　·有其他系统疾病或有其他临床发现，需要肠镜检查进行辅助诊断者。
　　肠镜检查的禁忌证
　　1.相对禁忌证　①心肺功能不全。②消化道出血而血压未平稳者。③有出血倾向，血红蛋白低于50g/L者。④高度脊柱畸形患者。
　　2.绝对禁忌证　①严重心肺疾病，如严重心律失常、心肌梗死急性期、重度心力衰竭、哮喘发作期、呼吸衰竭不能平卧等患者。②可疑休克、肠坏死等危重患者。③严重精神失常，不合作的精神病患者（必要时可进行无痛内镜检查）。④巨大腹主动脉瘤、脑梗死急性期、脑出血患者。⑤烈性传染病患者。
　　其他＿＿＿＿＿＿＿＿

肠镜检查潜在风险和对策：
　　医生告知我如下肠镜检查可能发生的风险，有些不常见的风险可能没有在此列出，具体的检查方案根据不同病人的情况有所不同，医生告诉我可与我的医生讨论有关我检查的具体内容，如果我有特殊的问题可与我的医生讨论。
　　1.我理解该项操作技术有一定的创伤性和危险性，在实施过程中（后）可能出现下列并发症和风险，但不仅限于：
　　（1）出血；（2）穿孔；（3）各种严重心律失常；（4）急性心肌梗死、心力衰竭、心搏骤停；
　　（5）脑血管病；（6）虚脱、低血糖；
　　（7）在肠道准备过程中发生水、电解质紊乱，甚或诱发原有疾病加重；（8）原有肠梗阻加重；
　　（9）除上述情况外，该医疗措施在实施过程中（后）可能发生其他并发症或者需要提请患者及家属特别注意的其他事项，如：＿＿＿＿＿＿＿＿
　　2.我理解如果我患有高血压、心脏病、糖尿病、肝肾功能不全、静脉血栓等疾病或者有吸烟史，以上这些风险可能会加大，或者在检查中或检查后出现相关的病情加重或心、脑血管意外，甚至死亡。
　　3.根据病情需要，医生可能要取活检化验。

续表

4. 特殊风险或主要高危因素 　　我理解根据我个人的病情，除上述风险以外，还可能出现以下特殊并发症或风险：＿＿＿＿＿＿一旦发生上述风险和意外，医生会采取积极应对措施。
患者知情选择 ・我的医生已经告知我将要进行的检查方式、此次检查及检查后可能发生的并发症和风险、可能存在的其他检查方法并且向我解答了关于此次检查的相关问题。 ・我同意在检查中医生可以根据我的病情对预定的检查方式做出调整。 ・我理解我的检查需要多位医生共同进行。 ・我并未得到检查百分之百成功的承诺。 ・我授权医生对操作涉及的病变器官、组织、标本及影像资料等进行处置，包括病理学检查、细胞学检查、科学研究和医疗废物处理等。 ・我已如实向医生告知我的所有病情，如有隐瞒，一切后果自负。 患者签名：　　　　　签名日期： 身份证号：　　　　　联系电话：　　　　　通信地址： 如果患者无法签署知情同意书，请其授权的亲属在此签名： 患者授权亲属签名：　　　　　与患者关系：　　　　　签名日期： 身份证号：　　　　　联系电话：　　　　　通信地址：
医生陈述 　　我已经告知患者将要进行的检查方式、此次检查及检查后可能发生的并发症和风险、可能存在的其他检查方法并且解答了患者关于此次检查的相关问题。 医生签名：　　　　　签名日期：

附录二　肠镜治疗知情同意书

患者姓名：	性别：	年龄：	病案号：

根据患者目前病情，需要进行消化内镜治疗。
治疗术中、术后可能出现的意外和并发症包括但不限于：
1. 消化道穿孔；
2. 消化道出血；
3. 术后局部疼痛；
4. 套扎术后皮圈脱落，继发再出血；
5. 血管栓塞术中栓子脱落，继发心脑血管及其他重要脏器血管栓塞；
6. 支架放置失败或术后支架移位；
7. 支架嵌顿；
8. 并发感染；
9. 治疗过程中造成异物或结石移位而引起不适、损伤或梗阻等；
10. 诱发心、脑血管意外；
11. 加重或导致原发病恶化；
12. 其他不可预知的意外。

我们以高度的责任心，严格按照医疗工作制度及操作常规进行操作。由于目前医疗技术的局限性和疾病的复杂性，尚不能绝对避免上述医疗意外和并发症。一旦发生任何情况，我们将全力救治，但不能确保救治完全成功，所有的不良后果和产生的费用由患者承担。如果患者或家属对上述情况充分理解并同意检查、谅解意外，请履行签名手续。

医生陈述：我已经告知患者将要进行的治疗方式、此次治疗及治疗后可能发生的并发症和风险，可能存在的其他治疗方法，并且解答了患者关于此次治疗的相关问题。
医生签名：　　　　　　时间：

患者知情选择
・我的医生已经告知我将要进行的治疗方式、此次治疗及治疗后可能发生的并发症和风险、可能存在的其他治疗方法并且向我解答了关于此次治疗的相关问题。
・我同意在检查和治疗中医生可以根据我的病情对预定的治疗方式做出调整。
・我理解我的治疗需要多位医生共同进行。
・我并未得到治疗百分之百成功的许诺。
・我授权医师对操作涉及的病变器官、组织、标本及影像资料等进行处置，包括病理学检查、细胞学检查、科学研究和医疗废物处理等。
・我已如实向医生告知我的所有病情，如有隐瞒，一切后果自负。
患者签名：　　　　　　签名日期：
身份证号：　　　　　　联系电话：　　　　　　通信地址：
如果患者无法签署知情同意书，请其授权的亲属在此签名：
患者授权亲属签名：　　　　　　与患者关系：　　　　　　签名日期：
身份证号：　　　　　　联系电话：　　　　　　通信地址：

附录三　麻醉知情同意书

| 患者姓名： | 性别： | 病房： | 年龄： | 登记号： |

麻醉介绍和建议

医生已告知我患有_____，需要在麻醉下施行手术治疗或检查。

1.麻醉作用的产生主要是利用麻醉药使中枢神经系统或神经系统中某些部位受到抑制的结果。临床麻醉的主要任务是：消除手术疼痛，监测和调控生理功能，保障患者安全，并为手术创造条件。手术是治疗外科疾病的有效方法，但手术引起的创伤和失血可使患者的生理功能处于应激状态；各种麻醉方法和药物对患者的生理功能都有一定影响。外科疾病本身所引起的病理生理改变，以及并存的非外科疾病所导致的器官功能损害等都是围手术期潜在的危险因素。麻醉的风险性与手术大小并非完全一致，复杂的手术固然可使麻醉的风险增加，而有时手术并非很复杂，但由于患者的病情和并存疾病的影响，可为麻醉带来更大的风险。

2.为了保证我手术时无痛和医疗安全，手术需要在麻醉和严密监测条件下进行。我有权选择适合我的麻醉方法，但根据我的病情和手术需要，麻醉医生建议我选择以下麻醉方法，必要时允许改变麻醉方式。□全身麻醉；□全身麻醉＋硬膜外麻醉；□椎管内麻醉；□神经阻滞；□局部麻醉＋强化；□其他

3.为了我的手术安全，麻醉医生将严格遵循麻醉操作规范和用药原则；在我手术麻醉期间，麻醉医生始终在现场严密监视我的生命体征，并履行医生职责，对异常情况及时处理。但任何麻醉方法都存在一定风险性，根据目前技术水平尚难以完全避免发生一些医疗意外或并发症。如合并其他疾病，麻醉可诱发或加重已有症状，相关并发症和麻醉风险也显著增加。

4.为了减轻我术后疼痛，促进康复，麻醉医生向我介绍了术后疼痛治疗的优点、方法和可能引起的意外与并发症，建议我进行术后疼痛治疗。并告知是自愿选择和自费项目。

7 与急诊手术相关：以上医疗意外及并发症均可发生于急诊手术患者，且发生率较择期手术明显升高。

8 与术后镇痛相关：呼吸、循环抑制，恶心呕吐，镇痛不全，硬膜外导管脱出等。

其　他

麻醉潜在风险和对策

（一）麻醉医生对我的病情、病史进行了详细询问。我对麻醉医生所告知的、因受医学科学技术条件限制、目前尚难以完全避免的麻醉意外和并发症表示理解。相信麻醉医生会采取积极有效措施加以避免。如果发生紧急情况，医生无法或来不及征得本人或亲属意见时，授权麻醉医生按照医学常规予以紧急处理和全力救治。如果所选麻醉方法不能满足手术的需要，授权麻醉医生根据具体情况改变麻醉方式以便顺利完成手术治疗。

（二）我理解麻醉存在以下（但不限于）风险

1.与原发病或并存疾病相关：脑出血，脑梗死，脑水肿；严重心律失常，心肌缺血／心肌梗死，心力衰竭；肺不张，肺水肿，肺栓塞，呼吸衰竭；肾功能障碍或肾衰竭等。

2.与药物相关：过敏反应或过敏性休克，局麻药全身毒性反应和神经毒性，严重呼吸和循环抑制，循环骤停，器官功能损害或衰竭，精神异常，恶性高热等。

3.与不同麻醉方法和操作相关的并发症

1）神经阻滞：血肿，气胸，神经功能损害，喉返神经麻痹，全脊麻等。

3）全身麻醉：呕吐、误吸，喉痉挛，支气管痉挛，急性上呼吸道梗阻，气管内插管失败，术后咽痛，声带损伤构关节脱位，牙齿损伤或脱落，苏醒延迟等。

4.与有创伤性检测相关：局部血肿，纵隔血／气肿，血／气胸，感染，心律失常，血栓形成或肺栓塞，心包填塞，导管打结或断裂，胸导管损伤，神经损伤等。

5.与输液、输血及血液制品等相关：血源性传染病，热源反应，过敏反应，凝血病等。

6.与外科手术相关：失血性休克，严重迷走神经反射引起的呼吸心搏骤停，压迫心脏或大血管引起的严重循环抑制及其并发症等。

续表

7. 特殊风险和主要高危因素

我理解根据我个人的病情，我可能出现未包括在上述所交代并发症以外的风险：＿＿＿＿＿＿＿＿＿＿

一旦发生上述风险和意外，医生会采取积极应对措施。

患者知情选择：

（1）麻醉医生已经告知我将要实行的麻醉及麻醉后可能发生的并发症和风险、可能存在的其他麻醉方法并且解答了我关于此次麻醉的相关问题。

（2）我同意接受麻醉，在麻醉期间医生可以根据我的病情对预定的麻醉方式做出调整。

（3）我理解在我的麻醉期间需要多名医务人员共同进行。

（4）我并未得到治疗百分之百无风险的许诺。

（5）我授权医生对操作涉及的病变器官、组织、标本及影像资料等进行处置，包括病理学检查、细胞学检查、科学研究和医疗废物处理等。

（6）我已如实向医生告知我的所有病情，如有隐瞒，一切后果自负

患者或授权人签名： 与患者关系： 签名日期

身份证号： 联系电话：

通信地址：

我同意接受术后疼痛治疗：

患者或授权人签名： 与患者关系： 签名日期：

医生陈述：

我已告知患者将要施行的麻醉方式、此次麻醉剂麻醉后可能发生的并发症和风险、根据手术治疗的需要更改为其他麻醉方法的可能性，并且解答了患者关于此次麻醉的相关问题。

医生签名： 签名日期：